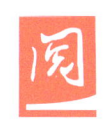

阅读成就思想……

Read to Achieve

心理咨询与治疗技术经典入门

第3版

[美] 罗斯玛丽·A. 汤普森◎著　张李瑷静　曹淑婷　王林◎译
（Rosemary A. Thompson）

吴宝沛◎审译

中国人民大学出版社
·北京·

图书在版编目（CIP）数据

心理咨询与治疗技术经典入门：第3版 /（美）罗斯玛丽·A.汤普森（Rosemary A. Thompson）著；张李瑷静，曹淑婷，王林译. -- 北京：中国人民大学出版社，2025.1. -- ISBN 978-7-300-33291-8

Ⅰ. B849.1；R749.055

中国国家版本馆CIP数据核字第202421RZ68号

心理咨询与治疗技术经典入门（第3版）

[美] 罗斯玛丽·A.汤普森（Rosemary A. Thompson） 著
张李瑷静　曹淑婷　王　林　译
吴宝沛　审译

XINLI ZIXUN YU ZHILIAO JISHU JINGDIAN RUMEN (DI 3 BAN)

出版发行	中国人民大学出版社
社　　址	北京中关村大街31号　　邮政编码　100080
电　　话	010-62511242（总编室）　　010-62511770（质管部）
	010-82501766（邮购部）　　010-62514148（门市部）
	010-62515195（发行公司）　010-62515275（盗版举报）
网　　址	http://www.crup.com.cn
经　　销	新华书店
印　　刷	天津中印联印务有限公司
开　　本	787 mm×1092 mm　1/16　　版　次　2025年1月第1版
印　　张	26　插页 1　　　　　　　　印　次　2025年1月第1次印刷
字　　数	506 000　　　　　　　　　　定　价　129.90元

版权所有　　侵权必究　　印装差错　　负责调换

本书献给我的丈夫查理，他从 17 岁起，就培养、经营和支持我们最值得珍惜的夫妻关系。

Counseling Techniques

推荐序

给《心理咨询与治疗技术经典入门（第3版）》一书写推荐序，有难度。首先，这是一本工具书，仿佛字典，易被忽视，毕竟，人只有在自认为不识字时才会查字典。工具书不常用，多半如失宠的妃嫔一样被打入冷宫。但其实，它从前也很少受宠爱。其次，也因为是工具书，容易枯燥，难有个性，所以作者通常不会自由发挥、激扬文字、展示风采、独出机杼——一句话，工具书不好玩。最后，我是这本书的审校，不是译者，贸然写序，就有名不正言不顺之嫌，心中难免惴惴焉。不过，我也参与了翻译，负责统稿，反复校正，虽不署名，算作译者，写一短文，也不为过。编辑有邀，虽曾犹豫，最终答应，这便是此文之由来。

众所周知，工欲善其事，必先利其器。做事，总得有做事的方法。咨询，就得有咨询的技术。方法和技术就是器。但除了具体的器，还有抽象的道。道就是理论和观念。古人云，"形而上者谓之道，形而下者谓之器"，于是乎，道器两分，甚至对立，道则高尚，器则卑下，道则上得了台面，器则入不了法眼。一句话，道受推崇，器遭排挤。似乎论道就代表有格调，谈器就代表不入流。就心理咨询而言，在我的印象中，也是谈道的书多，讲器的书少。道有精神分析、认知行为、人本主义、家庭系统几大主流，更有无数旁门分支，新人新说，层出不穷，眼花缭乱，历史文献、最新研究，不断登场。相比之下，器就没那么受欢迎。技术，似乎没什么好谈的，貌似人人都会，个个都有。于是，讲技术的咨询书日益稀少，越发罕见，仿佛动物界的濒危物种，早晚灭绝。

这不得不说是一个遗憾。为什么？说到底，道与器为一体，理论离不开技术。没有技术的支撑，任何实践都无法落地，更不必说开花结果。荣格说，做咨询之前，忘掉所有的技术。但前提是，你得有技术，还得能忘。你无法忘却一个头脑中本就没有的东西。只有熟练掌握的技术，才能在咨询师这里招之即来，挥之即去，但又须臾不离，随心所用。毫无疑问，做咨询需要技术，也需要重视技术。当然，重视技术不等于技术至上。毕竟，心理咨询与治疗是跟人打交道，要把人当人看；相反，技术至上则是把人物化，像对待一个东西一样对待人，像操纵一件物品一样操纵人，把一个活生生的访客硬塞到技术的套子里，自然不会有好结果。这样的治疗，刻板无趣，纯是套路，能进行下去才怪呢，更不用说带来好结果了。然而，这不能怪技术，要怪人。杀人的不是刀，而是人。同样，坏事的不是技术，而是人。

掌握技术又能忘却技术，重视技术但又超越技术，让技术更好地服务于人、助人成长，这才是心理咨询的精髓。为此，心理咨询师和治疗师不得不学习技术。这本《心理咨询与治疗技术经典入门（第3版）》可以帮你。假如你对心理咨询感兴趣，或者你是一名心理咨询师或治疗师，想了解心理咨询或治疗有哪些常用技术、如何使用，就可以参考这本书。它把各个流派、各个领域的技术都搜罗起来，既有总体的介绍，又有具体的解读，包括某个技术有何目的、如何操作，活像一本咨询技术的百科全书，兼收并蓄，无所不包。诚然，市面上也有一些书讲心理咨询与治疗技术，我的书柜里就有几本，但像它这么全面完整的可不多。据我所知，这是第一本。

本书问世，是众人合作的结果。朱建军教授牵线搭桥，郑悠然编辑一路相伴，三位译者勠力同心，大家都功不可没。本书的翻译分工如下：张李瑷静，负责第3章、第5章、第10章、第13章和第14章；曹淑婷，负责第6章、第7章、第8章、第9章；王林，负责第1章、第2章、第4章、第11章。我负责第12章，以及统稿和审校。虽有多年翻译经验，但这是我第一次做审译。而对张李瑷静、曹淑婷和王林来说，这是她们第一次做翻译。她们都曾是我的研究生，现在都从事与心理咨询相关的工作，但这毕竟是我们第一次合作，自然也有挑战。怎么办？只有捋起袖子加油干。于是，我们在一年多的时间里不怕辛苦，反复修改。翻译不会完美，永远有瑕疵。但我们都尽力了，可以安心。若有任何错讹，期待读者指教，我的电子邮箱 wubaopei@bjfu.edu.cn，感谢。

吴宝沛

北京林业大学人文社会科学学院心理学系副教授、硕士生导师

Counseling Techniques

前言

随着心理咨询与治疗的发展，为满足人类处境的需求，万花筒般的助人举措应运而生。在每个特定时期，都会出现著名理论家和主流思想之间的冲突。在20世纪40年代，弗洛伊德和他的精神分析理论也许是最初影响所有其他正式心理咨询与治疗系统的主要因素。许多其他理论的发展是对精神分析原则的延伸或反叛，例如，20世纪50年代，包括卡尔·荣格（Carl Jung）、阿尔弗雷德·阿德勒（Alfred Adler）、卡伦·霍尼（Karen Horney）、埃里希·弗洛姆（Erich Fromm）、哈里·斯塔克·沙利文（Harry Stack Sullivan）、埃里克·埃里克森（Erick Erickson）和威廉·赖希（Wilhelm Reich）等在内的自我心理学家或新弗洛伊德主义者提出了令人信服的观点：人际关系层面对个人发展的影响更重要。随着卡尔·罗杰斯（Carl Rogers）的以人为中心疗法和弗里茨·皮尔斯（Fritz Perls）的格式塔疗法的发展，存在主义取向逐渐发展成为心理治疗的第三股力量，作为精神分析和行为主义取向之外的替代选项。

从本质上讲，20世纪60年代被标榜为以人为中心疗法的10年，强调情感和人际关系的重要，并关注"理想我"和"现实我"之间的一致性。20世纪70年代是行为主义和行为疗法的10年，聚焦于可测量和可观察的数据，以监测来访者的成长和变化。20世纪80年代是认知主义和认知疗法的10年，聚焦于来访者对人类状况的看法、态度和思维的改变能力。20世纪90年代迅速发展成一些人所说的功能失调时代和折中主义的10年。随着我们进入21世纪，心理咨询与治疗将不得不保持其价值，以应对管理式医疗的限制。焦点解决疗法和短期治疗模式将成为一种常见手段，以满足来访者日益增长的多样化需求，并伴随着一场试图整合所有理论的运动。如今，因受管理型医疗保健的影响，最常用的理论和咨询观点是认知行为疗法、辩证行为疗法和焦点解决疗法。这些更现代的治疗取向之所以越来越受欢迎，是因为它们能提供和传播各种循证治疗方案。最后，在线咨询是一种相当新颖的治疗方法，它引入了多种形式，包括网络治疗、网络咨询、电子治疗和远程治疗。在接下来的10年里，它或许将在可信度、保密性，以及法律和伦理问题上引发相当多的争议。

在本书的第 3 版中，你将会发现这是一本内容更加丰富也更具包容性的书，它扩展和加强了治疗过程。根据美国心理学会（American Psychological Association，APA）的数据，与从未接受过治疗的有着相同障碍的人群相比，75% 参与过心理治疗的人群表示满意。此外，与治疗师和被治疗的来访者之间的关系相比，治疗的类型似乎没那么重要（APA，1994）。总的来说，本版每章的内容都有更新和强化，补充了额外的咨询技术和策略。例如，第 10 章介绍了心理教育生活技能教学模式，以增强社交、情感和认知技能，从而最大限度地发挥人的潜能。此外，还强调了"自身工作"（比如，家庭作业）作为团体工作的后续。第 12 章是一个新章节，梳理了心理动力学技术的研究成果。第 13 章讲述了处理家庭关系的经验技术。第 14 章是关于游戏疗法的新章节，在儿童还没有准备好参与谈话疗法之前，可以让他们借助游戏疗法来表达自己。

归根结底，没有任何一种单一理论可以解释或反映人类经验的全部范畴。佩里（Perry，2008）断言，心理咨询与治疗技术与治疗的元系统模型是相兼容的，因为在治疗中没有一种可以放诸四海而皆准的治疗技术。此外，心理咨询与治疗中的排他性模式被视为限制治疗选择。我们必须在文化、种族、人际资源和系统支持的背景下考虑干预措施。因此，任何单一的理论和一套相关的技术，在面对广泛的来访者特征、应对策略、人际关系和个人技能时，都不可能产生同等或普遍的效果。

此外，通过研究、宣传和表达，专业助人者开始认识到心理咨询与治疗存在以下趋势。

- 在专业助人者之间出现了一种合作性的持续护理，体现为以下服务：门诊诊所、强化病例管理、基于家庭的治疗服务、家庭支持服务、日间治疗项目、部分住院、紧急或危机服务、临时护理服务、治疗团体之家或社区住所、危机住所和居家治疗设施。
- 家庭作业、治疗计划，以及旨在让来访者承担更多责任的后续行动，已经成为一种期望。体现为许多替代方案，并以合理和系统的方式将各种方法结合起来的治疗计划，以最大限度地发挥更积极的治疗效果。
- 心理咨询与治疗已经作为一种整体的教育发展模式出现，反映了身体、心理健康，以及对在系统中发生的应对技能和应对机会的认识之间的相互依存关系（即个人在家庭系统、机构性的工作团体、社区、文化和环境中生活、成长、发展或衰败）。

无论是在公共部门还是在私营部门中，大家都支持在医疗保健服务系统的所有方面雇用专业的心理咨询师，以满足所有人的心理健康和发展需要。此外，在心理咨询与治疗中发展最快的领域是公共服务咨询。

对价值观、信仰、种族、民族、性别、宗教，以及文化中的历史经验、社会经济地位、政治观点和生活方式敏感的多元文化意识，已被带入助人行业的各个方面，融入心理治疗的实践中。

促进专业发展、认证、许可、持续性专业成长，以及发展的各种标准得到了系统化的提升、组织和监控。

心理咨询师、心理健康专业人员和心理治疗师正在进入网络空间，以便即时访问世界各地的其他咨询师和治疗师，以及许多其他咨询和心理健康资源。这代表了一个充满巨大机遇的新领域，在一个日益全球化的社会中交往、共享专业成长，以及了解别人和被人了解。

很明显，在过去几十年里，心理健康和咨询专业得到了广泛的发展和改变。足智多谋、反应敏捷、责任心强的心理咨询师和治疗师将受益于从他们前辈的远见卓识中收集的治疗技术。借助于这些全方位的咨询技术，他们就能满足来访者日益多样且挑剔的种种需要。

对这个职业来说，本书可谓独一无二，因为它汇集了近500种咨询技术，可以为专业助人者提供关键技能，以满足当今来访者各种挑剔的需求。所有治疗的核心，也是最主要的焦点，就是改善与他人、家庭、环境和我们自己的关系。从根本上说，咨询技术是一种策略，策略是一种干预，干预是咨询师或治疗师用来消除或阐明自我挫败行为的意图。本书包含的心理咨询与治疗技术旨在广泛应用于来访者的各种问题，从改善关系到处理悲痛、损失、压力、焦虑、抑郁、创伤后应激障碍、自卑、情绪危机、人格障碍、成瘾问题和家庭功能障碍等。在学校里，为学生提供咨询服务可以补救种族主义、关系攻击、帮派参与、欺凌行为、毒品预防、性骚扰、身份问题、身体和言语攻击、逃学、缓刑监督与权威的冲突，以及他们的学业成就。本书介绍的每一种技术都有各自的咨询目的，如第2章所述，并有简要说明。

这本书的最终价值在于，从咨询师的视角可以获得更多理解，可以给专业助人者的工作带来存在的意义。它把内容和意识结合在一起，为读者提供了希望和意义。

关于咨询技术使用的告诫

由心理咨询师和治疗师实施的诱导来访者改变的具体技术，是咨询过程的重要组成部分。然而，在提供心理咨询与治疗技术时要注意的是，仅掌握技术本身只会造就一个擅长把戏的技术人员，而不是一个意图实现改变的心理咨询师或治疗师。心理咨询经验远超过心理咨询师和治疗师对技术的使用；治疗同盟的层面，以及来访者的准备和反应，也是非常重要的。

从根本上说，一种技术可以被概念化为心理咨询师和治疗师的首选策略，并可以从许多可用的资源中提取出来。技术娴熟地实施干预至关重要。咨询技术必须围绕治疗的基本原则进行，并通过最能满足来访者需求的具体治疗计划，以达到健康的最终目标。治疗目标应该通过成为咨询关系中的一种同化力量来促进整个过程。兰伯特（Lambert，1989）指出，技术熟练的咨询师和治疗师会对咨询过程和治疗结果产生重大影响。

无论一种技术是否可能与特定的咨询理论有关，都应该有自己的一整套技术，并融入整个治疗过程之中。无论理论取向如何，大多数咨询互动都具有普遍性。一种成功的技术必须是灵活、恰当和适用的。灵活性是照顾具有不同期望和需求的不同来访者群体的前提。此外，过于规范和死板的技术会阻碍来访者和咨询师之间的互动，可能会严重阻碍进展。

西姆金和杨特夫（Simkin & Yontef，1984）为在咨询过程中整合技术提供了两条指导原则：（1）它的目的是增强意识；（2）它在伦理实践的范围内。拜勒姆（Byrum，1989）进一步概述了来访者理解和接受技术的 10 个至关重要的组成部分：

- 阐明该项技术的目的；
- 用来访者能听懂和熟悉的语言介绍技术；
- 支持技术或原理的使用；
- 将技术与来访者的经验联系起来；
- 说明这项技术如何作用在其他来访者身上；
- 表明该技术是自愿的，来访者有权拒绝参与；
- 概述将要发生的事情；
- 带领参与者完成整个过程；
- 处理与来访者的体验；
- 规定行动规划和后续行动（pp. 79–89）。

最后，本书中有许多技术是从各种资源中收集而来的，如果我不承认这一点，就是失职，我已经尽可能地归功于心理咨询师、心理治疗师和研究人员。在过去的 30 年里，我既是心理学和心理治疗领域的学生，又是一名咨询师，受到许多咨询倡议的影响。我认为自己是一名咨询历史学家，因为我试图将领先的治疗师想法归档并汇集到最前沿，以推动这一行业的发展。我希望本书能够对有抱负的心理学专业的学生、心理咨询师、心理治疗师、心理学家、社会工作者、教育工作者、学校咨询师、人类服务咨询师、卫生保健专业人员、心理健康咨询师、个案管理人、青少年司法机构、毒品和酒精成瘾咨询师，以及任何与人合作、努力帮助他们在人际关系和个人内部更有效发挥作用的助人者都能有所帮助。

从这个角度来看，显而易见的是，心理咨询与治疗中使用的技术以伦理责任为指导，不能随意或任性地使用。本书并没有完全涵盖咨询师在选择和评估来访者、实施适当的咨询技术和评估治疗过程中需要熟悉的所有实际程序。咨询技术试图广泛适用于来访者的各种各样的问题——抑郁症、恐惧症、性抑制、危机干预和家庭功能障碍。此外，这不是一本全面的手册，无法涵盖专业助人者在其治疗过程中可能想要融入的所有策略和战术。然而，作为包括涵盖了近500个心理咨询与治疗体系以及新兴的心理咨询与治疗技术汇总，本书可能是一个开始。

Counseling Techniques

致谢

许多专业心理咨询师和治疗师都直接或间接地为本书的问世做出了贡献,带来了影响。在我任教师、咨询教育者和咨询师的职业生涯中,我越来越难知道,自己的许多知识和想法究竟来自何处。1996年,我开始编写本书的第1版。2003年,本书第2版问世后被翻译成韩语。2015年,我在本书的第3版中加入了更新的疗法和技术,并新增了游戏疗法一章。我觉得,这本书代表了我的元认知,它存在于我的学术经历、专业发展活动,以及与从业者和同事的思想分享之中。然而,促发动机是将近500个技术放在一本书中,以满足来访者日益增长的多样化的需求。我把这些技术变成了我自己的东西,从这个角度来说,我把它们称为我自己的技术。不过,我也很清楚,大多数技术都是其他人教给我的。作为一名文献拾荒者,我只是以更系统的方式组织和重构信息,并向该领域的创新者致敬。

我非常感谢已故先驱约瑟夫·霍利斯(Joseph Hollis)博士,他曾是加速发展(Accelerated Development)出版社的出版人,他帮我开启了写作生涯。多年来,他的耐心、指导、支持和建议非常宝贵。1986年,他成就了我的写作事业。我还要感谢尼娜·W. 布朗(Nina W. Brown)博士,她是弗吉尼亚州诺福克市欧道明大学咨询和人类服务系的教授和著名学者,也是一位高产的作家,于我亦师亦友。多年来,尼娜分享了她在咨询和心理治疗动态发展方面睿智的想法和重要的观点。

最后,我要特别感谢我的丈夫查尔斯,还有我们的两个已经成年的子女杰西卡和瑞恩,他们在建筑或工程领域从业。作为一名作家、咨询师和咨询教育者,我是家中唯一的异类。在认知上,我们都不了解彼此领域的书籍或技术细节,也无法就它们开展有意义的对话。这为我们的家庭系统做出了独特贡献,因为我们从不谈工作,这是一件好事!然而,以"你对此有什么感受"开始对话,确实为我们处理重要的情感信息提供了渠道。

Counseling Techniques

目录

第 1 章 专业的心理咨询与治疗 // 001

咨询理论：是哲学还是概念模型 // 002

理论空白：验证研究和实践 // 003

多元主义、系统折中主义或循证实践 // 005

循证实践 // 007

心理治疗的目标 // 008

第 2 章 来访者 - 治疗师关系 // 011

治疗师意向：18 个治疗特征 // 012

治疗干预：对来访者和团体过程使用同样策略 // 013

治疗性因素 // 015

心理治疗的有效性 // 017

第 3 章 团体治疗的折中技术 // 021

第 4 章 经典格式塔技术 // 051

格式塔疗法的基本原则 // 052

格式塔疗法的治疗阶段 // 053

第 5 章　表达性或创造性艺术治疗技术 //069

艺术治疗 //069
舞动治疗 //071
照片治疗 //074
戏剧治疗 //076
音乐治疗 //078

第 6 章　认知行为疗法、辩证行为疗法和焦点解决咨询 //083

认知行为疗法 //083
认知行为疗法有效性的元分析 //083
认知行为技术 //084
辩证行为疗法 //104
焦点解决短期咨询 //112

第 7 章　理情行为疗法与现实疗法 //121

理情行为疗法 //121
REBT 与其他心理治疗流派的区别 //124
现实疗法和选择疗法 //140

第 8 章　经典行为技术 //145

行为矫正程序步骤 //147
行为矫正的原则 //150

第 9 章　以人为中心技术和心理教育咨询法 //173

以人为中心的咨询 //174
心理教育生活技能干预技术 //195

第 10 章　改善与环境的关系：冲突解决和压力管理技术 //207

压力和减压技术 //236
改善与环境的关系管理压力的技术 //244

第 11 章　创伤、丧失、悲痛和创伤后应激任务报告策略 // 259

哀悼和悲伤咨询的任务 // 260

处理丧失的策略 // 260

识别创伤后应激障碍的方法 // 267

处理创伤后应激障碍的治疗方法 // 268

第 12 章　心理动力学技术 // 283

西格蒙德·弗洛伊德和精神分析 // 283

精神分析的结果研究 // 284

卡尔·荣格和精神分析 // 286

催眠疗法 // 292

第 13 章　用于家庭系统和家庭发展的折中技术 // 297

混合或再婚家庭结构 // 303

第 14 章　儿童和青少年游戏治疗技术 // 327

游戏治疗的历史和理论方法 // 332

适用于儿童和青少年的游戏治疗技术 // 341

从家庭系统的角度看游戏治疗 // 353

参考文献 // 367

参考书目 // 389

Chapter 01

第1章　专业的心理咨询与治疗

咨询师的视角：关于心理治疗

> 当然，不言而喻，心理治疗也起到了非凡的作用。它可以解释我混乱的原因，控制我可怕的思想和情感，为我带来控制的力量和希望，也带来从疾病中学习的可能性。[①]
>
> 凯·雷德菲尔德·杰米森（Kay Redfield Jamison），
> 《躁郁之心》（*An Unquiet Mind*），1995

心理咨询与治疗中，关于特定实践和理论方法的有效性，在咨询师和治疗师之间存在着关键性的争论。这种持续的争论聚焦于坚守单一的治疗模式，追求模式的理论整合，抑或采用更折中的方法或元系统模型来治疗，以满足不同来访者群体不断变化的需求，因为一种理论并不适用于所有的来访者。有这样一个普遍存在的问题：执业咨询师和治疗师是否清楚地知道，他们如何使用咨询理论和其他认知图式来指导他们的治疗观点和治疗干预？

技术折中主义之所以被吹捧为21世纪心理咨询和心理治疗的基本推动力，主要是因为管理式医疗的时间限制（Lazarus, Beutler, & Norcross, 1992）。技术折中主义提倡有选择地组合最有效的技术，而不考虑其理论来源，以达到为特定来访者实现最佳治疗效果的目的（Lampropoulos, 2000, p. 287）。30多年来，博伊特勒及其同事（Beutler & Clarkin, 1990; Beutler, Goodrich, Fisher, & Williams, 1999）一直在使用**个性匹配的折中主义**（personality-matched eclecticism）。研究人员还研发了一种被称为"**系统性治疗选择**"（systematic treatment selection）的折中模式。这是一种先进的折中模式，使用系统的、基于经验的治疗选择。这个模式主要是为抑郁症（Beutler, Clarkin & Bongar, 2000）和酒精中毒等疾病提供折中建议。为了实施折中方法，兰普罗普洛斯（Lampropoulos, 2000）对治疗师提出了以下培训建议：（1）教育他们识别并了解自己的关系风格；（2）训练他们在必要时探索和尝试不同的治疗方式；（3）训练他们识别采用不同关系风格的重要标准；（4）教育他们识别并维持关系中最佳的匹配度或差异度；（5）在关系中存在明显的不相容和不匹配，且无法修复时，培训他

[①] 译文援引自浙江人民出版社2018年出版的版本。——译者注

们适当转介（p.291）。

管理式医疗的务实重点是，弱化治疗师对治疗学派的依赖，并强制他们完善和改进实践层面的概念。随着一场关于心理治疗的整合运动的诞生（Norcross & Goldfried，1992），其他层面的发展也正在弱化治疗学派。只有与成本效益和质量相关的理论和技术，才有可能在管理式医疗环境中存活下来（Cummings & Sayama，1995）。整合各种心理疗法的运动一直在积聚动力，获取支持（Norcross & Goldfried，1992）。

咨询理论：是哲学还是概念模型

许多研究人员和从业者承担了一项艰巨的任务，试图定义围绕咨询实践的理论光环。"理论光环"一词形象地反映了心理咨询与心理治疗究竟是由理论、哲学还是概念模型所指导的这一争论的延续。卡普尔（Caple，1985）指出，**理论**（theory）是一个正式组织的结合，包括了事实、定义、结构和可检验的命题，它们之间存在有意义的关联。金特尔（Ginter，1988，p.3）强调说，"治疗离不开理论"。理论是咨询实践的概念图和根本基础，把治疗结构、咨询意图和来访者结果有意义地关联起来。理论有多种特定功能。博伊和派因（Boy & Pine，1983，p.251）概述了使咨询变得实用的六个理论功能：

- 面对存在的多样性，帮助咨询师找到统一性和关联性；
- 迫使咨询师审视他们原本会忽视的关系；
- 为咨询师提供操作指南，并帮助他们评估自己作为专业人士的发展状况；
- 帮助咨询师关注相关数据，并告诉他们要寻找什么；
- 帮助咨询师协助来访者有效调整他们的行为；
- 帮助咨询师评估咨询过程中使用的新方法和旧方法。

因此，理论是构建新的咨询方法的基础。将理论与理论家的背景分开，不仅会扭曲我们对理论的看法，还会扭曲其在来访者及其世界中的应用。因此，有效的理论立场有以下四个要求：

- 清晰、易懂、便于沟通，它是连贯的、不矛盾的；
- 内容全面，包含了对各种现象的解释；
- 明确翔实，并基于设计而进行研究；
- 能具体地把方法和结果关联起来。

布拉默和肖斯特罗姆（Brammer & Shostrom，1977）进一步强调了理论框架对咨询师的价值：

> 理论有助于解释咨询关系中发生的事情，并帮助咨询师预测、评估和改进结果。理论为对咨询进行科学观察提供了一个框架。理论化鼓励咨询观念的连贯性，也鼓励产生新观念（p.28）。

在这里，咨询理论通过帮助咨询师理解观察而具有实用性。但是，它真的实用吗？它是否作为一种形成性的观点，经常被查询，以满足每一位接受咨询的新来访者的需求？正如凯利（Kelly，1988，pp. 212–213）所说："所有咨询理论的最终标准，是它们能否很好地解释咨询中发生的事情。"理论，充其量是一种对人们的行为、发展过程、调整能力的假设或推测。

理论空白：验证研究和实践

对许多人来说，基于理论的咨询研究并没有证明结果的可描述性。法尔维（Falvey，1989）阐明了从业者的问题，并指出，从业者倾向于忽略研究结果，因为这些发现并没有为理解应用环境中的治疗变化提供一致、适宜的指导。施特鲁普（Strupp，1981）和法尔维（1989）强调了将研究和实践联系起来的重要性。施特鲁普和伯金（Strupp & Bergin，1969）强调，心理治疗研究应该被重新定义为一个标准的科学问题：在特定条件下，哪些特定的治疗干预会让特定的来访者产生哪些特定的变化？

帕特森（Patterson，1986）回应了这一职业困境，并对这一困境的具体内容提出了概述性的建议。作为参照系，咨询师或治疗师需要：

- 一套来访者问题的分类法，或心理障碍的分类法（可靠、适宜的诊断系统）；
- 来访者的个性分类法；
- 治疗或干预技术的分类法；
- 治疗师（治疗风格）的分类法；
- 治疗的情况、条件、情形或环境的分类法；
- 一套匹配所有这些变量的指导原则或经验规则（p.146）。

林登和温（Linden & Wen，1990）认为，研究对实践的影响有限，源于它未能针对不同来访者和问题的心理治疗干预的相对有效性提供确凿证据：

> 在探究缺乏确凿证据的原因时，有人认为，结果文献基本上是非累积性的，对临床

医生来说信息量不足，研究缺乏检测效果的能力，目前的评审和出版过程对于积累关于治疗结果的可靠数据而言，提供的助力远小于其设置的阻碍。由于缺乏累积性知识，研究人员大多倾向于开展模拟研究，以及独立发起、缺乏协调的小规模研究（p.482）。

这可能会在心理咨询行业引起质疑和疑虑，因为没有执照的临床医生或对非循证干预的狂热信仰者会招募绝望的来访者，为他们提供服务，从而对他们认为自己正努力帮助的人造成严重伤害。两个例子是依恋疗法（attachment therapy）和汗浴疗法（sweat lodge therapy），它们曾因使用不当而造成了来访者死亡。

约翰·鲍尔比（John Bowlby）提出的依恋疗法，确定了早期依恋关系对孩子和母亲的重要性，以及分离、剥夺和丧亲带来的破坏性作用。来访者（通常是一个遭受创伤的孩子）通常会被裹在毯子里，并被其他人挤压，以模拟产道的黑暗和压迫，这被认为是鲍尔比依恋治疗的一种边缘形式，用于治疗反应性依恋障碍，类似于新世纪的邪教，目的是让来访者体验"重生"，以消除以前的创伤。这项工作由两名没有执照的狂热的社会工作者来实施，结果导致美国科罗拉多州的 10 岁的坎达丝·纽马克（Candace Newmaker）死亡。这些社会工作者因为坎达丝死于窒息而被指控虐待儿童。

汗浴治疗已经发展成为治疗心理健康问题和成瘾问题的一种体验式方法。在这种体验式方法中，来访者参与诵经、击鼓和祈祷。它在模拟美洲原住民的汗浴净化仪式，每位来访者需要缴纳 9000 美元费用。在高温黑暗的帐篷内，汗流浃背的来访者被鼓励向内看，远离自己过去的心理健康问题，从而获得精神上的启迪。还有一种来访者体验式项目是在美国亚利桑那州塞多纳天使谷举办的，这里有一处新世纪精神静修所，由备受争议的精神领袖詹姆斯·亚瑟·雷（James Arthur Ray）领导。2010 年 10 月 9 日，因三名参与者柯比·布朗（Kirby Brown）、詹姆斯·肖尔（James Shore）和利兹·纽曼（Liz Newman）死亡，詹姆斯被逮捕，被指控犯有三项过失杀人罪，并被判处两年监禁（Ferran, 2010）。以上两个案例都违反了不伤害来访者的伦理指南。因此，心理咨询师和治疗师必须遵守美国心理咨询协会和其他专业团体制定的伦理标准，并按照伦理要求，每年持续接受伦理教育。

从本质上讲，临床医生需要有积极的证据表明对来访者的干预会产生影响，而这只能通过循证实践来保证，咨询干预是有效的，能为来访者带来积极的结果。在心理咨询与治疗中，有效的循证实践提高了行业的可信度，有助于保护来访者免受危险干预和治疗的不良影响。

因此，心理咨询与治疗的实践是以理论为基础的，还是仅仅代表某个人的哲学或概念模型，这一争论继续在从业者中制造分裂。心理咨询既是科学，又是艺术。心理咨询师和治疗师有责任了解，在与日益多样化的来访者打交道时，一种咨询模式可能过于有限（Allen，1988）。

从长远来看，概念框架是有用的，但由于来访者团体太多样、太复杂、太模糊，因此心理咨询师和治疗师并不能期望会出现一种最终极、最全面的理论模型。这一假设也得到了混沌理论的支持。该理论认为，人类行为如此复杂，以至于没有哪种单一的传统科学学科能够让我们理解行为及其背后的原因。"混沌"这一概念需要多学科的方法，因为"复杂的行为意味着复杂的原因"（Gleick，1988，p.303）。

因此，在心理咨询与心理治疗中，在与来访者工作时，咨询师坚持排他性模式可能会被视为限制治疗选择，尤其是在文化、种族、人际关系资源、应对技术和系统支持背景下考虑选择时。奥库姆（Okum，1990）阐述了这如何对心理咨询与治疗的实践造成了损害：

> 每一种主要的理论治疗模式都拥有属于自己的拥护者，他们相信自己的观点是唯一正确的观点。这种教条主义对心理治疗领域的发展和可信度造成的伤害，可能比任何其他单一变量都要大，因为它加强了地盘竞争和二分思维，如对与错、科学与艺术，以及好与坏。如果治疗师受到这种教条主义的困扰，就不太可能选择某些灵活有效的治疗方法来适应那些正在经历与当下科技文化背景相关的痛苦的来访者的需求（p.3）。

任何单一的理论或与之相关的一套技术，都不可能对广泛的来访者特征或功能障碍同样有效或普遍有效。南斯和迈尔斯（Nance & Myers，1991）认为，只根据一种理论模型工作的心理咨询师或治疗师，可能无法与异质的来访者群体有效合作，因为他们会发现自己无法解决当前范围更加广泛的问题。从多元文化的角度可以清晰阐述这一点。多元文化咨询实践会考虑来访者独特的价值观、信仰和行为，及其与种族、民族、性别、宗教和主流文化的历史经历、社会经济地位、政治观点、生活方式和地理区域的关系（Wright，Coley，& Corey，1989）。例如，穷人的社会经济多样性，可能包括单身母亲、老年人、非熟练工人、失业工人、农民工、移民和无家可归者。在这个框架内，坚持单一的理论模型显然不合时宜。

多元主义、系统折中主义或循证实践

奥库姆（1990）提出了**多元主义**（pluralism）的概念，作为单一理论或理论整合的替代方案，为当前和新兴的心理治疗理论模型提供机会，形成一套开放系统，获取多方视角。多元主义承认并关注人类经验的不同层次和多样性，以及与来访者的世界观一起运作的伴随系统。奥库姆（1990）认为：

> 多元主义允许同时考虑心灵和身体、有意识和无意识、生物学和文化、定量和定性、主观和客观、男性和女性、洞察力和行为、历史和非历史、指导性和非指导性、自主性和连通性、内容和过程、线性和控制论因果关系，以及与作为心理治疗主要模型的二分思维相关的其他主要极性。多元主义开辟了不同层次的人类经验的可能性，以及不同层次的治疗改变的可能性。它承认不同模型的同等价值，考虑了来访者偏好，并鼓励仔细评估哪种模型最适合在特定情况下遇到什么问题的来访者（p.407）。

多元主义取向包含这样一种观念：对于同一位来访者而言，存在着多种合适的方法对其进行治疗；有多种不同的理论观点可能被用于解释来访者的问题，并且至少有多位不同的治疗师都可能对每位来访者有效。从根本上说，心理治疗的多元主义取向解释了来访者、治疗师、治疗和理论依据的多样性。

在心理咨询与治疗的实践中，许多研究人员都发生了向折中主义的重大转变（Andrews, 1989; Corsini, 1989; Garfield & Bergin, 1986; Ivey & Simek-Downing, 1980; Kelly, 1988; Nance & Myers, 1991; Norcross & Prochaska, 1983; Simon, 1989; Smith, 1982）。早在1958年，折中主义就被定义为一种结构：

> 在理论体系建设中，折中主义具有从不同的来源或不相容的理论和系统中选择和有序地组合兼容的特征；努力在所有学说或理论中寻找有效元素，并将它们组合成和谐的整体。由此产生的系统，即使是在其主要大纲中，也可以不断修改（p.18）。

折中主义的实践与当前基于不断发展的实证研究提供的知识不谋而合，即没有哪种理论取向可以为不同来访者群体带来可靠的咨询结果。没有任何一个单一理论足够全面，能够适用于所有情况下的所有来访者。基于这一观点，许多研究人员也阐明了发展折中主义取向的优势（Brabeck & Welfel, 1985; Brammer & Shostrom, 1982; Rychlak, 1985）。折中主义反映了我们对人不断增长的知识，以及对咨询中改变的动力学不断增加的了解。尼科尔森和伯曼（Nicholson & Berman, 1983, p.25）认为：“折中主义终于因为它的本质而得到了人们的认可，这是处理人类问题复杂性的基本观点。”研究文献中充斥着诸如创造性综合、新兴折中主义、技术折中主义、理论折中主义、系统折中主义（Herr, 1989）、实用技术折中主义（Keat, 1985）、折中心理治疗（Norcross, 1986）和"适应性咨询与治疗：一个综合折中模型"等术语（Howard, Nance, & Myers, 1986）。例如，西蒙（Simon, 1989）区分了技术折中主义和理论折中主义，并提出一般系统理论（general systems theory, GST）可以提供将所有内容整合在一起的框架。西蒙（1991，pp.112–113）给技术折中主义做了定义："它基于这样的假设，即折中主义理论的首要任务是以系统的方式表明，在哪种特定的咨询情况下应该使用哪种特定的干预或干预方式。"麦克布赖德和马丁（McBride & Martin，1990）提出了一种"理论折中主义"，而不是"混合主义，或非系统、非理论的折中主义"。赫森逊、鲍尔和塞利格曼（Hershenson，Power，& Seligman）提出了一个"综合折中"模型，一种心理健康咨询师特有的折中主义（1989a），以及一种"基于技能、经验验证"的模型需求（1989b）。

越来越多的证据表明，未来的治疗师将需要不止一套方法论和理论，以满足日益多样化的来访者需求。从根本上说，没有任何一种理论可以完全解释表征人类经验范围的无数现象。在当代社会的背景下，一种系统的、折中主义的方法，或许能建设性地回应广泛的来访者差异。心理咨询取向和来访者结果可被视为一个相互作用的矩阵，其共同目标是个人幸福和人际关系调整。系统折中主义包含这样一种观点：在治疗环境中，没有哪种单一的理论约束方法可以满足来访者的所有需求。折中主义的实践应该类似于一种"系统整合"，即针对一系列治疗取向共同的基本原则和方法，整合来自多个来源的最佳特征。

循证实践

循证实践（evidence-based practices）如今正在成为政府组织、教育实践和咨询行业的规范。医疗保健提供者和心理健康机构越来越要求看到被证实有效的咨询实践。作为一项职业义务，心理咨询师和治疗师需要不断审查哪些方法有效、高效，并满足不断增长的多样化来访者群体的需求。医疗保健提供者开始追求这样一种观念：他们可能不再会为不使用循证实践的心理健康从业者报销。理论、完善的技术、强大的治疗联盟，以及外部因素（比如，健全的支持系统等），是来访者改变的部分原因。循证项目倡议经过了科学严谨的评估，这些评估基于实证基础，可以减少儿童、青少年和家庭功能的衰弱或失调行为。循证实践被美国心理学会（2001，p.54）定义为"在来访者特征、文化和偏好的背景下，将最佳可用研究与临床专业知识相结合"，被美国国家医学院（Institute of Medicine，2001，p.5）视作"最佳研究证据、临床专业知识与来访者价值观相整合"。

此外，许多精神卫生专业人员用来识别来访者障碍的手册是《精神障碍诊断和统计手册（第 5 版）》（*Diagnostic and Statistical Manual of Mental Disorders*，*DSM-5*），它还被用于循证研究。然而，这本手册不应该被作为最终参考，因为它不考虑来访者的环境、经济或社会文化方面，而这些在当今社会中是至关重要的。从本质上讲，我们不可能写一本全面而科学的、对所有精神障碍都有效的书,因为诊断手册无法涵盖所有精神障碍。此外,标签是无效的,因为许多来访者患有多种并发症。

心理治疗的目标

我们可以通过其目标、过程(阶段)、工具,以及使用这些工具的原则来定义心理治疗。面向未来的心理治疗,旨在帮助来访者离开咨询室后也能为自己做一些积极的事。大多数心理治疗关系的目标可分为以下六类(Beitman, 1997)。

- **危机稳定**。例如,某人因为妻子突然跟别的男人私奔而心烦意乱。
- **症状减轻**。例如,某人抑郁了好几个月,影响了他的工作和社会功能。
- **长期模式改变**。例如,某个女人反复与施虐成性的男人发展亲密关系。
- **维持变化和稳定,防止复发**。例如,某个女人患有慢性疾病,丈夫残疾,经常抑郁发作,需要持续的支持和帮助以维持目前的功能。
- **自我探索**。例如,某人社交能力和工作能力相当强,想要更全面地了解自己。
- **制定处理未来问题的应对策略**。例如,一个人学会了如何处理那些会增加他过度饮酒可能性的情绪,他想将这种应对策略应用到其他情境之中(p.203)。

来访者变量

在现实世界中,心理治疗的成功取决于来访者当前的生活功能,以及来访者社会支持网络力量的强弱。在影响结果方面,与理论和技术相比,以下关键变量起到了更重要的作用。

- 来访者准备好做出改变(Prochaska, DiClemente, & Norcross, 1992)。
- 来访者社交网络的性质和强度(Bankoff & Howard, 1992; Marziali, 1992; Moos, 1990)。
- 症状严重程度、持续时间、复杂程度;动机;个人对变革的责任的接受度;防御性行为(Anderson & Lambert, 1995; Safran, Segal, Vallis, Shaw, & Samstag, 1993)。
- 来访者和治疗师之间工作联盟的牢固程度(Horvath & Greenberg, 1994)。
- 会谈次数(Howard, Orlinsky, & Lueger, 1994; Lambert, 1996)。
- 毅力、情感体验的深度、具体问题与普遍问题、急性困难与慢性问题,以及潜在来访者改进的确定关联(Robertson, 1995)。

理论和技术受到治疗实践文化背景的影响。心理治疗受其社会政治背景的强烈影响,有时甚至会影响其所处的文化。

治疗师根据来访者给心理治疗关系带来的影响进行调整。 通常，治疗师会努力找到与来访者的特征和问题最匹配、最可能有效的干预措施，而不是试图强迫来访者接受治疗师强加的限制性模式。

合格的治疗师学会在普遍接受的改变策略中轻松转换。 三种元战略指导了变革策略的应用。

- **关键–改变策略。** 有证据表明，某种策略有时提供了最快、最有效的变革途径。
- **转移–改变策略。** 治疗从最易使用的改变策略开始。如果初始策略无效，治疗师就可以切换成另一种策略。
- **影响最大化策略。** 对于一些复杂案例，治疗师必须同时应用好几种模式。

治疗师可能需要寻求协同效应，而不是希望获得连续效果，因为多种变化聚集起来才能达到理想的状态。使用这些策略依赖于最少投入、最大产出的原则（Prochaska & Prochaska，1994）。

合格的治疗师会反思他们对来访者的反应，以便把自己的反应跟来访者诱发的反应区分开来。 无论是作为个人还是作为治疗师，他们都试图使用这种理解来帮助来访者，也帮助他们自己成长。总体来说，治疗师的指导策略是一种伦理策略：治疗师所做的一切，都是为了帮助他们的来访者（Prochaska & Prochaska，1994）。

总而言之，在下一个千年，机智的、反应灵敏的、负责任的治疗师将在他们的治疗中应用全方位的咨询技术和教育疗法，以满足日益多样化的来访者需求。这一观点支持加菲尔德（Garfield）和伯金（1986）的观察：

> 观点的决定性转变悄然发生；它为心理治疗和行为改变的专业态度带来了无法逆转的变化。新观点认为，主要理论长期占主导地位的局面已经不在，折中主义的立场将占据主导地位。我想更进一步说明的是，所有优秀的治疗师都是不拘一格的折中派（p.7）。

小结

确保每一位来访者都能从治疗服务中获得最佳收益，这是治疗师的职业义务。有计划且系统的临床取向和可靠的循证结果必须成为治疗规范，而非治疗的例外。跨学科的协作以及对来访者多样化的接受，将为接受助人关系及随之产生的责任创造一种开放和成长的氛围。

此外，一个成熟的心理咨询行业已经发展起来。有几个因素，比如专业性、责任感、资格认证、健康护理消费和公众对高质量心理健康咨询的要求，表明需要有更明确的咨询声明或实践标准。为了满足这一需求，安德森（Anderson，1992）指出了影响心理咨询行业的五种可识别的力量。

- 对优质心理健康咨询的需求不断增长。
- 公众对精神卫生保健和一般医疗保健消费中的具体问题的认识不断提高。
- 对质量保证、问责制和精神卫生保健成本控制的需求不断增加。
- 美国各州在证书制度和执照方面的举措不断推进。
- 政府越来越重视咨询师的专业精神和职业认同。现行的法律、实践标准和道德准则塑造了对咨询师专业行为的期望和观念（p.22）。

吉布森和米切尔（Gibson & Mitchell，1990，p.451）认为：“一个行业有对适当的伦理和法律标准的承诺，对于该行业赢得、维持和不辜负公众信任至关重要。没有这种信任，这个行业就不再作为行业存在了。"综合标准至少应该包括：专业披露声明；治疗计划；临床记录；形成性评估；协商或监督文件；专业绩效评估和同行评审；对受损从业者的心理治疗；对职业道德和法律基础的认识和回应。

第 2 章　来访者 - 治疗师关系

> 我们都有负荷,我们必须用自己存在的方式正视这些负荷。我们可以用一些时间来思考自己,通常是50分钟:10分钟的开始,20分钟的建立治疗联盟,10分钟的工作,以及10分钟用来准备回到现实。
>
> 埃尔文·塞姆拉德(Elvin Semrad),
> 《治疗师之心》(*The Heart of a Therapist*), 1983, p.101

在治疗关系中,心理咨询师和治疗师通常在很短的时间内为来访者提供帮助,而能否解决来访者提出的问题,则取决于对来访者的了解程度以及心理咨询师和治疗师的专业知识水平。大多数情况下,心理咨询师和治疗师会发现自己能够发现和收集信息,探索来访者的情感体验,提出替代方案,或是仅仅在一个安全可靠的环境下为来访者提供无条件的支持。治疗过程的普遍组成部分包括:

- 建立治疗联盟;
- 对咨询师建立信任(即说明你的资质、经验、理论观点和使用什么技术);
- 识别当前的问题,并发现真正的问题;
- 确定可实现的真正目标;
- 满足来访者的需要;
- 了解来访者的发展需求;
- 理解多样性对治疗的影响;
- 开发补救和提升自我效能感的技术;
- 为结束咨询做计划和准备。

塞克斯顿和惠斯顿(Sexton & Whiston,1991)提供了一个概念性的三要素咨询模型,包括:(1)现存因素,即来访者和咨询师在咨询中呈现的特征,如种族、性别和心理特点;(2)咨询过程;(3)预期结果。他们的模型在回顾了120多项研究和重要的元分析(Lambert, Shapiro, & Bergin 1986; Luborsky, Crits-Christoph, Mintz, & Auerbach, 1988)的基础上,致力于评估与咨询相关的趋势,这对从业者、学生和咨询教育者来说都很重要。

在该模型的所有要素中，咨询过程或许是最关键的。"它始于咨询师和来访者之间的关系，基于咨询会谈的组织和经验元素，以及具体的技术和干预措施。"（Sexton & Whiston, 1991, p.331）现存因素和心理咨询过程导致了来访者的行动和行为改变的预期结果。塞克斯顿和惠斯顿（1991）强调，根据基于数据的研究，咨询的有效性应通过咨询过程中某个因素影响来访者改变的能力来定义。

治疗师意向：18 个治疗特征

心理咨询师和治疗师可能使用这样一种方法来阐明他们的预期目的，并为干预提供重点，可以参考希尔和奥格雷迪（Hill & O'Grady, 1985）的 18 个治疗意向。

- **设置限制**。制定、安排、建立治疗的目标和目的，概述治疗方法。
- **获取信息**。了解来访者有关病史、个体功能、未来计划和当前问题的具体事实。
- **提供信息**。开展教育，提供事实，校正误解或错误信息，并为来访者的行为提供解释。
- **支持**。提供一个温暖、支持、共情的环境；增进信任和融洽关系，建立积极关系，帮助来访者感到被接受和被理解。
- **聚焦**。如果来访者无法开始或感到困惑，就可以通过转换改变主题，或是改变讨论的渠道或结构，帮助他们回到正轨。
- **澄清**。为来访者提供或要求来访者详细阐述更多信息；强调或说明来访者或咨询师何时含糊、不完整、混淆、矛盾或让对方听不清。
- **希望**。传达可能改变和产生的希望；传达治疗师有能力帮助来访者的信息；恢复士气，让来访者树立做出改变的信心。
- **宣泄**。协助来访者缓解紧张或不愉快的情绪；让来访者有机会讨论各种感受和问题。
- **认知**。识别不适应、不合逻辑或非理性的想法或态度（例如，"我必须表现得完美"）。
- **行为**。识别来访者的不适当或不适应行为及其后果，并提供反馈；进行行为分析，指出差异。
- **自我控制**。鼓励来访者拥有或获得对自己的思想、感受、行为或行动的掌握感或控制感；帮助来访者（在内心层面）更恰当地承担责任。
- **感觉**。识别、强化情绪，或使来访者接受情绪；鼓励或激发来访者意识到更深层的潜在感受。
- **觉察**。鼓励来访者理解认知、行为、态度或感受的潜在原因、动力、假设或无意识动机。

- **改变**。在处理自我和与他人交往的过程中，建立和发展适应性更强的新技能、新行为或新认知。
- **强化改变**。对行为、认知或情感给予积极强化，以增强改变的可能性；提供对来访者功能的意见或评估。
- **阻抗**。克服改变或进步的种种障碍。
- **挑战**。将来访者从当前状态中唤醒；改变当前的信念、模式或感受；检验有效性、充分性、真实性或适当性。
- **关系**。解决问题；建立或维持稳定的工作联盟；修复关系破裂；处理依赖问题；发现并解决关系扭曲（pp.10–12）。

其他重要意向还包括以下这些。

- **客观性**。能够充分控制自己的感受和价值观，避免强加给来访者。
- **实施**。帮助来访者获得对自身行动的觉察。
- **结构**。组织正在进行的咨询会谈，使得会谈与会谈之间保持连续性。
- **不一致**。识别和探索来访者行为、认知及情绪之间的矛盾。
- **目标**。建立符合来访者潜能的短期和长期目标。
- **灵活性**。在特定会谈或整个咨询过程中，对长期或短期目标进行调整。
- **行为改变**。制订可观察的具体计划，以改变来访者的行为。
- **作业**。为来访者布置作业，巩固改变成果。
- **解决问题**。让来访者掌握某种解决问题的方法。

治疗干预：对来访者和团体过程使用同样策略

治疗干预包括治疗师和来访者为了促进心理咨询与治疗的改变过程，促使各种治疗因素发挥作用而采取的行动。

当来访者形成了一种解决问题的态度（O'Malley, Suh, & Strupp, 1983），并致力于获得有助于他们了解自身问题的经验时，结果就会变好（Lubarsky et al., 1988）。兰伯特（1986）等人发现，如果咨询师让来访者随意参与咨询会谈，那他将无法聚焦，也无法整合来访者存在的问题和治疗主题的行为，会对来访者产生消极影响。塞克斯顿和惠斯顿（1991）也报告说，50%的获益咨询通常出现在来访者参与的前六个月的每星期会谈中，来访者能够养成解决问题的态度，学会掌控他们生活中的问题情境，体验多样的情绪，保持对改变的积极期待。

- **互惠**。互惠表现为温暖、角色执行、舒适、信任、开放、情感表达、喜爱、尊重、积极关注和人际关系属性（Fuhriman & Burlingame，1990）。
- **参与**。来访者和治疗师的参与和承诺程度，是建立治疗关系纽带的一个重要因素。大量证据表明，治疗师和来访者的参与是治疗关系的核心因素（Fuhriman & Burlingame，1990）。
- **移情**。来访者对治疗师的反应就好像对方是来访者过去的某个重要他人（通常是来访者的父母）。来访者和群体过程都会把"移情"这一概念作为治疗关系中的一个重要变量。移情既可以是积极的，也可以是消极的。治疗师的移情和反移情都很重要。
- **分离**。从根本上说，治疗师必须与来访者保持独立。元系统的一个概念（来自结构理论）坚持这样一个原则，即来访者会无意识地将治疗师以第三视角拉进当前问题中（Nichols & Schwartz，2005）。在这种情况下，保持适当的边界就显得非常重要，但同时治疗师还要保持在场，表明有情感联结。
- **面质**。面质聚焦言语行为和非言语行为之间的差异。来自来访者和团体研究的经验证据表明，面质始终与来访者的进步相关。
- **解释**。在来访者和团体治疗中，解释性干预是规范的、约定俗成的，被定义为给来访者提供觉察力的阐述性干预。总体效果也可能是解释如何与其他变量（比如，内容焦点、来访者特征和时机掌握）交互作用（Fuhriman & Burlingame，1990）。
- **内容焦点**。治疗师被认为对治疗师-来访者互动的局部边界负责，文献也支持关注来访者的情感、认知和治疗关系。聚焦于当下的内容，在团体治疗中正受到更多概念上的关注。
- **具体理由**。治疗师聚焦于传达具体理由的重要性，包括使用一套词汇，以定义和描述来访者的问题和团体干预前的准备。
- **指导**。在来访者和团体治疗背景下，给指导和提建议在文献中获得的评价褒贬不一，有的高度推崇，有的不太重视。
- **治疗师的自我表露**。披露治疗师的个人事实或经验，通常是一种保持治疗师透明度的技术。然而，如果来访者受过严重的心理创伤则不适合使用。
- **探索**。"以追问的形式探索是一种收集信息的干预方式，侧重于来访者某些重要方面的经验。"弗里曼和伯林盖姆（Fuhriman & Burlingame，1990，p.34）如是写道。他们在团体研究中发现，探索式干预最常被用于调查团体结构，其中高结构条件不仅包括各种体验活动，还有更多的指示性干预（比如，聚焦于某一方面的问题和探索）。

- **反思**。作为一种干预手段，反思包括重复或重新表述来访者的陈述或非语言表现，以澄清沟通并核查理解。
- **鼓励**。鼓励被用于建立和维持治疗关系的支持性联盟，其范围可以从最轻微的鼓舞到更直接的支持、认可和鼓励。
- **体验式活动**。干预措施可以作为一种"新"手段促进来访者改进。
- **治疗前活动**。这代表了一种日益流行的专业趋势，在来访者和团体治疗中均提倡运用。提供各种准备性练习，从而训练来访者更有效地参与到治疗中。"看起来，角色准备对早期治疗过程有积极影响，也与来访者后期改善有关。"（Fuhriman & Burlingame，1990，p.36）
- **治疗活动**。具体的治疗活动对来访者和团体治疗有什么影响，结果并不明确。然而，弗里曼和伯林盖姆（1990）引用了一些研究结果表明，治疗结构在以下情况中是首选：来访者受到严重影响；来访者更有依赖性，外部指向更强（Stockton & Morran，1982）；在治疗的早期阶段协商特定的发展因素（Stockton & Morran，1982，pp.47–68）。
- **个人任务**。这是我对处方或家庭作业的术语，因为在一些来访者看来，"家庭作业"往往有不好的含义。治疗师会在每次会谈结束后给来访者布置个人任务，并在下一次会谈中检查。既可以是书面形式，又可以是口头表述。来访者需要将他们在咨询过程中学到的东西应用到家庭、工作和人际关系中。如果得不到实践，来访者就很难把学到的东西融入生活之中，使其成为个人改变的一部分。从本质上说，个人任务是一种认知行为技术。

治疗性因素

来访者和团体治疗过程中的共同因素

治疗性因素是治疗过程的中流砥柱。加菲尔德和伯金（1986）的研究表明，咨询有效性可以根据"共同因素"来获得最好的解释。"共同因素"是多种取向共享的变量，体现在众多经验丰富、不同流派的心理咨询师和治疗师的治疗过程中。

- **觉察**。无论是在个体治疗还是在团体治疗中，觉察都是不可或缺的。它使来访者在治疗中将产生的新信息和当前的情况建立联系。
- **宣泄**。对个体治疗和团体治疗而言，宣泄是一个重要的治疗过程。这一术语跟情绪宣泄、情感唤醒及紧张释放是一个意思，有时也与精神宣泄同义。
- **现实检验**。现实检验作为反馈和面质，与来访者结果呈显著正相关。然而，反馈和面质的影响可能在个体治疗和团体治疗中不同。布洛赫和克劳奇（Bloch & Crouch，1985，p.51）指出："团体治疗的独特之处在于，它提供了一个交流诚实、明确反馈的平台。相比之下，个体治疗中来自权威人物的反馈与来自同龄人的反馈是截然不同的。"

- **希望**。希望的灌输和改进的期待是治疗过程的催化剂。希望作为一个变量，也与来访者的情况改善和过早终止有关。在团体经验中发生的替代性学习，放大了希望的灌输作用。
- **表露**。自我表露是成长和变化的先决条件。关于团体经验，弗里曼和伯林盖姆（1990）引用了斯托克顿和莫兰（Stockton & Morran，1982）的研究，证明来访者的自我表露与以下因素有关：来自其他成员的相互表露；更强烈的喜欢和吸引力；更高的凝聚力；更积极的自我概念。
- **认同**。认同意味着将自己与他人联系起来，从而引起更多的相似性感知。来访者对治疗师的认同过程是所有理论取向的主要内容；根据他们与治疗师的内在认同，来访者可以放弃旧的价值观或行为，用新的价值观取而代之。在团体层面，来访者对治疗师和其他团体成员的认同，可以使他们的状况得到更大的改善。

跟团体过程有关的独特因素

弗里曼和伯林盖姆（1990，p.47）提出了团体治疗公认的四种特有的学习来源："参与一个发展中的社会缩影；在团体中给予和接受反馈；一致确认；团体成员的相互作用。"

- **替代学习**。通过观察他人（或治疗过程）来学习，通常被称为"观察者治疗"，对团体治疗过程有着独特和有效的治疗作用。当成员观察到治疗师进行困难的社会互动时，发生的替代学习通常会对持续时间较短的团体有帮助。
- **角色灵活性**。团体过程为成员提供了更大的角色灵活性，让彼此之间可以互相帮助。弗里曼和伯林盖姆概念化了团体治疗中角色灵活性的三个结果：（1）通过对治疗过程负责任的贡献来强化成员的自尊；（2）稀释治疗师的权力基础，从而使来访者不会一直处于治疗师"一言堂"的境况；（3）将改变归因于自我，从而形成一个更健康的治疗效果组织（1990，p.49）。
- **普遍性**。普遍性是基于这样一个概念，即其他人也在努力解决类似的问题，"我们都在同一条船上"，一个人的经历并非绝无仅有。普遍性是自助团体中最受重视的治疗因素。
- **利他主义**。利他主义包括无私地向团体成员提供支持、安慰、建议和见解。照顾他人也能使来访者放弃他们的自我专注，以换取帮助他人的治疗因素。在自助团体中，利他主义也有更多的治疗属性。

- **家庭重现**。团体经验提供了一个类似于家庭的人际互动缩影。团体营造了某种环境，让某位成员可以准确地重现和修改早期的家庭冲突。亚隆（Yalom，1985）概述了团体经验的若干方面，它们类似于一个人的原生家庭：男女协同带领者（父母权威人物），成员和成员对治疗师关注的竞争（兄弟姐妹争夺），以及来访者与治疗师的互动（早期的与父母互动的模式）。克尔和鲍恩（Kerr & Bowen，1988）认为，即使只有一个人在场，他也要处理家庭关系。
- **人际学习**。人际学习涉及来访者提高他们人际关系的能力，以及在行为和态度上适应团体内的交往。"那些在团体中待得越久的人，越会有更多体验的机会来获得社交技能，这正是团体治疗特有的能力。"（Fuhriman & Burlingame，1990，p.51）

亚隆（1985）、汉森、华纳和史密斯（Hansen，Warner，& Smith，1980）等人也强调了产生变化的治愈性和治疗性因素。

- **社交技能的发展**。基本社交技能的发展和排练是所有咨询团体普遍采用的治疗因素。
- **模仿行为**。团体成员通过观察治疗师和其他成员的行为来学习新行为。
- **团体凝聚力**。有资格成为团体的一员，也为参与者提供了一个获得无条件积极关注、接纳和归属感的舞台，使成员能够完全接纳自己，并在与他人的关系中保持一致。
- **宣泄**。学习如何表达情绪，可以减少防御机制的使用，它们使人衰弱。
- **存在因素**。当团体成员面对自己生活中的基本问题时，他们将了解到，无论他们从别人那里得到多少支持，他们最终都要对自己的生活方式负责。

在比较来访者和团体治疗过程技术时，值得注意的是，一些变量（包括治疗师、来访者、技术和干预措施之间的差异等）会影响这两种模式。从责任的角度来看，在验证来访者和团体治疗过程之前，有必要对理论方法、咨询干预、来访者的应对技术和治疗师的风格进行控制。尽管如此，一个策略、技术和不同方法的概要仅是开始。

心理治疗的有效性

塞利格曼（1995）认为，来访者在心理治疗过程中，接受长期治疗能比短期治疗获益更多，适当服药的效果更好。此外，对任何障碍来说，没有任何一种特定的心理治疗模式比其他模式更好。此外，塞利格曼还指出，对来访者在现场实际治疗条件下的表现进行"有效性"研究，可以对心理治疗和药物治疗产生有用和可信的"经验验证"。目前有一些明确的效果，包括以下几点。

- 心理健康专业人员进行的治疗通常有效，大多数来访者会变得更好。
- 评估所有来访者的成效，426 名一开始感觉非常糟糕的来访者在接受调查时，有 87% 的来访者表明自己感觉非常好、好或至少如此。另外 786 名一开始感觉非常糟糕的来访者在接受调查时，有 92% 的来访者感觉非常好、好或至少如此。这些发现与对疗效的元分析是一致的（Lipsey & Wilson，1993；Shapiro & Shapiro，1982）。
- 长期治疗比短期治疗效果更好。无论是单纯地接受心理治疗的来访者，还是心理治疗加药物治疗的来访者，这一点都成立。无论是对什么障碍而言，单纯地接受心理治疗和心理治疗加药物治疗之间没有区别。
- 尽管看起来所有的心理健康专业人员都在帮助来访者，但心理学家、精神科医生和社会工作者的效果甚至比婚姻咨询师还要好。
- 短期内，家庭医生和心理健康专业人员效果一样好，但从长期来看略逊一筹。一些同时求助家庭医生和心理健康专业人员的来访者的问题往往更严重。
- 接受心理健康专业人员的长期治疗，不仅有利于来访者解决导致治疗的特定问题，还有利于来访者处理人际关系、应对日常压力、更好地享受生活和个人成长，以及养成自尊自信。
- 匿名戒酒协会（Alcoholics Anonymous，AA）的效果明显优于心理健康专业人员。参加非匿名戒酒协会（non-AA）的人问题通常不严重，效果不如参加匿名戒酒协会的效果好。
- 在治疗方面，主动参与的来访者比被动参与的来访者效果更好。
- 对任何问题而言，没有哪种特定的心理治疗方式比任何其他方式要更好。这些结果表明，所有形式的心理疗法效果都差不多。

这些发现很重要，因为该研究为心理治疗的有效性提供了实证检验。它揭示了匿名戒酒协会等自助团体的治疗的有效性、来访者积极寻求治疗的决心，以及接受长期治疗的重要性。

小结

本书介绍的心理咨询和心理治疗技术侧重于改善人际关系——我们与自己的关系、与同伴的关系、与家人的关系，以及与环境的关系。来访者也难免会为这些关系中出现的当前冲突或未完成事务①与治疗师建立联系。例如，我们知道，许多功能障碍或自我挫败的关联方式通常都是在孩提时习得的：

- 如何建立对事物的初步感受；
- 如何建立外在形象；
- 如何玩转人际关系；
- 如何回避我们自己和他人；
- 如何淡化人类关系中的风险；
- 如何管控他人（或忍受被人管控）；
- 如果有必要，那么如何伤害和惩罚他人（Egan，1990）。

重点在于，要意识到每一种行为都是一种交流，而自我妨碍或功能失调的行为通常都以糟糕的人际关系为基础。当我们审视青少年和对他们负责的成年人之间的关系时，这一点非常明显。公众越发关注青少年的自杀率、酒精和其他药物（如处方药）滥用、异化、抑郁、自残、家庭功能障碍（例如，分居、离婚、监护权问题）、青少年意外怀孕、帮派、暴力、不断增加的多样性和辍学率等一系列问题，而且社交媒体对青少年的巨大影响表明，对他们负责的成年人迫切需要与青少年之间建立密切、关爱的关系。青少年会因为与老师和权威关系不好而辍学；会因为与异性的人际关系存在不确定和焦虑，在开车和约会时喝酒；会急于与想要依赖的人建立关系而意外怀孕；会因为需要归属感、拥有权力和权威而加入帮派；会因为与人相处困难而感到孤独和沮丧，从而试图自杀。的确，我们身处一个技术先进的社会，但我们都在心碎地四处闯荡。这种不良关系的弊病普遍存在，贯穿到所有民族、种族和社会阶层。它冷酷无情，摧毁一切。

本书旨在为专业人士提供关键技能，以帮助他们的来访者实现人际关系的良好运作。每一种技术后面都有咨询意图和描述。尽管本书中的技术并不能包罗万象，但这代表了一个开始。

---

① 未完成事务（unfinished business），指个体以往生活中未实现的愿望和未解决的冲突及其对现时心理生活的影响。——译者注

第 3 章　团体治疗的折中技术

包括安德鲁（Andrews，1989）、科尔西尼（Corsini，1989）、加菲尔德和伯金（1986）、凯利（Kelly，1988）和诺克罗斯（Norcross，1986）在内的许多理论家都认为，折中咨询的兴起以及元理论折中模型的发展是解决不同来访者问题的有效方式。面对日益多样化的来访者群体，任何单一的理论流派及其相关咨询技术都不可能普遍有效，因为每一位来访者背后都有多样化的支持系统。

团体心理咨询其实是一个人际互动的过程，成员在其中可以探索自己与他人的关系，尝试改变自己的态度和行为。在团体互动中，每位成员都会获得属于自己的矫正性体验。卡罗尔和威金斯（Carroll & Wiggins，1990）提出了在团体中帮助成员的总体目标：

- 成为一个更好的倾听者；
- 培养对他人的敏感性和接受度；
- 提升自我觉察，培养来访者的认同感；
- 感觉有归属，克服孤独；
- 学会信任他人和自己；
- 敢于表达自己的信仰和价值观，不担心受到压制；
- 学以致用，用从团体中学到的方式解决实际问题，对自己负责（p.25）。

从广义上讲，团体可以分为四类：（1）支持团体，包括各种自助团体，为成员提供支持而不是改变；（2）心理教育或技能提升团体，旨在提升成员的社会化、情感和认知能力；（3）人际团体，试图改善成员长期存在的人际问题或个人内部的不良模式；（4）治疗团体，聚焦来访者的内心世界或人际功能的深层问题。

根据波拉克和沙恩（Pollack & Sian，1995）的观点，团体成员应该回答以下问题。

- 他们需要和想要什么样的帮助？他们是否愿意接受团体形式的干预？
- 他们能在别人面前说话吗？能暴露自己吗？愿意这样做吗？
- 他们是否愿意通过提供反馈和接受反馈来帮助他人？
- 他们会稳定地参加每次干预吗？

- 他们是否理解并接受与其他团体成员互动时遵守一定的规则?
- 他们愿意冒险吗?
- 他们愿意成为分享的焦点吗?
- 他们能否接受团体干预中经常引起的焦虑和紧张?
- 他们能否接受团体治疗中的团体目标和治疗因素?

沙伊德灵格尔（Scheidlinger，1997）发现，在团体内部，治疗过程、经验因素（即矫正性情感体验）和有意义归因（即领悟）之间是相互作用的:

- 确定团体构成、活动时间、地点和团体方案;
- 遵守保密原则的前提下根据团体方案、身体接触、治疗技术（即格式塔练习、角色扮演、理情疗法①）安排团体活动;
- 接纳、关爱每一位成员，相信他们有改变的能力和成长的潜力;
- 鼓励成员表达自己的感受和关切;
- 营造一种包容和接纳的氛围，允许情感、行为和同伴帮助存在各种差异，同时鼓励所有成员参与自我监督与人际觉察;
- 将来访者成员的驱力、表达、紧张和焦虑水平控制在可接受的范围内;
- 为了个人与团体的士气不受影响，对团体层面的表现（即替罪羊和不良行为的传染）加以控制;
- 使用言语干预，从简单的观察到面质再到解释，以便检测现实，引出意义和联结（Scheidlinger，1997，pp.151–152）。

戴斯（Dies，1994）强调，要与团体成员"设立契约"，以避免"对攻击、尴尬、情绪感染及有害影响的惧怕"（p.64）。契约的一些细节包括保密事项、团体外互动及边界问题。早期讨论这些，期待能帮助成员缓解焦虑情绪，增强对团体治疗效果的乐观心态（Dies & Dies，1993）。团体成员要控制他们对团体治疗的担忧，提升团体的凝聚力和共同感（Dies，1994）。不过，团体治疗师应该注意，由于人性复杂多变，因此成员在团体中将会遇到一些可能会阻碍个人进步和团体目标实现的个性人物。这包括:

- 强制型成员（如法律要求），他们可能对团体经历态度消极，充满抵触;
- 健谈型成员，他们想要尝试控制整个团体;
- 干扰型成员，可能因为问题过于敏感，想让团体进程偏离既定目标;

---

① 理情疗法（rational emotive therapy，RET），也被译为"合理情绪疗法"。——译者注

- 拯救型成员，想与其他成员结成同盟，或为团体中其他人的问题找到快速的解决办法；
- 对抗型成员，容易挑战治疗师的干预方式或练习内容，还可能违反相关约定，在团体之外发表负面评论；
- 应对成员的沉默，治疗师需要耐心等待；
- 应对团体中出现的强烈情绪，或有人哭泣的情况（一个忠告：给成员递上纸巾意味着你希望对方停止哭泣，所以应保持耐心，允许成员自己去拿纸巾）；
- 应对团体中互有敌意的成员，尤其是婚姻家庭的团体治疗；
- 应对多样化、偏见、不敏感的团体成员。

在团体成立之初就制定基本规则，并征求大家的意见，确认他们所关注的，在团体过程中确保他们占有主导权，这一点至关重要。

本章汇编了各种团体咨询技术，不仅能促进团体过程、鼓励自我觉察，还能促进团体成员之间广泛交流。弗里曼和伯林盖姆（1990）发现，指导性干预在团体治疗的过程和结果方面有更多的实证支持。通过观察他人来学习能对团体过程产生独特而有力的治疗作用，通常被称为"观察者疗法"（spectator therapy）。

咨询师的视角：建立信任

> 信任必须建立在团体早期阶段。建立信任的最好的方法之一，就是营造尊重、接纳成员意见和感受的团体氛围。重要的是，团体成员需要公开表达他们的各种感受，以及对团体的信任程度。
>
> 玛丽安娜·施耐德·科里、杰拉尔德·科里（Marianne Schneider Corey and Gerald Corey），
> 《团体心理治疗（第3版）》（*Groups: Process and Practice, Third Edition*），1987，p.123

技术1 承担风险和建立信任

咨询目的： 构建信任关系。

描述： 对于任何想取得成功的团体而言，必须让成员感受到足够包容与接纳的团体氛围，才能使他们畅所欲言，在表达自己重要的观点和价值观时不怕受到攻击和嘲讽。克服表达自己观点的恐惧的方法之一，就是提供一些旨在建立团体凝聚力的活动。在建立信任的活动结束后，处理成员在活动中的感受和对活动的想法至关重要。

- **信任摔倒。** 两人一组，一个人双臂打开背对另一个人站立，向后倒下，后者接住前者。互换角色重复。
- **信任行走。** 其中一个人闭上眼睛，跟随他人横穿、绕过和跨越障碍。互换角色重复

（Canfield & Wells，1976）。

- **信任跑**。在室外，一个人闭上眼睛，由另一个人牵着奔跑。互换角色重复。
- **拔河**。假设在地板上有一条线，双方想象用绳子拔河。其中一组将被拉过中线。
- **镜像**。两个人面对面站着。一个人作为另一个人身体动作的镜像。手放在前面，手掌朝向对方，表情生动地做这些动作。互换角色重复。
- **圆圈通行证**。团体成员围成一个紧密的圆圈。如果有谁想在团体中建立额外的信任，就作为志愿者站在圈内。
- **机器**。每次一个人，让每个团体成员依次站起来，模仿机器的一部分，用身体作为活动部件，用嘴巴发出机器运行的声音。治疗师可以要求机器加速或减速。
- **目光接触链**。团体成员排成两排，面对面，间隔约一米。他们手拉手，两端的人也手拉手，形成类似自行车链条的形状。不说话，每个人都看着对方的眼睛。然后，所有人向右走一步，每个人看着下一个人的眼睛。所有人继续向右移动，直到每个人都回到原来的位置。
- **个人访谈**。两组成员互相访谈。原则是：（1）每个人提出的任何问题都应该是自己愿意回答的；（2）对方提出的任何让自己感觉不舒服的问题，都有权拒绝回答。

技术 2　为初始团体开设活动

咨询目的：破冰暖场；帮助成员互相了解。

描述：以下提供了一些低风险、结构化的活动，让成员在相互了解的过程中参与其中。

- **配对介绍**。团体成员两人一组。同伴互相了解，然后把他们的同伴介绍给其他人。多种变式如下。

  - 同伴相互认识，而不是把对方介绍给团体。然后，他们加入另一组，并介绍他们的伙伴（这种做法有时不那么具有威胁性）。
  - 治疗师可以限制个人自我介绍的话题，比如"把你的情况告诉自己的同伴，不要提到与家庭、工作或学校有关的任何事"。这可以直接切入来访者的价值观，因为我们很容易通过围绕家庭、工作或学校的话题来隐藏自己。

- **一分钟自传**。团体成员四人一组。每个人用一分钟时间介绍自己，借助计时器计时。还可以以同样的方式限制对话，例如，介绍与工作、学校、家庭、出生地或爱好无关的任何内容。诸如此类的限制能促使成员分享他们的价值观、目标、态度和信仰，而不是待在舒适圈里谈论工作、家庭和学校。

- **更深层次抵达**。团体成员四人一组，每个人用五分钟时间分享自己的深刻见解：用前三分钟告诉组里的其他人，是什么让你的人生到了现在这个状态；第四分钟，描述你最快乐的时刻；最后一分钟，回答别人的问题。治疗师可以为大家做示范，告诉他们如何表露，以提高他们的舒适度。

- **漫漫长路**。每个人在一张纸上用简笔画和符号画出自己的生活。可以分为几个发展阶段（比如，童年、青春期和成年），描述在这些阶段中，让他们成为今天这个状态的关键契机。
- **姓名圆圈**。治疗师与团体成员围坐成一个大圆圈。治疗师先说出坐在自己右边成员的姓名，然后说出自己的姓名。站在治疗师右边的人重复治疗师和他的姓名，加上坐在他右边人的姓名。不断重复这一过程。
- **已知/未知**。在墙上贴一张纸或海报，标题为"我知道的事"和"我想知道的事"（跟团体治疗的内容或目的有关）。大家不作声地在房间里走动，在纸上写下他们的担忧。处理这些担忧。

技术 3　团体共识的开始

咨询目的：设立团体共识开始的结构（Dyer &Verend，1977）。

描述：治疗师要先对自我挫败的行为进行定义。然后，每个团体成员需要在一张索引卡上匿名写下各自想要改变的自我挫败的行为。治疗师收集卡片并重新分发，引导成员拿取除自己卡片外的任意卡片，并大声朗读新卡片。团体成员用1（低）到10（高）打分。治疗师计算问题的分数并根据分数排序，确定团体评分最高的问题。确定提出该问题的来访者，从他开始，关注他的担忧。

技术 4　信任的肯定

咨询目的：建立身体、认知和情感的信任。

描述：每个团体成员被要求从《信任是》这首诗中选出尽可能多的陈述，最大限度地描述他们对团体中另一个成员的信任，并将对方的名字、适用陈述的数量和他们自己的签名写在一张纸条上，然后交给对方。每个成员都要为对方作诗一首。大家可以讨论他们对这次活动的反应，并专注于其目标。

信任是

信任是信守诺言。

信任是愿意沟通。

信任是在那里。

信任是始终如一。

信任是说："我理解，我相信你。"

信任不需要解释。

信任是一种责任，

信任是一种赞美。

信任是打开自己。

信任是坦露脆弱。

信任是互惠之事，

信任是相互了解，

信任不是占便宜。

信任对不同人意味着不同的东西。

最重要的是，信任有风险。

——匿名者

技术5　控制和影响沟通

咨询目的： 促进沟通，处理控制、支配或阻抗的问题。

描述： 使用球或其他无生命的物体，告知团体成员，只有拿到球的人才能发言。要是成员想发言，就必须向持球的人做手势表明自己想要拿到它。这个练习既可以作为破冰活动，又可以用来讨论焦点话题（比如，对团体体验的反应、解决分歧，或是处理生活压力）。需要限制焦点话题的数量。控制、影响、支配，或从团体内的交流中退出的成员，也需要引起重视。

技术6　1~10的一对一风险承担

咨询目的： 鼓励集体自我表露。

描述： 自我表露是一种不同等级的风险行为。根据1~10等级的自我表露，个人或团体可以探索他们自己的风险边界。无论是个人列举陈述还是同伴之间轮流陈述，都意味着要想表露就存在一定风险的感受、情绪、态度和体验。将每个陈述的级别从1（无风险）到10（高风险）排序。

技术7　呼吸和赞赏；打哈欠和叹息

咨询目的： 学会深呼吸。

描述： 大家可以坐着或站着做这个练习。让参与者先是不发出声音地打一个大哈欠，然后再发出适当声响打一个大哈欠，最后用听起来很吵的的声音打一个大哈欠。接下来，向大家展示如何通过鼻子吸气并发出叹息，接着吸气并长叹一声，最后通过制造很大的噪声来夸大这个动作。

技术8 深呼吸

咨询目的：接触深呼吸

描述：成员站立完成这个活动。治疗师示范如何通过鼻子吸气数到三，屏住呼吸数到三，呼气数到三。解释当自然呼吸时，我们在吸气和呼气之间会有停顿。

技术9 封闭的感觉

咨询目的：表达潜在的感情。

描述：让团体中的每个成员轮流被五六个人围住。治疗师指导外围成员手挽手。中间的成员代表"一种需要表达的感觉"，外围成员形成的圆圈则代表对其进行完整表达的抑制。让每个成员定义如何最好地发挥自己的角色，以代表自己独立的挣扎。在团体中回应体验。

技术10 能量热身

咨询目的：增加团体凝聚力。指导团体成员在一分钟内触摸房间的四个角落、地板和三个人的膝盖。

描述：在50秒和一分钟时，治疗师需要对团体成员进行时间提醒。邀请团体成员准确地回顾他们各自之前行为的顺序。他们还记得碰过谁的膝盖，以及按什么顺序碰的吗？

技术11 幻想之旅

咨询目的：面对未完成事务。

描述：让成员想象他们走近一扇门，打开门，沿着楼梯，遇到另一扇。当他们打开它时，他们会看到一个场景或一面映出一张脸的镜子（镜中的脸不是自己的），或是看到一个人站在那里。他们必须对这个人或这个场景说一些很久以来自己很想说的话。这个人会做出回答。在进行完这样的对话后，大家回顾他们的步骤。最后，在团体中分享和回应体验。

技术12 角色互换式反馈

咨询目的：提升对他人的觉察。

描述：两人一组。提示成员留意那些可能干扰他们体验的内在部分。请他们：（1）分享一些可能阻碍彼此建立联系的问题；（2）向他们的搭档提供反馈，他们此时此地对彼此的觉察和感受；（3）角色互换，继续给予反馈（反向）；（4）角色互换，支持或纠正任何觉察。最后，在团体中分享和回应体验。

技术13 感受

咨询目的：对自我更深入的了解。

描述：请团体成员先私下考虑这些问题：（1）是什么让你感觉最快乐？（2）是什么让你感觉最痛苦？（3）你发现自己大多数时间处于什么感觉之中？然后，让他们与其他团体成员分享答案。

技术 14　团体身体

咨询目的：展示团体成员感知到的角色。

描述：先请团体成员辨别身体上最能代表他们各自为团体提供的功能部分。然后，要求不同的成员扮演身体的某个部位，向他人表明自己的身份，并在身体上定位自己与他人的关系（比如，头位于头部，心肺适当居中等）。让不同角色互动。最后，在团体中分享和回应体验。

技术 15　团体舞蹈

咨询目的：提升非言语沟通。

描述：引导团体成员随着音乐走动，然后随机停止音乐，要求成员在自己的位置不动。要求他们做一个与身体信息一致的陈述。最后，在团体中分享和回应。

技术 16　团体反馈

咨询目的：了解阻碍实现个人全部潜能的各种障碍。

描述：5~8人一组。让每个团体成员都收到其他成员的反馈：（1）他最突出的特质是什么？（2）是什么阻碍了他最大限度地发挥这一特质？在听取所有人的意见后，允许每个人做出回应，然后再转向下一个成员。最后，在团体中分享和回应体验。

技术 17　团体雕塑

咨询目的：评估团体中人际关系的亲疏远近。

描述：先让团体成员根据他们对其他成员的亲疏感觉为团体和成员雕塑。然后，指导雕塑家给每个雕像一句台词，并对其他团体成员或某个成员说出来。最后，在团体中分享和回应体验。

技术 18　变老

咨询目的：对变老的问题感同身受。

描述：让两个人假装他们已经很老了。把棉球塞进他们的耳朵里，调暗灯光，让他们交谈。给他们一个话题，比如"你的生活中发生了什么"，借此处理生命、转变、恶化、人际关系和死亡等问题。

技术 19　检查手

咨询目的：增加人际探索。

描述：两人一组，指导他们以非言语的方式依次检查彼此的手。让他们决定谁先检查，仔细触摸和观察对方的手至少三分钟，然后让另一个人做检查。请每个人用言语分享自己的体验，并具体描述他们从同伴身上发现了什么。

技术 20　及时反馈

咨询目的：识别当下的感受。

描述：指导团体成员两人一组，体验当下彼此的感受。然后，让他们给对方反馈，并理解对方在场时自己的内心被唤起的感受。如果他们谈论的是过去、未来或他人，就提示他们停止交谈，直到他们能重新专注当下。最后，在团体中分享和回应体验。

技术 21　文学人物或历史人物

咨询目的：探究期望和仰慕。

描述：先让团体成员思考文学作品中或历史中他们欣赏、尊敬或喜爱的人。然后，让每个人向团体其他成员介绍一下这个人。介绍结束后，指导他选择一名团体成员扮演这个人。接着，请该成员与这个文学人物或历史人物对话。最后，在团体中分享和回应体验。

技术 22　假期

咨询目的：了解成员对假期的期望，包括现实的和理想的。

描述：引导成员在房间里走动，回忆一次家庭假期。让他们把当时对他们来说很重要的东西都装进一个手提箱里。让每个团体成员依次说出自己的手提箱里装着什么物品。然后让他们说说，在他们的手提箱中，某个东西能做什么，或者在那种情况下，他们当时想要而没有的东西是什么。

技术 23　地球上最后的人

咨询目的：评估团体成员的应变能力和解决问题的能力。

描述：先来告诉团体成员，地球经历了一场浩劫，他们自己是唯一的幸存者。然后，帮助成员确定时间、地点和环境。接着，请他们表演他们将如何行动，以及他们将做什么。最后，戏剧结束时，让他们分享感受。

技术 24　活报剧

咨询目的：提高言语和非言语沟通技术。

描述：为团体成员分组，每组 4~5 人。给每个小组发一份报纸，让他们选择一篇文章，为团体的其他成员表演。表演时，需要：（1）设置事件的场景；（2）通过自我介绍的方式介绍人物；（3）环境预热；（4）确定时间；（5）用行动演绎故事。最后，在团体中分享和回应体验。

技术 25　漫步大自然

咨询目的：用符号表达感情。

描述：让团体成员去大自然中散步，带回一些最能代表他们对自己的感觉的东西。在团体中分享和回应体验。

技术 26　讣告

咨询目的：反思自我、价值观、成就和遗憾（Simon，Howe，& Kirschenbaum，1972）。

描述：指导团体成员彼此分开，找一个舒适的地方写作。指导他们为自己写讣告，注明死亡原因、日期、时间和死亡地点。列出所有在世的家庭成员、死者的人生成就，以及其他相关信息。给自己留点思考、写作和重写的时间。可以选择以下方式中的一种来分享：（1）把讣告贴在墙上或公告板上，让其他成员阅读；（2）让每个成员向团体其他成员宣读他写的讣告；（3）分享幸存者的经历；（4）举行葬礼，扮演牧师、神父、拉比或朋友等人，辅助自己宣读讣告；（5）毫无保留地在团体中分享和回应其中的体验。

技术 27　事物呈现

咨询目的：通过与事物的关系来了解自我。

描述：要求团体成员变成一个最能代表他们对自己的感觉的事物（比如，一个他们欣赏的事物、一个他们讨厌的事物、一个他们觉得有用的事物、一个他们觉得没用的事物），让这些事物以团体或成对的形式互动。然后，在团体中分享和回应体验。

技术 28　相框 / 画框

咨询目的：投射感觉和情绪。

描述：把一个空相框 / 画框（或者一个想象的相框 / 画框）带进团体，让每个团体成员为相框 / 画框想象一个场景或一幅画。指导团体创造一个最适合某种情形的场景，比如全家福、家庭成员、咨询会谈，或是他们生活中的一个场景。请他们安静地思考片刻后，允许他们用言语分享自己的照片。分享和回应体验。

变式：通过设置场景和让团体成员代表不同部分来表演他们的照片，或只选择一个来表演。

技术 29　自赏诗

咨询目的：揭示更多的自我。

描述：让团体成员体验自己，各自写一首最能描述他们"是怎样的"的诗。让成员给团体中的某个人或所有团体成员朗读他们的诗。在团体中分享和回应体验。

技术 30　角色派对

　　咨询目的：评估团体成员为自己选择的角色。

　　描述：指导团体成员像参加聚会一样，在确定的时间、地点和情境中扮演不同的角色、互动交流。完成以下部分或者全部内容：（1）扮演自己心目中的英雄；（2）扮演自己身体的一部分；（3）扮演好莱坞明星；（4）扮演一个文学作品中的人物；（4）扮演一位历史人物；（5）做你自己，带上你自己创作的东西（比如，图片、物品或歌曲）。最后，在团体中分享和回应这些体验。

技术 31　重要他人的演讲

　　咨询目的：投射家庭成员的角色或脚本。

　　描述：两人一组，轮流为自己了解的一位重要他人做自我介绍。留足时间，让他们在身体、情感、精神和认知上为各自的角色热身。让他们站在角色的角度谈论自己。例如，马克选择扮演他的老板，那么马克就要站在老板的角度来谈论自己与马克的雇佣关系。在团体中分享和回应这些体验。

　　变式：（1）让他们扮演一个不喜欢他们的人；（2）让他们扮演他们最喜欢的老师、学生、领导、父母、孩子、朋友或兄弟姐妹。

技术 32　与自己对话

　　咨询目的：向团体展示某个人自我的一部分。

　　描述：指导团体成员想象他们正坐在一把椅子上，每个人轮流对着椅子讲话，就好像他们在和自己进行一次发自内心的对话。让他们以不同年龄的身份（比如，2岁、10岁、18岁、40岁、80岁）与自己对话。在团体内分享和回应这一体验。

技术 33　葬礼

　　咨询目的：直面死亡。

　　描述：要求团体成员分散开，确保每个人都有自己的空间思考关于自己的死亡。让他们想象自己死亡的日期、时间、地点和死因，并描绘自己想象的葬礼：（1）有哪些人参加了葬礼？（2）他们在说什么？有什么样的感受？（3）死者有没有留下什么未完成事务？最后，在团体中毫无保留地分享和回应这些体验。

技术 34　三个问题

　　咨询目的：对自己进行个人评估。

　　描述：建议团体每位成员找一个舒适的地方，可以躺在地板上或沙发上，也可以坐在椅子上。让他们回答以下三个问题：（1）我是谁（也就是说，是什么让他们与众不同，又与别人有什么共同之处）？（2）我适合做什么（也就是说，他们与哪些人有联系，哪些人对他们很特殊、很重要）？（3）我的工作状态如何（考虑他们在每天、每星期、每月扮演的各种角色，并让他们对自己的角色进行个人评估）？最后，在团体内分享和回应这些体验。

技术35　未完成事务

咨询目的：有机会把没说的话说出来。

描述：让团体成员分别想出一个与之有未完成事务的人（比如，跟他亲近的人、和他一起工作的人、和他存在沟通问题的人、去世的人），假设那个人坐在团体成员对面的一把空椅子上，他们想对这个人说些什么或做些什么？通过与那个人讨论未完成事务，在团体中回应这些体验。

技术36　雕塑压抑的情感

咨询目的：帮助团体成员表达困难的感受。

描述：如果一个团体中的某个成员（A）难以向另一个成员（B）表达个人感受，以至于干扰了A的个人成长，那么对其被压抑的情感进行非言语雕塑可能会有帮助。治疗师邀请A和B一起来到团体中央。B将扮演一团黏土，A将扮演雕塑家。A将通过塑造黏土雕像（包括面部表情、手势和姿势）来反映自己对个人及其行为的体验方式。

雕塑完成后，雕像保持既定姿势。接下来，治疗师引导A根据自己对B的感受来雕塑自己，并保持这个姿势。处理两个成员的位置、感受和彼此之间的关系，鼓励团体成员分享他们的体验。

技术37　积极认知

咨询目的：让团体成员专注于发送积极信息。

描述：让每个成员给其他成员写一条积极的个人信息。写这些信息的目的是，让对方对自己产生积极的感觉。这些积极的信息可以反映积极的态度、外表、成就，或是其他特别的信息。成员可以写出自己积极的看法，也可以选择留白。

变式：（1）只给那些对团体成员有明显的积极感受的人发信息；（2）向某个团体成员写两条信息，一种是积极的感知，另一种是自我挫败的感知。

技术38　最好的朋友

咨询目的：以一种不具威胁性的方式表现和介绍自己。

描述：让每个团体成员想出一个人，这个人比其他任何人都更了解自己。这个人可以是成员的母亲、父亲、姐妹、兄弟、配偶，并将其称为成员"最好的朋友"。让成员写下自己最好的朋友对他的评价，例如："他是一个喜欢_____的人。""他不喜欢的一件事是

_____。""如果他一生中能做一件事,那一定是_____。"

在房间或团体中间放一把椅子。让每个成员轮流站在空椅子后面介绍自己,就像他希望自己最好的朋友会做的那样。回应每个成员从这个投射体验中学到的东西。

技术39 选择物体

咨询目的：投射对自我的感知（Canfield & Wells，1976）。

描述：先将一组大小、重量、组成、颜色和感觉各异的物体放置在一个容器中，这样其他成员就看不到这些物体了。然后，让团体成员移动到容器旁，选择一件他们能认同的物体，且每个成员必须认同一个物体。让每个成员各自探索这些物体并投射自己对物体的认同。接着，各成员互相反馈，判断投射出的认同是否符合他们对彼此的感知。

技术40 反省个人评估和他人反馈

咨询目的：比较对自己和他人的看法。

描述：每个团体成员根据说明完成觉察连续体量表（见表3-1），再把自己的名字写在另一张量表上，交给同伴，请对方根据其对自己的看法来完成。最后，每个成员将自己的个人觉察连续体量表与同伴填写的觉察连续体量表做比较，并讨论他对两张量表的相同点和不同点的反应。请成员回应这些体验，关注为什么自己的描述与他人的描述在一致性方面存在相似或不同。

表 3–1　　　　　　　　　　觉察连续体量表

以下词汇是用来协助记录你对自己的感知的。在每对词语之间的空白处写下一个"X"。从"X"到一个词语的距离代表了你对自己的看法的程度。

我是

冲动的	谨慎的
放松的	紧张的
有趣的	乏味的
自信的	害羞的
有安全感的	无安全感的
高兴的	悲伤的
勤奋的	懒惰的
灵活的	刻板的
能干的	无能的
热情的	冷淡的

续前表

细致入微的	心事重重的
友善的	冷漠的
与人为善的	不好相处的
成熟的	不成熟的
谦虚的	浮夸的
令人愉快的	伤人感情的

技术 41　一页人生

咨询目的： 将彼时彼地带入此时此地；识别代际问题和行为模式。

描述： 写一页自传，集中讲述迄今为止你生活中最重要的事情。重读一遍，然后写一篇描述，写下这些地方、人物、事件或危机如何塑造了今天的你——你的价值观、你的信仰和你的目标。

技术 42　生命线

咨询目的： 将彼时彼地变成此时此地；识别行为模式和重要的角色榜样（Howe & Howe, 1975）。

描述： 请团体成员各自在纸上画一条水平线，线的最左边，用"X"代表出生日期；线的最右边，用"X"代表今天的日期。把这条线分成三个部分：童年、青春期和成年。沿着生命线写下对其重要的人和重要的事。哪些重要的事给他带来了美好的回忆？哪些重要的事给他带来了痛苦的回忆？他听到了什么信息？重要的人和重要的事传递出和令其内化了什么价值观？

技术 43　向圆圈里的椅子提问

咨询目的： 鼓励自我表露；提供一个聚焦更深层次理解的机会（Vriend, 1985）。

描述： 在团体围成的圆圈中放一把椅子，任何成员都可以坐在这把椅子上，但坐在椅子上的人需要回答团体其他成员提出的任何问题。问题可以反映不同层次的自我表露，比如，家庭或人际关系、恐惧、期望、未实现的梦想，或是对其他成员或治疗师的感觉。无论问题是被回答还是遭拒绝，都揭示了团体成员的冒险能力。

弗兰德（Vriend, 1985）发现，在团体可控的环境下承担风险，有助于培养来访者在现实世界中承担更多风险；可以在团体会谈的间隙制定适当的冒险目标。中间的椅子也可以在团体治疗的入门阶段使用。

当团体成员坐在中间的椅子上时，可以通过回答"我是一个什么样的人"这样的问题来介绍自己，而不必提及他们在生活中扮演的角色。中间放两把椅子可以供有冲突的成员使用或处理心理剧。所有团体成员都可以面朝圆圈外（即背对中心），以便在治疗师想要为团体介绍指导性意象时不那么分心。

技术 44　最高级

咨询目的：以一种积极的方式结束。

描述：为团体治疗的结束提供一个结构化的机会。团体成员要列出所有参与者的名字（包括他们自己），并通过回答最高级的"最有可能_____"来指出每个成员可能完成的积极行为。例如，"约翰最有可能停止拖延""苏珊最有可能减少信用卡消费""塔米最有可能完成研究生学业"。积极的肯定和集体反馈为团体治疗的结束提供了绝佳的机会。

技术 45　力量测试

咨询目的：专注个人力量。

描述：治疗师向团体的每个成员发放索引卡，并要求每个人在卡片上写下团体成员的积极力量所在。不完整的句子也可以作为刺激陈述，用以表达喜欢、不喜欢、家庭、朋友、目标或愿望。焦点话题可以帮助治疗师理解成员，找出问题所在，建立融洽关系。以下是一些例子：

- 我最害怕的是 _____；
- 给我造成最大困难的事情是 _____；
- 我最喜欢做的事情是 _____；
- 给我最多帮助的家庭成员是 _____；
- 我为别人做过的最好的事情是 _____；
- 别人为我做过的最好的事情是 _____；
- 我曾经 _____，但我现在 _____；
- 我想要人们欣赏我的地方是 _____；
- 我从未告诉过任何人的事情是 _____；
- 我最想完成的事情是 _____。

技术 46　发挥人的优势

咨询目的：帮助团体成员获得积极的力量。

描述：指导团体的每个成员把自己的名字写在一张纸上，便于随机抽取。从团体中挑选一名志愿者，记录其他成员的优势。随机选出的成员要向团体表达他在自己身上看到的所有优点，同时，要求团体成员表达他们认为自己必须克服的不足。让所有人都参与进来。

技术 47　用圈外的椅子面对成员的阻抗

咨询目的： 面对阻抗，鼓励更多的自我表露（Vriend，1985）。

描述： 团体成员通过拒绝事实或信息而变得充满防备，排除了任何有助于干预的可能性，导致团体转入循环咨询的情形并不罕见。团体成员会因为试图修补"破碎记录"而感到沮丧（Vriend，1985）。干预可以是这样的：

"比尔，停一下，我想请你把自己暂时当作团体中的一员。你介意从我和其他成员这里得到一些反馈吗？你似乎一直在说你的情况，而且你把你想让大家知道的一切都告诉我们了。你也一直在重复自己的话，反对任何人给你的任何建议。"

"如果我们现在重新给你一次机会，请你听一听我们的意见，并对我们的建议做出回应，那么也许会对你有帮助。现在请你把椅子移到圆圈外，把它转过去，背对着我们所有人。我们会暂时把你关在圈外。接着，我们要做的是重温你告诉我们的事情，想办法帮助你。你不要环顾四周，也不要做出任何回应。等结束后，我们会再邀请你回来。那个时候，你就可以做出反应了，你可以告诉大家你听到了什么对你有用的建议。好吗？"（Vriend，1985，p.217）

当成员位于圈子之外时，治疗师会回顾和评估团体过程中发生的事情。所有成员都参与讨论，而不是向外部成员提供关于他们的看法、成员的需求、期望和自我挫败行为的信息。成员被邀请回到圈子里，并对他所听到的讨论做出回应。

这应该类似于团体成员之间的温柔关怀，即团体成员之间不带敌意地、温和地分享关爱与关怀，与所有成员共同完成这个过程。

技术 48　角色互换

咨询目的： 促进态度的改变；体验相反的信念；重新评估另一个人的意图；更加理解他人的立场或信念。

描述： 要求团体成员扮演一个与自己的自然表现行为截然相反的角色，或检查他对某种情况的态度和观念（例如，"支持枪支管制"与"反对枪支管制"）。成员还可以扮演他认识的人，或是与另一个成员互换身份，在团体中扮演两种角色。允许成员体验而不仅仅是谈论某种情况。

团体成员简要地向彼此陈述他们的立场和观念。成员之间互换角色后继续交谈，并以对方的身份陈述自己的立场。互换角色时，成员应尽可能真实、准确地重申对方的立场。

技术 49　写日记

咨询目的： 记录经验、感受和想法。

描述：在心理咨询中，来访者可以用日记来记录内心的感受、想法或其他事件（注意：孩子通常对父母要求写日记的家庭作业反应很好，而且它常常在会谈过程中提供一种与咨询师亲近的感觉）。日记为咨询师和来访者提供了感受、想法和有待探索的事件。这对团体成员在每次治疗结束时写日记也会很有帮助。此外，每次团体会谈后，可以在一张名为"团体反思"的 3 英寸①×5 英寸的卡片上签名，便于治疗师与每个成员保持联系。治疗师不能把这些日记读给成员听，也不能在成员中提及。

技术 50　你生命中最重要的三个人

咨询目的：聚焦角色榜样和代际问题。

描述：让团体成员在他们 5 岁、10 岁和 20 岁三个生命阶段中找出三个重要的人，让他们展望未来："谁会是你生命中最重要的人？"这种技术能帮助咨询师获得有价值的见解，了解来访者在不同人生阶段的世界，尤其是心理依赖的维度。

技术 51　双重对话技术

咨询目的：就讨论的问题向其他成员提供反馈意见。

描述：团体咨询后，可以在团体成员之间使用一种双重对话技术，针对讨论的问题向其他成员提供反馈。治疗师也可以让每个成员在他的索引卡上写下自己的团体体验，告知治疗师，从而结束他的团体咨询过程。这使治疗师根据可能影响到他们的重要问题，与每一位团体成员保持联结（Powers & Hahn，1977）。

技术 52　大声口述一封信

咨询目的：关注关系中未解决的问题或未完成的事务（Vriend，1985）。

描述：治疗师要求成员在团体环境中口述一封信。这封信的收信人可以是该成员生活中的某个重要他人、某个很难与其联系的人、某个从未与之解决过冲突的人，或是某个已经去世的人。这封信应该包含该成员任何之前想说却没有说过的话，任何现存怨恨的原因，以及想如何改变关系。在口述完这封信后，团体中的每个成员都要求做出回应，说出这封信引发了自己怎样的想法和感受。

当一个人对某个重要他人表达关切时，且如果这个重要他人是令人烦恼的 / 令人痛苦的 / 愤愤不平的 / 令人沮丧的 / 提出了很多令人不安的交往要求并做出很多不合理的行为，那么应用这一技术是最合适的。当一名团体成员提供了大量关于这段关系困难的信息，并对对方的态度或虐待行为表达了明显的懊悔时，也非常适合使用这种技术（Vriend，1985）。

---

① 1 英寸 =2.54 厘米。——译者注

在团体中重新口述这封信是非常重要的，因为这意味着大家能以更积极和更有效的方式做出回应。对比两封信，就能明显看出有效思维模式和自我挫败思维模式之间的差异。

技术 53　我有一个秘密

咨询目的：探索自我表露；挑战不合理的假设。

描述：这项技术旨在探索恐惧、负罪感，并进行灾难性预期。成员被要求想出一个他们并不会和别人分享的秘密，然后想象他们自己泄露了这个秘密。成员要探索他们在这个秘密被别人知道后有什么恐惧，并想象别人会有什么反应。

技术 54　此时此地的脸

咨询目的：表露感受和情绪（Kranzow，1973）。

描述：这项技术旨在帮助团体成员表露和讨论自己的感受和情绪。指导团体成员画一张脸，以代表他们此刻正在经历的感受。在这张脸的下面，让他们用文字描述这些感受，以及产生这些感受的原因。讨论"是什么样"的感受，以及"为什么"会出现这些感受。例如："我感觉＿＿＿＿是因为＿＿＿＿。"这项技术能引发他们讨论感受在其生活中的重要性，并使团体成员进行个人接触。

技术 55　人生路线图

咨询目的：把彼时彼地带入此时此地。

描述：要求团体成员画一幅有插图的路线图，代表他们的过去、现在和未来。这幅路线图应该能生动地呈现成员的经历、他们克服的障碍、他们现在生活的样子、他们未来的目标，以及实现这些目标的道路上存在的障碍。绘图完成后，让成员分享并解释他们的路线图，回应体验。

技术 56　竞争性拇指摔跤

咨询目的：面对团体成员之间的攻击和敌对行为。

描述：当治疗师觉察到团体中的两名成员可能正在经历对彼此的隐藏攻击或怀有敌意时，这项技术是很有用的。成员可以选择他们惯用的手，彼此手指交叉，勾住大拇指。数到三，一个人试图迫使另一个人的拇指向下。治疗师协助成员之间处理敌意。

技术 57　优势轰炸

咨询目的：探究自我与他人的感知（Canfield & Wells，1976）。

描述：先由一名团体成员自愿讲述他的个人优势，其他成员则通过说出他们从他身上看到的优势来回应。然后，这名成员会继续问道："你们认为是什么阻碍了我发挥自己的优势？"其他成员再次回应。最后，团体成员构建一个团体幻想，他们想象焦点成员如果能够充分发挥这些优势，那么他们在五年或更长时间内可以做什么。焦点成员会在团体中反思这一经历。

技术 58　我正在成为一个 ＿＿＿＿ 的人

　　咨询目的：评估个人在团体中的成长。

　　描述：团体成员拿到纸和铅笔，在纸的顶部用大写字母写下自己的名字，然后要求成员尽可能多地完成以下句式："我要成为一个 ＿＿＿＿ 的人。"他们可以在房间里边来回走动边读着彼此写下的内容。读完后，咨询会谈。

技术 59　人生地图

　　咨询目的：回顾重大生活事件。

　　描述：团体成员在纸上画下他们的人生地图并说明重大事件。然后，画出一幅当前一星期到此时此地的地图作为插页。每个成员依次向团体的其他成员解释自己画的地图。

技术 60　思考 – 感受

　　咨询目的：关注认知 – 情绪问题。

　　描述：要求团体成员在一张 3 英寸 ×5 英寸的索引卡上写下以"现在我在想 ＿＿＿＿"为开头的句子，在另一面写下以"现在我感觉 ＿＿＿＿"开头的句子。要求成员借助卡片的两面处理他们的想法和感受。

技术 61　当下之轮

　　咨询目的：识别并关注感受。

　　描述：这项技术可以作为一项结束活动来进行，能让团体成员接触他们所感受的情绪，给它们贴上标签，并试图确定他们为什么会有这种感觉。首先，让团体成员在纸上画一个圆轮，并把它分成四个部分（即四个象限）。然后，让他们在每个部分写下一个词，用来描述自己此刻的感受。接着，治疗师要求五名成员与整个团体共享他们的圆轮。最后，在团体中回应这一体验。

技术 62　价值盒子

　　咨询目的：探索成员价值观。

　　描述：每个团体成员要带一个装有三到六件物品的盒子。这些物品需要对自己有特殊的含义，或是代表了某些对他们各自来说具有重要意义的东西。团体成员轮流展示并解释他们盒子里的东西。

技术 63　我是谁

　　咨询目的：探索自我的维度（Simon etal., 1972）。

描述：让团体中的每个成员拿出9张纸，回答"我是谁"9次。把每个答案分别记录在一张纸上。成员可以用任何能想到且能代表身份认同的东西来回答年龄、性别、职业、符号、形象或价值观等。完成后，指导他们根据重要性对其排序（9=最重要，1=最不重要）。指导成员将每张纸写答案的那一面朝下、写数字的那一面朝上，放在自己面前。先翻开数字9，思考它代表什么。让他们思考如果没有数字9，那么生活会变成什么样子。接着，从大到小依次翻开其他数字，直到数字1。

把对自己不重要的部分过滤掉。大家的想法是否超越了他们的活动、头衔或职业？与他人的相互依赖是否涉及他们的身份和对他人的意义？

技术64　提示分享

咨询目的：促进团体成员间更开放的对话；评估控制点。

描述：提示团体成员共享：（1）对其童年或青少年时期影响很大的一段经历；（2）个人的秘密；（3）对身体某一部分的感觉（比如，骄傲或羞耻）；（4）对职业的感觉（比如，满意或沮丧）；（5）财务状况；（6）对爱情生活的感受，对过去和现在的感受，或是对婚姻的感受；（7）对团体其他成员的感觉。

技术65　在寒冷的户外

咨询目的：面对最糟糕的拒绝，比如，被完全赶出了团体、被忽视，或不被别人认真对待（Lewis & Streitfeld, 1970）。

描述：团体成员围成一个圆圈。每个成员依次走出圆圈，在房间里徘徊，探索自己在不同位置的感受，关注离开团体的感觉。比如，一方面，他们可能会强烈地感到被排斥、孤立、虚弱，或者对团体来说毫无意义；另一方面，他们可能会感到释然或解脱。

然后，请该成员回到团体中，专注自己当下的感受。比如，你觉得自己是完整的还是支离破碎的？是尴尬的还是舒服的？是开心的还是难过的？其他成员需要留意当看到有人离开时自己的感受，问问自己后悔吗？或者当有人离开时，自己会感到被拒绝吗？有些成员可能会觉得，这个团体已经赶走了那个人，他们可以虐待他；还有一些成员可能会觉得，离开的那个人比团体更自由、更强大。

技术66　自我印象

咨询目的：更全面地了解一个人如何看待自己。

描述：建立一个三维的自我形象。要想做到这一点，可以清空一个杂物抽屉或衣橱，把各种各样的材料都倒出来，比如纸张、图片、火柴盒、绳子、木片、杂志和其他杂七杂八的东西。从这堆东西中挑出一些，用它们为自己画一幅肖像。在团体中回应这一体验。

技术 67　团体再进入问题

咨询目的： 核查团体成员的团体体验（Canfield & Wells，1976）。

描述： 再进入问题有助于重新建立已经发展起来的团体关系水平，以及有效强化团体成员的自我概念。诸如此类的问题会很有用：（1）上星期发生在你身上最激动人心的事情是什么？（2）在你做过的事情中，最令人兴奋的是什么？（3）假设你有一个神奇的盒子，盒子里装着任何你想要的、能给你带来快乐的东西，那么它们会是一些什么？（4）如果你只能传授这个世界上的所有人一件事——一个想法、一项技能，或是一项爱好，那么你会教他们什么？

技术 68　团体绘画

咨询目的： 增强团体凝聚力（Brown，1996）。

描述： 涂鸦和绘画可以透露很多个人信息。将团体成员分组，每组 4~6 人。让每组成员围坐在一块巨大的海报板周围，用蜡笔和记号笔绘画。咨询师不要指定是个人画还是团体画，而要取决于团体的决定。

画好后，讨论绘画，包括与其他团体的作品比较，绘画如何受到每个成员的影响，以及在创作绘图时发生了哪些团体动态。比较不同团体的绘画，看看这是否揭示了团体动态的相似性和差异性。

技术 69　情绪角色扮演

咨询目的： 了解心境和情绪如何影响团体动态。

描述： 在房间里走一圈，让团体中的每个成员用一个词来描述自己当时的情绪状态，以此测量团体动态。根据情绪状态的不同把团体成员分成几个小组，以使每个小组中的每个人都有相似的情绪状态，比如，焦虑或紧张、放松或满意、快乐或感觉良好、愤怒或烦恼。

让每个小组成员讨论他们的情绪状态，并创造一个角色在其他小组面前通过即兴表演来表达这种情绪。每个小组轮流进行。

回应特定的情绪如何影响了团体动力（比如，沟通模式、肢体语言、团体凝聚力、任务表现和自我表露）。

技术 70　团体叙事

咨询目的： 探究一个团体性格的各个方面。

描述： 团体成员创造一个故事，每人每次说一个词。具体方式：团体成员围坐成一圈，先选出一个人用一个词开始故事；然后，坐在那个人旁边的人接着说第二个词，以此类推，每个人都要在之前成员说过的故事中再加上一个词。成员可以自发结束一个句子和开始另一个句子。如果有人愿意，那么还可以明确插入一个句号。可以通过处理以下问题，鼓励成员思考讲述的故事如何反映了潜在的团体动态：

- 故事如何开始？这是否说明了这个团体是如何开始的？
- 故事中是否有重复的主题或问题？这是团体本身重要的主题吗？
- 故事中的动词和形容词有规律吗？这说明了这个团体的什么情况？
- 故事中有象征吗？
- 故事中的感受和情绪是什么？它们会改变吗？
- 故事中人物之间的关系是什么？
- 故事在哪里"分崩离析"（即变得混乱），在哪里进展顺利？这可能意味着什么？
- 故事中是否出现了冲突或问题？它们被解决了吗？
- 故事中还发生了哪些变化或过渡？

技术 71　团体跳棋

咨询目的：增强团体成员之间的凝聚力和协作能力。

描述：团体成员需要尝试在跳棋游戏中击败治疗师。大家必须以团体的形式下棋。也就是说，团体必须在实际行棋之前，共同决定下一步移动哪个棋子，以及由谁来移动这个棋子。

通过讨论团体合作问题，可以实现以下目的：回应体验；沟通；失望或愤怒管理；被听到；成功（或失败）；解决问题；妥协；觉察这个活动与学校、工作或家庭的相似性。

技术 72　使用暂停技术管理阻抗

咨询目的：在一次或几次会谈中，挑战已经发生了很长一段时间的团体阻抗。

描述：治疗师可以说类似这样的话："我感觉，这里发生的事情比表达出来的多得多。我们还剩下大约 10 分钟时间；或许我们可以花点时间来反思一下，哪些事情本来可以发生却没有发生。你们能说说自己在会谈中没有表达的东西吗？即使是一个标题或开场白也会有帮助。"（Barbanell，1997，p.510）

专栏

文化胜任力（cultural competency）可以被定义为一套一致的行为、态度和策略，这些行为、态度和策略在一个系统、社区、机构和个人之间将人们聚集在一起，使他们能够在跨文化的情况下有效地工作。文化胜任力是对差异的接受和尊重，对文化的持续自我评估，对差异动态的关注和尊重，以及与关系动态相关的持续自我评估（Cross, Bazron, Dennis & Issacs, 1989, p.33）。

胜任力指的是更明确地理解风俗、传统、习惯、正式和非正式的帮助网络，以及对英语的掌握（Thompson，2012，p.302）。在发送或接收非言语信息时，考虑文化差异至关重要。在一种文化中具有特定含义的信息，在另一种文化中可能具有完全不同的含义。例如，在美国，人们鼓励目光接触，把它作为诚实、兴趣和开放的标志。然而，在其他一些文化中，人们认为在与他人交谈时，自己应该向下看，以表示对对方的尊敬和尊重。对他们来说，直视对方可能被认为是冒犯和不尊重对方。以下是一些常见的例子。

头部
- 在美国，点头表示"是"，左右摇头表示"不"。然而，在世界上的某些地方，意思恰恰相反。
- 在黎巴嫩，点头表示"是"，把头猛地往上仰，并扬起眉毛表示"不"。
- 沙特人通过左右摇头表示"是"，用向后仰头和咂咂舌头表示"不"。

手势和手臂动作
- 用食指和中指的"V"字形手势，在美国意味着胜利或和平，但在一些国家可能会被理解为淫秽。
- 在美国，人们用一根手指或一只手表示"请到这里来"。在某些文化中，这种手势是用来招呼狗的，非常无礼。在某些文化中，用一根手指指东西被认为是粗鲁的，亚洲人通常用整只手来指某物。
- 在美国，表示"OK"（好的）的手势，在日本被理解为金钱的象征，因为食指和拇指的圆形组合在一起就像是硬币的形状。在阿根廷、比利时、法国、葡萄牙、意大利、希腊和津巴布韦，这个手势的意思是"零"或"没有"。在东欧及一些其他的国家（尤其是巴西、德国和俄罗斯），这个手势表示身体的孔穴，有着淫秽的含义，非常无礼，相当于在美国向某人竖中指。
- 在美国的一些地方，交叉手指表示祝好运，但在背后交叉手指，表示否定对方的誓言或声明。在俄罗斯，这是一种粗鲁地拒绝或否认某事的方式。在阿根廷和西班牙，这个手势用来驱走霉运。在中国，它代表数字 10。
- 在世界上大多数地方，竖起大拇指的手势是一个积极的信号，但在某些文化中（比如伊朗），它被认为是一种粗鲁的手势。
- 在哥伦比亚，用一只手的手指轻拍另一只手臂的肘部下方，表示某人很吝啬。
- 许多中国人会用整只手来指东西；用食指指物被认为是不礼貌。同样，在印度，人们会用整只手来指东西，但绝不能用一根手指。
- 在拉丁美洲，掌心朝天的耸肩可能会被视为一种粗俗的动作。

个人空间
- 与大多数美国人相比，拉丁美洲人习惯和不熟悉的人站或坐得很近。即使在美国的大多数人口中，个人舒适区的大小也存在着重要的差异。
- 在与人交谈时，中东人会站得很近。
- 在一些穆斯林文化中，如果男性，即使是男医生，站或坐得离女性太近，也可能会让女性感到惊慌。

触碰
- 在一些文化中，轻触手臂或轻吻脸颊很常见，即使是与刚认识的人。来自拉丁美洲和东欧的人可能对这种触摸感到很舒服，而来自许多亚洲文化的人可能更喜欢与熟人有较少的身体接触。
- 在西方文化中，轻拍孩子的头被认为是一种友好或深情的举动，但许多亚洲和中东的人则认为，触碰别人的头是不合适的，因为他们认为头是身体的神圣部位。
- 有些中国人在刚刚谈恋爱时，可能会对于对方的身体接触感到不适。尽管许多中国人会用握手来问候西方人，但任何其他的接触都可能被认为是不合适的。在和年长者或有权威的人打交道时，这一点尤其重要。
- 埃及的男性更倾向于触碰；在握手的同时，他们可能会用左手的手指轻轻触碰对方的肘部。
- 有力、热情地握手是拉丁美洲男性之间的传统问候方式。此外，由于大多数拉丁美洲人很容易表达爱意，因此男性朋友之间和女性朋友之间一样，也会拥抱。女性还可能会轻轻地与对方互擦脸颊。
- 在中东的大部分地区，左手被认为是用来保持身体清洁的。因此，永远不要用左手握手或接受礼物。在一些非洲文化中也是如此。
- 在穆斯林文化中，异性之间的肢体接触通常被认为是不合适的。
- 在印度，西方女性不应该主动与男性握手。许多印度女性会和外国女性握手，但不会和外国男性握手。
- 对许多印度人来说，踩到别人的脚（即使是不小心）都被认为是相当无礼的，应该立即道歉。

眼神交流

- 眼神交流在西方文化中被解读为专注和诚实；从本质上说，我们已经习惯于在交谈时"看着别人的眼睛"。然而，在许多文化中，包括西班牙、亚洲、中东和美洲土著，目光接触被认为是不尊重或粗鲁的，但缺乏目光接触并不意味着一个人不关注。在某些文化中，女性可能会特别避免与男性眼神交流，因为这可能被视为对性感兴趣。
- 在某些文化中，直接的眼神交流是不尊重的表现。在某些文化中，拒绝进行直接的眼神交流是一种不尊重的表现。许多亚洲人可能不愿意与权威人士进行眼神交流。例如，在与中国人打招呼时，最好避免长时间与其有目光接触，以表示对其尊重和顺从。
- 许多中东人都有北美人和欧洲人认为的"慵懒的眼睛"。也就是说，这样的人的眼睛看起来是半闭着的，但这并不表示不感兴趣或不尊重。
- 在加纳，年幼的孩子被教导不要直视大人的眼睛，因为这样做会被认为是一种挑衅行为。
- 在拉丁美洲，良好的眼神交流在社交和商务场合都很重要。
- 在中国香港地区，切记不要太明显地眨眼，因为这可能被视为不尊重和无聊的表现。

身体姿势

- 中国人、日本人和韩国人鞠躬，泰国人低头时双手呈祈祷状。马来西亚的土著民族和穆斯林也有自己的问候方式——他们和西方人一样握手，但在握手之后，他们会用右手触摸自己的心脏，表示他们"发自内心"地问候。
- 在世界各地的许多文化中，露出鞋底被认为不礼貌，因为鞋底通常很脏。因此，一个人坐着的时候不应该把脚抬起放在另一条腿的膝盖上。
- 在阿根廷，站立时双手叉腰表示愤怒或挑战。
- 在许多文化中，懒散或不端正的姿势都被认为是不礼貌的。例如，在中国台湾地区，良好的姿势很重要，男人在坐着时，通常会双脚踩实地面。

其他

- 在西方文化中，成年人欣赏婴儿和小孩并评价他们有多可爱是很常见的。但在越南的赫蒙族乃至越南文化中应该避免，因为大家担心这些评论可能会被一个试图偷走婴儿的灵魂听到，或在未来给他造成一些伤害。

- 在俄罗斯，只有在葬礼上才会送偶数的鲜花，若在平日送这样的礼物则会被视为招致死亡。
- 尽管微笑在大多数文化中是一种快乐幸福的表达，但它也可以表示其他情绪。例如，在讨论悲伤或不舒服的事情时，有的中国人也可能会微笑。
- 一些委内瑞拉人可能会用嘴唇指东西，因为他们认为用手指指东西是不礼貌的。

给临床医生和治疗师的提示
- 追随来访者的引领。如果他们很随意地靠近你或触碰你，那么你也可以这么做。
- 使用手势和动手臂时要非常小心，因为在不同的文化中，手势有不同的含义。
- 注意解读来访者的面部表情。它们可能会导致你误解来访者的感受，以及高估或低估来访者的疼痛程度。哭泣或其他的痛苦表达也是如此，这与来访者的文化背景密切相关。
- 不要强迫来访者和你有眼神交流。他不跟你交流眼神，或许是对你表示更多的尊重。

随着社会日益多元化，这些问题变得至关重要。如果不了解这些细微差别，就会显著影响治疗联盟和治疗结果。在日益多样化的今天，关注非言语行为和文化差异极为重要，在理解民族、文化和种族差异时，我们代表的不是一个"大熔炉"，而是一个"沙拉碗"（Morris，1994）。

技术 73　文化胜任力活动：社会阶层特权练习

咨询目的：提供一种视觉展示，表明来访者的社会阶层地位，以及我们的社会中阶层等级的现实。

描述：先让团体成员肩并肩地站成一条直线，然后大声朗读以下问题，让他们根据各自的社会阶层经验向前或向后迈一步。最后，用一根绳子从头到尾标记参照。在大型建筑前的长长的台阶上做这项活动的效果会更好。

- 如果你的父母上过大学，那么请向前一步；
- 如果在你成年后的房子里有超过 50 本书，那么请向前一步；
- 如果在你成长的过程中，你曾因为钱不够而不得不省一顿饭或感到饥饿，那么请后退一步；
- 如果你的父母或监护人曾带你去过美术馆、剧院或博物馆，那么请向前一步；
- 如果你的父母中有一方失业或被解雇，那么请后退一步；
- 如果你在 18 岁前曾去过外地度假，那么请向前一步；

- 如果你的父母中有至少一方的文化水平低于高中，那么请后退一步；
- 如果你或你的家人拥有属于自己的房子，那么请向前一步；
- 如果你因为和朋友或家人的关系而获得了一份好工作，那么请向前一步；
- 如果你继承了财产，那么请向前一步；
- 如果你出门时只能搭乘公共交通工具（即你别无选择），那么请后退一步；
- 如果你曾向银行或贷方偿还了贷款，那么请向前一步；
- 如果你在大学里获得了奖学金，那么请向前一步；
- 如果你的家庭有别墅或第二套房产，那么请向前一步；
- 如果你曾在快餐店打工，那么请后退一步；
- 如果你有信托基金或持有股票和债券，那么请向前一步；
- 如果你小时候曾和别人共用一间卧室，那么请后退一步；
- 如果你用食品券[①]购物，那么请后退一步；
- 如果你或你的家人曾就读于私立小学或中学，那么请向前一步；
- 如果你的社会阶层身份曾是别人取笑的对象，那么请后退一步。

活动结束后，让大家围成一圈，让他们做汇报。以下为适合讨论的问题举例。

- 相对于你的起点，看看你现在所处的位置。与起点相比，你是向前了还是后退了？
- 你的位置让你感觉如何？你对自己所处的位置感到惊讶吗？
- 你认为这个活动准确地体现了社会阶层特权了吗？
- 站在前面的成员，你们认为自己有特权吗？为什么有或者为什么没有？站在后面的成员，你们认为自己属于弱势团体吗？站在中间的成员，你们作为中产阶级有什么感觉？
- 你是否发现你的同龄人有什么让你惊讶的地方？你为什么感到惊讶？
- 如果这个练习中包含关于残疾或宗教的问题，你的位置会有所不同吗？
- 平权运动会如何影响这些问题？

让团体成员两人一组进行回应，然后让他们作为一个整体向团体汇报（McCaffry, 2002, pp.4–6）。

技术 74 文化自传

咨询目的： 创建一篇简短的自传，重点讲述以下四个方面：接触不同的背景、教育、旅行和个人体验。

[①] 食品券（food stamps）是美国最大的食品补贴项目之一，归美国农业部管理。——译者注

描述：这篇自传应包含对那些挑战了来访者过去的偏见和认知的某些人和某些事的描述。来访者还可以描述他们在自己或他人身上没有体验到的文化胜任力的情形。然后，讨论他们本可以采取哪些不同的做法，让这些经历在未来更成功。实施这项技术的目标，是让来访者检查自己的文化胜任力，检查他可能持有的任何偏见，并挑战这些偏见或先入为主的观念（Smith，Moallem，& Sherrill，1997）。

技术 75 "面子游戏"

咨询目的：了解个人感知。

描述：从杂志上收集代表所有文化和种族的人物照片。给每位团体成员发一张照片，并让他们根据自己的感知描述照片上的人，包括名称、职业、年龄、比赛、情感情绪、家庭动态、朋友、教育背景、社会经济地位、宗教信仰、休闲活动。然后，让每个成员与团体其他成员谈论自己的个人情况，并解释是如何得出这些描述的，以及这些描述是基于表象的还是个人经历的。

技术 76 我的多元文化自我圈子

咨询目的：强调我们身份的多重维度，以及我们想要自我定义身份的欲望与给我们贴上标签的社会建构之间的关系，无论我们如何定义自己。

描述：让团体成员把自己的名字写在图 3–1 中间的大圆圈里，然后在其余四个小圆圈中写下自己身份的一个重要方面，即来访者认为对定义自己很重要的标识符或叙述语。这可以包括任何东西：亚裔美国人、女性、母亲、运动员、教育家、科学家，或任何成员认同的叙述语（Gorski，2014）。

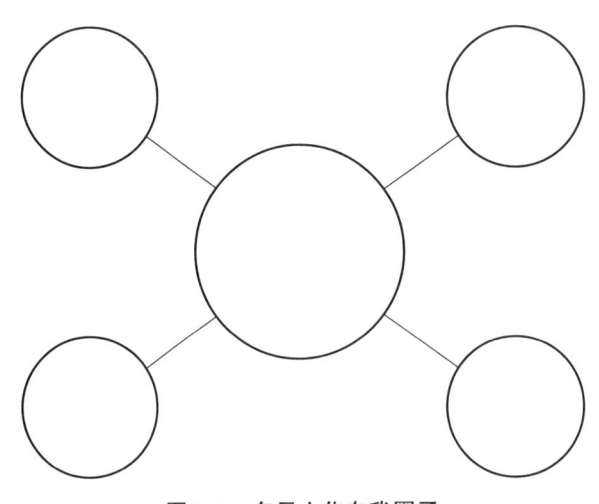

图 3–1　多元文化自我圈子

- 分享一个故事，复述某一次你特别自豪地认同自己所使用的叙述语。
- 分享一个故事，复述某一次你特别痛苦地认同别人描述你时使用的标识符或叙述语。
- 说出一个刻板印象，与你认同的某一团体有关，但与你是谁不一致。填入以下句子：我是（一个）_____，但我不是（一个）_____。例如，如果一个来访者的标识符之一是"运动员"，而人们认为的一种刻板印象是所有运动员都会获得大学奖学金，那么来访者就可能会说出这样的句子："我是一个运动员，但我不够好，不能获得大学奖学金。"（Gorski，2014）

小结

对于失落和悲伤、抑郁、强迫症、饮食障碍、双相情感障碍、人格障碍、药物滥用或其他成瘾行为而言，团体心理治疗是一种有效的治疗方法，在应对和社交技能训练方面疗效显著。团体心理治疗适用于各种各样的问题和困扰，无论是希望改善自己的人际交往技能，还是期待解决自己的情绪问题（比如，焦虑、抑郁或惊恐障碍）。

Chapter 04

第4章 经典格式塔技术

咨询师的视角：关于期望

> 我做我的事情，你做你的事情。在这世上，我们不是为了实现彼此的期望。你是你，我是我。倘若机缘巧合，我们遇见了彼此，自然很好。如果没有，那也没什么办法。
>
> 弗雷德里克·皮尔斯（Frederick Perls），
> 《格式塔治疗实录》（*Gestalt Therapy Verbatim*），1969，p.1

如今，在人本-存在主义心理治疗领域内，格式塔疗法或许是最有影响力的。它与其他"第三势力"取向（Seltzer, 1986）相向而行，在概念上特别强调自我实现、真实性，以及自我责任感的发展。格式塔疗法注重"此时此地"的觉察，以及思维、身体和感受的统一。"摆脱思考，回归感受"（Perls, 1969）是这种咨询方法中的一条重要原则。格式塔疗法不同于精神分析，它对精神病理现象的动力学解释几乎没有什么补充。与其说它是一个理论，不如说它是一种"心理疗法"；既是一套心理治疗系统，更是一门艺术。

从本质上讲，它是一种体验式疗法，旨在帮助人们更充分地体验和意识到此时此地的所思所感和正在做的事情。过去的未完成事务（比如，无法表达的怨恨、愤怒、内疚或悲伤）被视作不必要的情感碎片，它们会干扰聚焦于当下的觉察。格式塔疗法使用拮抗技术，让来访者意识到言语和非言语表达、感觉和行为，以及思想和感受之间的差异。

皮尔斯断言，人们经常会因为与内在自我丧失联结，以及对未完成事务（比如，未被满足的需要、未曾表达的情感，或是一直沉湎于类似"失去亲人"等重大生活事件中）的不接纳而打乱了他们的生活，阻碍了他们潜能的发挥。来访者经常发现他们在自己认为自己该做的事与想做的事之间，处于一种矛盾分裂的状态。人们当下的生活也处于一种两极挣扎（比如，爱与恨、内与外，以及真与假）的状态之中。格式塔技术是一种体验式的练习，能让来访者接触到自己全部的经历。这涉及格式塔的整体性和完成性。一个格式塔同时包括整体的形成和湮灭（Van De Riet, Korb, & Gorrell, 1980）。随着某种需要在来访者身上变得越发强烈，它来到前台，引人瞩目。最主要的关注焦点被称为**图形**（figure），其他的意识部分被称为**背景**（ground）。整个过程涉及以下诸多组成要素。

- **提高觉察力**。治疗师会帮助来访者处理他们目前正在经历的事情。
- **将疑问转化为陈述**。鼓励来访者使用陈述句而非疑问句，这样能让他们更加清晰地表达自己，并对自身的言论负责。
- **承担责任**。来访者被要求用"不想"代替"不能"。这种替代实验常常会让来访者感觉自己能够控制内心的恐惧。
- **问"怎么样"和"是什么"**。问"为什么"会导致来访者陷入防御和理智化，从而无法获得体验和理解；而问"怎么样"和"是什么"则能让来访者沉浸到自身的行为体验当中。
- **将过去的事情重现**。心理咨询中要处理的很多问题都与过往的经历有关。与其再谈论过往，不如把过去的经历或感受带回到此时此地。
- **言语和非言语的一致性**。咨询师会观察来访者的肢体语言，将注意力放在言语和肢体语言的差异上，还会让来访者意识到这种差异。

格式塔疗法提醒我们，要关注觉察和能量之间的关系。当觉察处于一种模糊的感觉和思想中时，个体的人格能量流动就会减少。格式塔流派的咨询师会建议开展结构化体验的实践，集中并投入努力，使自己从精神、情感和身体的束缚中解放出来，从而获得更高的自我意识。格式塔取向的目的在于靠近可观察的行为，而不仅仅是引导一个人谈论他此时在想什么。格式塔疗法旨在让来访者了解整体所有可能存在的信息，然后据此采取行动，这不仅要考虑外部领域中的重要因素，还要考虑内部环境的重要信息。格式塔治疗师会密切关注个人整体身心活动、情感的一致性，以及偏离来访者意识的语言（Crose，1990）。要求来访者在任何特定的时刻关注自身的感受，清楚自己想要什么，以及自己正在做什么，从而进行不间断的觉察。在不断提高觉察能力的过程中，来访者会发现他们如何阻断了自身的正常功能。

格式塔疗法的基本原则

- 活在此时。要关注现在，而不是过去或将来。
- 活在此地。处理当下存在的东西，而非不存在的东西。
- 停止想象。在实际生活中去体验。
- 停止胡思乱想。更确切地说，去尝试和观察。
- 去表达而不是操纵、解释、辩解或者评判。
- 像接纳快乐一样接纳不愉快和痛苦。不要限制你的觉察力。
- 自己真实的想法不要被"应该"或者"应当"所左右。

- 对你的行为、感受和想法承担全部责任。
- 遵从你的本心（Fagan & Shepherd，1970，pp.49–50）。

格式塔疗法的治疗阶段

从格式塔流派的角度出发，每一个心理问题都可以作为人格中两极对立的冲突来探索和解决。菲波特（Fiebert，1983）确定了治疗过程的四个阶段，以及在各阶段治疗师的行为，这有助于引导来访者的冲突进入其意识，揭露其后果和内部经验，并指引来访者自己解决冲突。

第一阶段：问题浮现

在治疗过程的第一阶段，要让来访者有足够的觉察力觉察到此时此地的矛盾冲突和不断上升的趋势。初步的干预措施是引导来访者关注其当下的直接体验，即"是什么"和"怎么样"的行为，避免寻找"为什么"的猜测或行为。在这个过程中，鼓励来访者对自己的想法、情绪和感觉尽可能地承担越来越多的责任（应对能力），并体验言语和非语言之间基本的内在联系。第一阶段的重点是，探索来访者意识中正在经历的事情。通过在交流中简单地重述或重复特定短语（比如，用"想"代替"应该"，用"不想"代替"不能"，用"我"代替"它"等），并用现在时态来叙述，咨询师就能引导来访者体会到更强的自我责任。第一阶段完成的标志是，来访者能够迅速集中注意力，并表达自己当下的情绪和感受。

第二阶段：处理外部极性

在这个阶段，来访者被要求接受日益增长的紧张关系，并在外部对话的框架内进行自我探索。对于人际关系的问题，利用换位思考，让来访者在谈话展开时更加容易变换位置。在这一点上，工作的主要目的是通过戏剧化内在冲突的外部表现，把隐藏的感觉引入意识。在第二阶段末期，来访者能够完全沉浸在自我发现的过程中，并不需要明确的引导便可以自由变换位置，能够适当地表达感受，监督和修改自己的行为模式。让来访者依次回答以下三个问题很有用：（1）与重要他人的关系中，存在哪些直接的问题和感受？（2）在这段关系中，你感知到了怎样的隐秘情绪和潜藏议题？（3）对于所表述的问题和冲突，期望的解决方案是什么？

第三阶段：处理内部极性

第三阶段工作的焦点是，来访者人格中两个重要的对立面之间日益增长的冲突。冲突的每个方面或极点被戏剧化和体验得越充分，就越有可能被解决。在治疗过程中，人们可以观察到一种内在冲突，最初隐而不显，随着与过往创伤相关的思维、情绪、感觉和身体反应进入意识，这种冲突就会越发强烈。当每一个极性将其"领域"扩展到意识中时，这种内在冲突可能会痛苦地延伸，直到来访者变得无法忍受。这一现象代表了人格的"内爆层"，是一个新格式塔形成的必要前提。

第四阶段：整合

整合阶段是对来访者人格两极对立面统一战胜独立因素的庆祝，这标志着新格式塔的出现，反映了在阴阳之间的斗争中是"道"。这一阶段的核心因素是，解决因重大改组和对该问题的重新认识所产生的内部冲突。整合是一种持续、进化、维持生命的体验——没有"最终的"格式塔。在整合的过程中，在意识中相互对立的因素被识别出来。鼓励来访者用言语表达每个对立面都能真正欣赏和尊重的东西。一些来访者则会更有效地利用非言语的方式，通过手势或动作来表达自己的态度。治疗师可以提出双方都能接受的引导想象，将每个极性的每一方面的积极品质移向彼此，拥抱它们。一些来访者可能会选择使用冥想技术，使自己能够协调和整合极性的张力。为了促进来访者认知重组，治疗师会从头到尾地观察一次会谈，并陈述自己对来访者在治疗阶段产生的改变的看法。

最后，还有许多不同的处理方式和不同的一般处理对象。常用的工具如下。

- **对话**：反复讨论这个问题，从不同的角度来看待它，试图将注意力聚焦于此时的事情。
- **寻找不合逻辑之处**：遵循或挑战不合逻辑的陈述，试图获得潜在的含义。
- **重构**：邀请来访者从一个不同的角度来看待事情。
- **解除固定**：释放固定的思维、固定的想法、固定的情绪。
- **重新体验**：通过体验不同的事件来消除动觉反应。
- **递归**：重复相同的动作或问题，以深究对它的回答。
- **极性整合**：将相反的人格特征结合在一起。
- **心灵检索**：找回失去的部分。
- **感知处理**：隔离和改变与问题相关的观念。
- **实体加工**：将感知现象作为一个活生生的独立单元来处理。
- **觉察**：关注和观察自己的感知、思维、情绪和行为；关注当下体验的流动本质。

- **融合**：制造一种干预，在这种干预中，自我和环境之间的界限感消失了。
- **对抗**：邀请来访者意识到言语和非言语表达之间、感受和行为之间，以及思想和感受之间的差异。
- **偏转**[①]：通过模糊和间接来避免接触和觉察。
- **二分法**：将一个人的经历分成一个极性的对立力量，如弱与强，依赖与独立。
- **未完成事务**：将未表达的情感（比如，怨恨、内疚、愤怒、悲伤）追溯到童年，现在已经干扰了有效的心理功能；不必要的情感包袱会干扰以当下为中心的觉察和功能。

这些技术是格式塔治疗所特有的，为探索来访者的个人世界提供了另一种有利的手段。

技术 77　空椅技术

咨询目的：为来访者解决冲突或关系问题；激发思考和突出情绪和态度（Tillett，1984）。

描述：这是一种角色扮演技术，来访者和一个他虚构出来的人面对面地坐在空椅子上谈话；来访者同时扮演自己和一个虚构出来的人或合作伙伴的角色。

技术 78　承担所做选择的责任

咨询目的：当来访者面对多种选择、需求、恐惧和弱点时，检查他如何否认自身的责任。

描述：完成以下句子，开始这一经历：

- 我必须做＿＿＿＿＿＿＿＿＿＿＿＿＿＿＿＿＿＿＿＿＿＿＿＿＿＿＿＿＿＿＿＿＿＿
- 我不能做＿＿＿＿＿＿＿＿＿＿＿＿＿＿＿＿＿＿＿＿＿＿＿＿＿＿＿＿＿＿＿＿＿＿
- 我需要做＿＿＿＿＿＿＿＿＿＿＿＿＿＿＿＿＿＿＿＿＿＿＿＿＿＿＿＿＿＿＿＿＿＿
- 我害怕做＿＿＿＿＿＿＿＿＿＿＿＿＿＿＿＿＿＿＿＿＿＿＿＿＿＿＿＿＿＿＿＿＿＿
- 我无法做＿＿＿＿＿＿＿＿＿＿＿＿＿＿＿＿＿＿＿＿＿＿＿＿＿＿＿＿＿＿＿＿＿＿

现在，回去试着用这些词来代替之前的五个句式开头：

- 用"我选择"代替"我必须"；
- 用"我不想做"代替"我不能做"；
- 用"我想做"代替"我需要做"；
- 用"我想尝试做"代替"我害怕做"；
- 用"我不愿意尽全力去做"代替"我无法做"。

---

① 偏转（deflection）是格式塔心理治疗中的一个概念，描述个体这样的接触风格：逃避或忽略某种外界或内心的刺激，类似于顾左右而言他，常常喋喋不休、哗众取宠或关注他人，从而不必直面自身的情绪或冲动。——译者注

技术 79　完成未完成事务

咨询目的：理解过往经历中的情感"遗漏"（Perls，1969）。

描述：当经历一种强烈而不想要的情绪（比如，愤怒、悲伤、孤独或不安）时，先要释放并感受情绪的力量，无论它是不是不合理的、危险的和疯狂的。然后，寻找隐藏的情绪，问自己"我还有别的感受吗"。

以下为强烈情绪的经典例子：

- 哭泣掩藏了愤怒；
- 依赖抑制愤怒；
- 过度的微笑掩盖了沮丧；
- 身体不适与焦虑相矛盾；
- 愤怒掩盖了恐惧。

接着，检查身体上的感觉和情感，寻找其他更微妙的感受。随后，问问自己："当下这些感受和情境让我想起了过去的什么经历？""我以前有过这样的经历吗？"一遍一遍地重温早期的经历，直到强烈的情绪被耗尽。当下次出现一种情绪反应过度的感觉时，反思未完成事务。比如，可以对自己说："让我愤怒的不是老板的命令，而是我对母亲批评的怨恨。"

技术 80　定心

咨询目的：在当下感到舒适；在做某件事时，达到精神上、情感上和身体上的放松状态。

描述：闭上眼睛舒服地坐下来，什么也不做，只去觉察当下正在发生的事情。不要刻意去做某件事，也不要刻意避免做任何事情，只去关注正在发生什么——房间里有什么声音，你身体的感觉，以及你脑海中的想法，不要试图去改变或阻止它们，顺其自然地把它们当作自然发生的声音，你的思想和感受就会平静下来。

技术 81　处理烦恼的四个神奇问题

咨询目的：揭示带给人烦恼的潜藏的原因。

描述：以下问题足以涵盖近期的烦恼：

- ＿＿＿＿＿＿做了什么不对的事？
- ＿＿＿＿＿＿没能做些什么？
- 就＿＿＿＿＿＿而言，你做了什么才是不对的？
- 就＿＿＿＿＿＿而言，你没有做些什么？

以上问题足以涵盖大多数烦恼，但来访者才是最可能提供引起他们烦恼的关键答案。以下是一系列类似的问题：

- 我应该知道些什么呢？
- _____ 应该知道些什么呢？
- 你应该知道些什么呢？
- 我们应该知道些什么呢？

从根本上说，烦恼的存在是因为有人不知道别人期望什么，因此采取了不同的行动。

技术 82　对话

咨询目的：找到需要解决的问题；缩小区域范围，以便使用更具体的技术（Perls，1969）。

描述：对话是一种形式自由的技术，可以用来评估某个领域，或是处理来访者的答案。它会一直持续到治疗师收集到了足够的信息，或是某个问题得到解决。对话过程的目的是让治疗师和来访者都能理解主题的性质，从而使来访者能够解决问题，或是让来访者知道如何解决问题。这么做的目的是让治疗师和来访者了解它是什么，并让来访者能够对它负责。

治疗师通过询问正确的问题帮助来访者解决这个问题。治疗师会让来访者继续观察和谈论关于这个问题的情况，直到他取得了进展。为了帮助来访者，治疗师可以询问有关这个问题的各种问题：

- 可能的原因；
- 观念；
- 想法；
- 考虑；
- 数据；
- 解决办法；
- 尝试解决方案；
- 失败的解决方案；
- 感受；
- 治疗方法；
- 进展；
- 试图摆脱困境的行为；
- 帮助；
- 时间、地点、形式和事件；

- 谁、做了什么、在哪里、什么时候、如何做；
- 我们还能做些什么；
- 可能为此负责；
- 如果没有它，事情会变得怎么样。

任何问题都能帮助治疗师澄清来访者说了什么，并在不做评判的情况下进行总结。

技术 83　疏通

咨询目的：提供一个有意义的问题列表，这份列表将疏通某个领域。

描述：疏通是一个答案列表，在对话中很有用，可以释放出某种积极的方向。列表上的关键词大多是可能抑制积极结果的因素，比如，阻滞、障碍、资源、尝试、失败、判断、抑制、痴迷、错误、焦虑、压抑、忘记，等等。

除了关键词外，治疗师还会构建一个问题，举例如下：

- 关于 _____，你有什么隐瞒的吗？
- 有什么事情阻碍了 _____ 吗？
- 当涉及 _____ 时，你在克制自己吗？
- 有人对你的 _____ 有什么保留吗？
- 有哪些资源可用于 _____？
- 你对 _____ 有什么焦虑吗？

技术 84　热椅子

咨询目的：面对一个团体成员的人际关系问题或阻抗（Perls，1969）。

描述：一种一次高度关注一个团体成员的技术。成员坐在治疗师对面，就生活问题进行对话，治疗师可以要求其他成员陆续加入交谈。

技术 85　镜子

咨询目的：向来访者提供关于团体或某一个成员对他的看法的反馈。

描述：一种运用角色扮演的技术：首先，要求有问题的团体成员（A）离开所在的团体，作为一名客观、非参与性的学习者。然后，由作为志愿者的团体成员（B）模仿A，并做出不同的行为。

技术 86　单一疗法

咨询目的：促进觉察和治疗性对话（Perls，1969）。

描述：格式塔治疗的一种技术，咨询师要求来访者书写或创造一个戏剧场景，并扮演所有相关角色；鼓励来访者扮演个人幻想或被压抑的愿望。

技术 87　演绎投射

咨询目的：从他人的视角获得对自己投射的深层了解。

描述：这项技术的目的是展示这样一种现象：我们经常在别人身上清楚地看到自己不想看到或不想接受的品质或特征。团体成员向团体中的每个人直接陈述，然后将该陈述运用在自己身上。例如，一个成员可能会对另一个成员说"我觉得你很工于心计"，然后说"我也工于心计"。又如，一个成员可能会对另一个成员说"我不认为你真的在乎我"，然后说"那我也不在乎我"。这种技术有助于让人们对自己的投射有更深层次的认识。

技术 88　领地性和团体互动

咨询目的：揭示成员互动的团体社会关系图。

描述：在团体讨论一段时间后，请他们换座位，处理领地性问题：团体成员是否倾向于按照相同的座位顺序来安排自己？当看到别人坐在自己的座位上时他们感觉如何？让团体成员用箭头表示团体讨论期间的互动情况。讨论团体中的分歧：谁被孤立？谁最受欢迎？沟通是否融洽？是否有直接的眼神交流、平和的氛围？

技术 89　思维–情感

咨询目的：关注思想和情感之间的差异。

描述：成员在一张3英寸×5英寸的索引卡的一面写一个以"现在我思考"开头的句子，在另一面写一个以"现在我感觉"开头的句子。要求大家根据卡片的两面回应自己的想法和感受。

技术 90　绕圈子

咨询目的：提供一个结构化的机会来传递难以应对的感受或想法。

描述：这项技术是让一个团体成员围着团体的其他成员不停地绕圈子，说一些难以启齿的话。比如，绕圈子的成员可能提到他不信任其他成员，因此他不愿冒险去自我表露。这项技术让他有机会围着团体的其他成员绕圈子，并对他们说："我不信任你是因为＿＿＿＿。"或是说："如果让我信任你，就需要＿＿＿＿。"

绕圈子的成员需要对团体的每个成员用不同的结尾来完成句子。这项技术的目的是让来访者有面对特定恐惧的体验，并在团体中具体描述这种恐惧。

技术 91　"我和你"

咨询目的：加强沟通；接触被其他人认为是沟通障碍的东西（Perls, 1969）。

描述：来访者常会反映，他们好像是在对着一面空白墙谈话，或好像是在谈论某个人或某些人而不是另一个人,似乎他们不存在一样。当来访者被问及"你在对谁说这些"时,他被引导去发现与一个人"交谈"和"谈论"的区别,他的言语和非言语表达是否被对方接收,以及觉察他的言语和非言语行为可能会抑制与他人的关系。

技术 92　当下原则

咨询目的:把此时此地的体验联系起来;获得更多的自我觉察(Perls,1969)。

描述:鼓励用现在时态进行交流,比如,治疗师可以这样问:"你现在觉察到了什么?""现在正在发生什么?""当下你感觉怎么样?"来访者被引导体验当下的自己,以获得觉察。自我觉察不是在思考问题,而是对问题的创造性整合。

技术 93　将"它"语言转化为"我"语言

咨询目的:赋予来访者承担责任的能力。

描述:来访者用"它"语言来指代自己的身体和行为并不罕见(比如,治疗师问:"你的胃里有什么感觉?"来访者回答:"它很沮丧。")。指导来访者把"它"变成"我",也就是说,不是"它很沮丧"而是"我很沮丧",甚至是进一步说"我让自己很沮丧"。来访者开始把自己视为事情的主动实施者,而不是被动接受者。来访者可以立即看到所经历的责任和参与程度。

技术 94　觉察连续体

咨询目的:引导一位或多位来访者进入当下;减少合理化、言语化、解释和演绎的表象。

描述:来访者从强调行为的"为什么"(就像在精神分析解释中的那样),转向了该行为的"是什么"及"怎么样"。问题可以包括:"此刻,你觉察到了什么?""你是如何体验当下的?""你能透过你的所思所想与所见,告诉我他们谈论的是什么吗?"

技术 95　平行对话

咨询目的:整合个性,创造对冲突力量的更大觉察(Perls,1969)。

描述:当一种二分法在来访者的感知或行为上表现出来时,来访者被要求在这两个组成部分之间进行实际的对话。比如,攻击与被动,安全与危险,外向与害羞。对话还可以在来访者及其重要他人之间展开。来访者只是简单地想象那个人就在那里,想象对方的回答,或是对对方的回答做出回应。可以概述对更令人满意的行为的理解。

技术 96　不闲聊

咨询目的:促进感受的直接对抗(Fagen & Shepherd,1970)。

描述:"不闲聊准则"促进了感受的直接对抗。当他们无法直接回应他人引起的感受时,来访者往往会闲聊别人。"闲聊"被定义（Fagen & Shepherd，1970）为"谈论"在场的人，而不是与他们"交谈"。例如，一个成员可能会谈论另一个成员。比如，苏评论道："我们不能按时开始，这让我很沮丧，因为约翰总是迟到。"咨询师介入，要求苏可以和约翰"交谈"，而不是谈论他："约翰迟到了，我很沮丧，因为团体活动无法按时开始。"

技术 97　我可以送给你一句话吗

咨询目的： 处理主体性问题；澄清各种感知（Fagen & Shepherd，1970）。

描述： 通过倾听和观察来访者，咨询师可以推断出一个隐藏的特定主题、态度或信息，即一个关键句。他可能会这样建议："我可以送给你一句话吗？"提出关键句是要来访者与团体成员一起练习，或是在来访者的日常互动中与他人一起练习。

咨询师说出要送给来访者的那句话后，来访者测试对那句话的反应。虽然这项技术可能看起来很有解释性，但来访者被鼓励通过积极的参与使其成为自己的经验。有了咨询师对关键问题的选择性框架，来访者就能顺其自然地发展。

技术 98　你能保持这种感受吗

咨询目的： 面对习惯性避免的问题；鼓励自信和自主（Fagen & Shepherd，1970）。

描述： 当来访者提到一种不愉快的感受、情绪或心理状态，再加上否认或回避的防御机制时，这种格式塔技术最为有效。在治疗的关键阶段，来访者可能会感到空虚、困惑、挫败或沮丧。

咨询师通过问"你能保持这种感受吗"，有意让来访者保持自己当前的感受。咨询师还会要求来访者详细描述自己感受的内容和方式，例如："你有什么感觉？你有什么看法、幻想、期望？"

技术 99　在"这里"（现实）和"那里"（想象）之间来回穿梭

咨询目的： 去发现当下所缺失的东西。

描述： 闭上眼睛，先想象你去了一个让你感到安全和快乐的地方，然后回到此时此地，比较这两种情况。你可能会更了解这个世界，更清楚地记住你的目标。"那里"的情况往往比"这里"的情况更好。它为什么更好？你想要什么？闭上眼睛，再次想象任何你想去的地方。跟你第一次的想象相比，你留意到两次想象有什么变化吗？

回到此时此地，再次比较这两种情况。发生了什么变化吗？继续在"这里"和"那里"之间穿梭往返，直到你对目前的情况感到舒服。在任何无聊、紧张或不舒服的时候，你都可以这样做。皮尔斯（Perls，1969）认为，"那里"的情况往往会给你一个提示，告知你现在缺少的东西。你在"那里"和"这里"的区别，可以告诉你想要改变的方向。作为一个长期目标，来访者会尝试让现实生活变得更像他的幻想生活。

技术 100　把梦带回生活

咨询目的：用梦来揭示未完成事务；理解梦中的意象，它们代表来访者人格的各个方面（Fagen & Shepherd，1970）。

描述：重温你的梦，就好像它正在发生一样。然后，把它表演出来，用现在时大声地说出这个梦。在说的过程中，请留意你的感受。列出你梦中的所有元素：人物、动物、物体、颜色和情绪。尤其要留意你在梦里想通过逃跑或醒来从而避免的诸如死亡或跌倒等情况。表演每个要素。每个部分要说些什么？你有什么要说的？这些部分互相说了些什么？

如果梦中有你想逃避的某种情况，就试着在幻想中演绎可怕的情景，从而去完成这个梦。在表演梦中的部分时，你再次变成了一个做梦人，并与你梦中的自我融为一体。你可以对那些在梦中无法表达情感的人赋予言语能力，这样他们现在就开始对话了。

写"做梦笔记"能帮助你记住梦，以下方法可能会给你带来帮助。

- 睡觉前，就像唱抒情歌曲那样缓慢地大声说10次"明天早上我会记住我的梦"。
- 在床边放一张纸和一支笔，醒来后尽可能详细地记下你的梦。如果你不记得，就静静地躺着，看看会发生什么。任何你能想起来的意象或场景都是你的梦的碎片。
- 在积累了几个星期的"做梦笔记"后回顾一下，看看什么样的情况和哪些人最常出现在你的梦中？留意你的梦中出现的意象、声音、颜色、味道或气味。

把你的梦按照任何对你来说有意义的方式进行整理分类。梦是你写给自己的私人信件，也是打开你潜意识的窗户。

技术 101　父母/丈夫和妻子

咨询目的：唤起怨恨，解决冲突。

描述：皮尔斯称怨恨是"挥之不去的痛苦"。内疚让怨恨黯然失色。这两种情绪总是形影不离。每当感到内疚，你就会怨恨那个让你感到内疚的人。每当感到怨恨时，你都会希望对方感到内疚。这项技术试图象征性地摧毁怨恨的对象。

闭上眼睛，想象你的母亲（父亲、丈夫或妻子）。敲打枕头，大声尖叫，直到你完全消除对这个人的怨恨。试着象征性地摧毁这个压迫你的人。你可以对着枕头，坚定地对"这个人死了吗"这个问题回答"是"。

接下来，说出你怨恨的某个人的所有事情，比如："我怨恨他在我小时候打我。""我怨恨他在我的朋友面前让我难堪。""我怨恨他虐待母亲，怨恨他在我长大前就去世了。"看看这些怨恨，原谅这个人。如果你把自己的感受发泄出来，你就能把自己从令人沮丧的冲突中解放出来。你再也不会去责备那个人了，因为至少从象征性的角度来说，他在你的心中已经"死"了。

技术102　在此时此地回顾过去的经验

咨询目的：帮助那些患有创伤后应激障碍、存在未解决冲突或未完成事务的来访者；鼓励来访者用现在时态的语言复述过去的事情（Levitsky & Perls，1973）。

描述：治疗师鼓励来访者重新体验这种情绪，以便在此时此地面对过去事件的困惑、恐惧和恐慌。例如，如果一个来访者说"当我走在街上时，我感觉迷失了方向"，治疗师可能就会让来访者重申这一点，就好像它发生在现在，并更详细地进行复述。比如，陈述可能是这样的："现在是上午10点，我正走在榆树街上，空气潮湿，我觉得又热又黏，头昏眼花，困惑不已。我意识到自己迷路了，我很害怕，很恐慌。"（Crose，1990，p.283）

这种方法可以让来访者重新体验过去的经历，而不仅仅是叙述所发生的事情。治疗师通过把事件带到此时此地，帮助来访者回应过去事件带给他的不安情绪。将过去的感受带到现在的意识中，有助于来访者进入自我整合的最终发展状态。

技术103　对话

咨询目的：处理或表达怨恨的情绪。

描述：首先，找出那个让你强烈怨恨的人。坐在椅子上，接触你对个人怨恨的所有情绪、感受和行为，用言语表达出来。然后，想想你希望他改变哪些令你厌恶的行为，在他改变后，确定你对他的感受，用言语向对方表达你的要求。最后，换角度思考一下，你欣赏他的哪些方面，用言语表达出来。

像这样在怨恨、要求和欣赏之间不断地转换。治疗师协助来访者回应这一体验。

技术104　我对_____负责

咨询目的：帮助来访者为自己的感受负责（Levitsky & Perls，1973）。

描述：让来访者大声说出自己的感受，然后加上"我对此负责"。例如，如果来访者经常感到无助，那么他可能会说"我感到无助，我对此负责"。诸如无聊、孤立、拒绝或感觉不被接受等其他感受，也可以运用这项技术回应。

技术105　发展个人的视觉、声音和动作词汇

咨询目的：通过将感知到的视觉、声音和动作，作为一种前语言的言语表达出来，进而识别一个人的个人词汇。

描述：指导来访者用粉笔、蜡笔、钢笔、刷子和颜料画画，画出体现快乐、温柔、愤怒等的线条，以及一些能表达自我特征的形状。尝试将不同的颜色和各种形状进行组合，以表

示对自己有意义的人或事。"在你学习自己的视觉语言、创造自己的表达方式时，你会发现你给自己的信息。"（Rhyne，1970，p.277）接下来，开始用声音表达纸上呈现的形式。让声音随着所画的线条流动；使视觉节奏与声音节奏同步。接下来，停止绘画，引导来访者通过移动他们的身体来表达画的内容，诸如跳舞、打滚、摇摆、爬行、跺脚、扭动、跳跃、蜷曲等，都可以用来传达他们的感受。

动作是私人感觉语言的一部分，声音是一种不啰唆的表达方式。用视觉、声音和动作进行非言语交流，发送和接收信息，是一个人的前语言词汇。

技术106 用黏土创造自己

咨询目的：接受自己的存在（Rhyne，1970）。

描述：10~12人坐在地板上，面对面地围成一个大圈。为每个人发一块黏土，引导他们去感受和探索黏土；塑造黏土；改变它的表面、纹理和形式。按压、扭曲、挤压、拉伸、断裂、凿击、折叠、平整、刮擦、轻抚黏土，随时觉察自身的感受，闭上眼睛体会。

边玩边像做白日梦一样地幻想——和自己玩一场游戏，假装这块黏土就是你。你可以通过你对自己的行为来创造你自己。做你想做的事，感受你喜欢做的事。不要试图想象自己任何的表现形式，或试图形成任何自己的形象。睁开眼睛，看看你塑造的黏土形状。意识到你对它的认同，以及你能接受用黏土作为你的表达。从眼睛开始，放松全身。以舒适的姿势躺在地板上，让自己开始一次幻想之旅。用几分钟时间想象一下，世界上除了你再没有其他人。你是什么？你不是一个简单不朽的存在。你是一个复杂的结构，由许多部分组成的整体。身体上、情感上和精神上，你在自己体内不断运动。你的每一部分都受到其他部分的影响——你不能把你的思想、你的身体和你的心灵分开。你的呼吸影响你的感觉，你的思维影响你的呼吸；当感到恐惧时，你就会变得紧张，变得紧张就无法感受——当你不相信自己的感官时，就会想太多，以至于无法知道任何有意义的东西。所有这些复杂、相互交织的模式都是你自己。你也是一个整体，以你周围的世界为背景，充当一个图形。你是星系中的一个星座。你已经感到头晕目眩。允许自己眩晕，停止分析，停止思考，让自己去感受和接受你的存在。无论在什么情况下，都要让你的幻想带着你随心所欲地行动。（Rhyne，1970，pp.278–279）

指导来访者回到此时此地的世界。他们可能会和别人谈论自己的经历，但他们也会明白，言语不能描述他们的全部经历。

技术107 空间中的自己和他人

咨询目的：以图形方式沟通（Rhyne，1970）。

描述：在成员之间放一张很大的白纸和许多不同颜色的粉笔。引导成员们互相看着对方，直到他们觉得彼此产生了联结，并在某种程度上相互了解。引导他们看着彼此之间的白纸，这张纸代表了他们彼此联结的一种环境。让他们同时在一张纸上画画，探索彼此在这个空间内与对方分享自己的关系时的感受。他们必须使用线条、形状和颜色等进行非言语交流。在画画时，成员之间可以要求空间留白；把他的伙伴推到一个角落里；分享一些区域或整个页面；彼此接近或退避；相互支持、跨越、掩盖或合作。每个人都可以反对、领导或跟随他的伙伴。回应每个成员如何以图形化方式沟通，以及每个成员传递信息的能力如何。

技术 108　他人也是你

咨询目的：借助黏土探索和发现意识（Rhyne，1970）。

描述：为来访者提供大量黏土。指导他们用手放置黏土，表达自己的感受。让来访者闭上眼睛，逐渐把注意力集中在与他们有深厚情感联结的人身上。然后，用黏土模型让来访者塑造自己在感知此人时形成的形象。处理以下内容：

- 你在别人身上投入了多少情感能量？
- 凭经验而言，你知道你身上的一部分是谁吗？
- 你能把他的"本质"和你的"本质"区分开吗？
- 这个人也是你吗？
- 你是在塑造一个被自己否认的形象吗？（Rhyne，1970，p.276）

技术 109　关注他人

咨询目的：同一团体的成员会得到一把黏土和一块黏土板，他们可以在上面创作三幅图像。

描述：首先，让成员们背靠背地坐在地板上，把黏土放在他们面前。成员之间尽可能多地通过非言语方式触摸对方的背部、肩膀、头部和手臂来感知，就像感知到彼此真实存在的模样一样。接下来，他们将黏土做成一个图像，代表他们在最初的背靠背接触时所得到的印象。黏土图像完成后，成员们转身，面对面地简要讨论非言语反应是如何反映在黏土图像中的。

其次，成员们面对面地坐着，借助纸张和绘图工具，通过眼神交流，尽可能多地了解彼此。之后，他们仅凭观画出对方的肖像。肖像可以具象的、抽象的，或带有象征性的。完成肖像后，简要地讨论一下肖像，不进行详细解读或解释。

最后，成员们尝试用手来了解彼此。他们触摸和探索彼此的手；移动彼此的手；觉察感受、欲望和抗拒，以及每个人想要表达的意思。每个人都要画出自己通过探索对方的手而对另一个人的感受。

以这三幅图像作为参考，成员们可以用文字、触摸、绘画、运动，也许还有沉默来反思这次经历。

技术 110 创造一个属于"你"的世界

咨询目的： 在原始层面上以图形来表示一个人对领地的感知，以及它如何影响和受到与另一个人关系的影响（Rhyne，1970）。

描述： 给来访者提供拼贴画和一些艺术材料，比如，纸、木材、电线、树叶、石头、杂志、报纸、纸板或盒子的一部分。来访者将根据提供的材料创造自己的世界。来访者可以选择任何他觉得喜欢的材料，并以自己想要的任何方式使用它们。重要的目标是让来访者看到他的世界并认识它。从格式塔的角度来看，来访者应该接受"我用自己选择的材料构建了这个世界；在我力所能及的范围内，我负责创造自己的个人世界"（Rhyne，1970，p.283）。

技术 111 接受和拒绝所提供的东西

咨询目的： 觉察感受并表达它们。

描述： 让10~12个团体成员围成一个封闭的圈，每人拿着一张纸和不同颜色的笔画画，开始但不要完成对自己重要事物的图形描述。然后，让每个成员将自己的图纸传递给坐在其左边的成员，同时收下来自右边成员的图纸。每个成员都可以在收到的图纸上随意添加和修改，就像对待自己的画那样。画完后，继续按照这种方式传递画作，直到他们收到自己的原始图纸。

此时，治疗师需要指导成员觉察当他们看到别人在他们的图纸上表达时自己的感受。回应以下问题：

- 在那幅经过多人修改过的合成画里，还有你想表达的东西吗？
- 有没有什么东西不是你的但你很想保留的？
- 你有没有想擦掉的地方？
- 你打算如何处理现在的这幅画？
- 你能用艺术材料做什么？

技术 112 共同创造一个世界

咨询目的： 探索、体验和表达非想象的东西（Rhyne，1970）。

描述： 让团体成员们围坐在一个大纸圈周围，里面有一堆各种各样的东西，比如奇形怪状的彩纸、绳子、稻草、珠子、木头碎片、泡沫橡胶等。假装大纸圈是一个空间，成员们在其中可以作为一个团体去创造一个世界，并使用这些材料创造一个格式塔，一个与他自己的世界背景相关并位于其上的图形，一个在此时此地他们创造的世界。每个成员都要选择在这个世界上能代表自己的东西。用剪刀、蜡笔和胶水在圆圈上制作一幅拼贴画，代表他们之间的相互关系，以及身处一个有限的环境中，他们是如何看待自己的。

鼓励成员在创造时交谈。指导他们觉察每个人在这个过程中的个人角色，并反思他们现在所做的事情，以及他们在现实生活中的感受。这是一个意象游戏，要让大家明确地接受自我与众多他人一起作为过程世界的积极创造者，以及成员在一个本身没有什么意义的环境中做了些什么——凭借自己的觉察力和行动力，我们可以用自身可及的材料创造我们的世界。

技术 113　父母访谈

咨询目的：帮助来访者发现他们想要对自己做出的改变。

描述：治疗师邀请来访者扮演对他来说模棱两可或冷漠的父母。然后，治疗师会邀请扮演父母角色的来访者与自己谈论其生活感受和经历。来访者进入内心的父母的自我状态并披露信息，对于这些信息，来访者或许都不知道自己可以触及。在父母访谈中，来访者的声音、行为举止、态度和词汇都会发生变化，接近其父母早期的自我状态。同时，其父母的价值观和信仰也会变得清晰起来。来访者往往会对通过父母访谈获得的信息感到惊讶。团体中的其他成员为来访者证实了在这一过程中发生的变化（Gladfelter，1990，1992）。

小结

格式塔治疗师试图通过使用各种技术帮助来访者觉察他们的感受。格式塔疗法的一种独特方法是，通过主动而不是被动的方式交谈，告诉来访者"拥有自己的感受"。例如，"他在我身边时，我感到焦虑"，而不是"当他在我身边时，他让我感到焦虑"。再决定疗法是一种混合疗法，使用了许多理论技术，如格式塔疗法。

> 格式塔疗法已被成功地应用于治疗广泛的心身疾病。格式塔治疗师可以有效地治疗难以应对冲突或权威人物，或是面临着各种各样的情感冲突的夫妻或来访者。格式塔疗法可能比任何其他经典的理论观点有更广泛的风格和模式。本章概述的广泛的体验活动证明了这种倾向。格式塔疗法适用于个体治疗、团体治疗、研讨会、夫妻治疗、家庭治疗，以及针对儿童和青少年的治疗。它在诊所、家庭服务机构、医院、私人诊所、成长中心、机构和工作场所被运用。
>
> （Yontef，1993，p.166）

每一种模式的风格在许多方面都大相径庭：结构类型；所使用技术的质量；团体的

频率（密集的讲习班，比如周末讲习班往往更有成效）；支持性关系；聚焦于身体、认知、感受和人际交往；关于心理动力学方面的知识和工作经验；个人接触程度。

　　格式塔疗法不关心来访者行为的原因，这些行为可能来自来访者过去的历史、经验或无意识。格式塔疗法关注的是来访者此时此地行为的当前特征，他们对此并不知晓。无觉察比无意识更广泛，不仅包括被压抑的材料，还包括已经褪色或成为盲点的材料。

Chapter 05

第 5 章　表达性或创造性艺术治疗技术

本章包含的表达性或创造性艺术治疗技术[①]包括艺术治疗、舞动治疗、照片治疗、戏剧治疗和音乐治疗等。创造性的表达技术的运用，为治疗师帮助来访者提供了一套更丰富的方法。例如，为了营造安静的氛围，许多退休社区会播放伴随居民成长的具有时代特点的音乐，许多小学会在走廊里播放古典音乐。创造性的表达方法，尤其是创造性技术的运用，允许治疗师从多感官的角度处理问题，利用来访者的视觉、听觉和体验式学习风格，识别他们与自己和他人关系中的"盲点"或"夹点"（即刺激来访者的触发点）。这些疗法在治疗、康复、社区或教育环境中进行有意干预时使用艺术模式和创造性过程，以促进健康、沟通和表达，身体、情感、认知和社会功能的融合，增强自我意识并促进改变。尽管这些创造性的艺术疗法各有不同，但它们共享相关的过程和目标，为意识和自我表达提供了有意义的治疗机会，这可能是传统疗法无法实现的。布朗（Brown，1996）认为，"治疗师和成员都期望从使用表达性技术中获益"。比利（Beaulieu，2003）强调，治疗师需要"超越语言，调动来访者更多的感官。咨询师会发现咨询过程得到加强和扩展，团体成员期待朝着各自的治疗目标取得进展"（p.19）。

艺术治疗

艺术治疗是一门以人为服务对象的专业，它使用艺术媒体、图像、创作过程和来访者对他们所创造的产品的反应作为有形的产品，象征着来访者内心世界对个人发展、能力、个性、兴趣、关注和冲突的反映。艺术治疗是通过艺术作品触及和触动情感，以促进对自己和他人感受的识别与认同。这种非言语的过程允许来访者在治疗环境中解决担忧、冲突和未完成事务。艺术治疗的目标是治愈和成长。治疗的结果带有启发性，赋予来访者更强的意识、认同感、成就感和自我认识。

[①] 原文在下文中还会使用"创造性的表达技术""创造性的表达方法""创造性的艺术疗法"等，译文将尊重原文的使用来翻译。——译者注

以自我表露为目的，在心理治疗环境中使用艺术材料，可以让来访者与潜意识的符号语言建立联系。艺术治疗实践以人类发展和心理学理论为基础，既可用于诊断目的，又可用于治疗理解。它在评估和治疗的全谱系模型中得到实施，包括教育、心理动力学、认知、超个人，以及其他调和情感冲突、培养自我意识、发展社交技能、管理行为、解决问题、减少焦虑、提升自尊等治疗手段。这对那些倾向于非言语的人群（比如儿童），或是过度理智、难以解读自己心理其他部分的来访者来说特别有帮助。作为一种治疗方法，艺术治疗是治疗发育、医学、教育、社会或心理障碍的有效方法，被应用于心理健康、康复、医疗、教育和鉴定机构等领域。艺术治疗师与个人、夫妻、家庭和团体一起工作，服务于所有年龄、种族和民族背景的人群。艺术治疗方面的研究包括抑郁症对绘画内容的影响，使用艺术来评估认知技能、相关的精神诊断和艺术中的形式变量，以及通过单例设计衡量的艺术治疗干预的效果。

技术 114　融化的镜子

咨询目的：识别给人留下深刻印象的早期记忆。

描述：想象回到童年。当你看着镜中的自己时，镜子似乎融化了，你的模样也在晃动。在镜子稳定后，它会显示出你是一个待在自己家房间里的小孩。想象一下这个房间，想象一下你和童年的自己的对话。童年的自己对你说了什么？你是如何回答的？描绘一下这个情景，看看其中是否有你现在需要的信息（Liebman，1986，p.145）。

技术 115　生活优先拼贴

咨询目的：重新评估优先级。

描述：在一张大纸上画三个处在不同水平位置的颜色带，分别代表远、中、近三种距离。剪下或画出代表你工作、家庭和社会生活不同方面的图画。用胶水或胶带把这些图片粘在适当的颜色带上。在你完成后，反思结果并移动图片，直到整体感觉舒服（Liebman，1986，p.144）。

技术 116　盾牌

咨询目的：转移来自朋友、家人或同事的负面评论。

描述：当来访者因为被另一个人攻击而产生了愤怒的反应时，让他们知道自己有一个很有用的心理盾牌。治疗师会为来访者提供一块 8.5 英寸 × 11 英寸大小的树脂玻璃代表一面盾牌，并对来访者说："当我用批评来伤害你的感情时，希望你能用这面盾牌保护自己。"治疗师会扮演来访者的老板，在一场公开的会议上批评她，但这面盾牌能提前阻止批评。此外，还可以让来访者练习用更有力的声音说话。问来访者："有一些保护是什么感觉？解释这面盾牌是如何帮助你应对别人的批评的。"来访者可以转移这些评论，而不是将它们内化，令自己感到受伤和愤怒（Schimmel & Jacobs，2011，p.4）。

技术 117 广告

咨询目的：产生抑制自尊的负面情绪。

描述：让来访者为自己画一个广告。这可能涉及"推销自己"，可能会引发因缺乏自尊而产生的负面情绪，还可能会让人考虑什么样的人会被广告吸引。

变式：可能涉及一个团体，成员在每个广告中添加来访者遗漏的内容（Lieberman，1986，pp.148–149）。

技术 118 童年记忆

咨询目的：唤起人们压抑或故意没有意识到的童年创伤。

描述：画出你最初或早期的记忆，任何给你留下深刻印象的记忆。这些主题通常会唤起童年时期的破坏性事件，这些事件可能没有得到处理，而且很难处理。重要的是，要有足够的时间来讨论这些问题。步骤如下：

- 快乐的童年记忆和不快乐的童年记忆；
- 好的记忆和坏的记忆；
- 尴尬时刻；
- 与强烈情感关联的记忆（Lieberman，1986，pp.148–149）。

舞动治疗

舞动治疗（dance/movement therapy，DMT），又被称为"运动疗法"，是一种心理治疗技术。它把运动作为一个整合来访者的情感、认知、社交和身体的过程。舞蹈是最基本的表达艺术，通过身体运动进行直接表达。基于身体和精神相互关联的假设，舞动治疗被美国舞蹈治疗协会（American Dance Therapy Association，ADTA）[①]定义为"通过运动促进来访者情感、认知、身体和人际层面整合的心理治疗方法"（ADTA，2009，p.1）。舞动治疗对来访者的情感、认知、身体功能、行为和态度产生影响，能帮助来访者：

- 减轻压力；
- 挖掘人们通常回避的情绪和感觉；

[①] 业界历史上最早采用的是"舞蹈治疗"（Dance Therapy）一词，并没有加上"/movement"。——译者注

- 建立自信；
- 定义自己和身体的界限，而不必在与他人的关系上这样做；
- 变得自信或亲密，但又不失去自我意识；
- 无论处于疗愈的哪个阶段，都要体验和尊重当下；
- 通过舞蹈、动作、音乐、写作和艺术创作真实表达自己。

舞动治疗包括多种方法，关注不同的领域：强调意识和对内在感觉的关注；将运动作为心理治疗的一种形式，表达和解决深层情感问题；强调与重力和特定动作序列一致；鼓励自发运动；增加身体运动的自在和效能；把身体的事实视为"运动"，而不只是把身体作为独立于运动或行走的存在。这是我在许多情况下所考虑到的——大脑说走，但身体说不！舞动疗法的另一个重要好处是社会支持，它能减轻压力，减轻抑郁症、精神疾病、孤独症和癌症带来的痛苦；它能改善身体形象、自尊，缓解慢性疼痛。它能增强心肺功能，提高沟通能力。在心理健康环境中，其他工作会涉及脑损伤和学习障碍的儿童、老年人、残疾人，以及致力于个人成长的人。

技术 119 拉班动作分析

咨询目的： 分析一套身体训练系统；一旦来访者体验到物质基础，情感和认知的表达就会更加丰富。

描述： 拉班动作分析（Laban movement analysis，LMA）[①]是一个综合系统，通过观察重复模式，注意人的运动偏好，评估物理障碍和功能失调的运动模式，并提出新的运动模式，以区分、描述、分析和归类运动。它使用在地板上操作、坐着或站着练习的特定技术来调动身体的深层肌肉，从而实现更大范围的运动和表达（Bartenieff，1980）。它分析了"内在冲动，即运动产生的感觉、念头、感受或情绪"（Maletic，2010，p.9）。更多影响治疗过程的因素可以在摩尔和山本（Moore & Yamamoto，2012）所著的《拉班动作分析和调和理论》（*Laban Movement Analysis and Harmonic Theory*）一书中找到。

技术 120 真实动作

咨询目的： 了解舞蹈、动作、深度心理学。

描述： "真实动作"（authentic movement，AM）由玛丽·斯塔克斯·怀特豪斯（Mary Starks Whitehouse）提出，它在很大程度上植根于荣格理论和身体功能与心理、自我和文化

[①] 拉班运动分析的主要内容是由鲁道夫·冯·拉班（Rudolf von Laban）的学生及合作者伊姆加德·芭特妮芙（Irmgard Bartenieff）共同发展出来的，故又被称作"拉班/芭特妮芙动作分析"。——译者注

环境有关的概念。该技术包括一名移动者和一名见证者。移动者注意移动的冲动,然后跟随或"随着"见证者自发产生的移动。这些动作可能是对一种情绪、一个梦、一个想法、痛苦、快乐,或任何此刻正在经历之事的反应。见证者就像一面镜子,富有同情心,不加评判,给此时此地带来一种特殊的关注或存在。见证者的作用是有意识地观察移动者,并将自己观察到的东西反射回去,比如身体的感觉、觉察到的情感、情绪和能量,以及移动者可能投射的角色和故事。会谈结束时,移动者和见证者一起讲述他们的经历。动作对见证者来说可能看得见,也可能看不见。对自我发展、意识和无条件反馈来说,真实动作是一种强有力的方法,通过它可以获取语前记忆、创造性想法和限制成长的无意识动作模式。它可以帮助来访者经历倦怠、同情疲劳、替代创伤、自我发现和治愈(Pallaro,1999)。

技术 121　罗尔夫运动一体化

咨询目的:通过改变长期不平衡持续存在的运动习惯来恢复身体结构的平衡。

描述:罗尔夫运动一体化(Rolfing movement integration,RMI)由艾达·P. 罗尔夫(Ida. P. Rolf)创立。罗尔夫节奏是用来强化和帮助整合由罗尔夫式实际工作[即结构整合,通过身体的各个部分(比如,骨盆和腿)调整到适当位置来改善健康]带来的结构性身体改变的运动设计。RMI 将触碰和言语指示相结合来帮来访者提升对垂直排列和习惯性运动的意识类型,以鼓励自在、持久、平衡及重力和谐的运动原则。支持者声称 RMI 可以提高表现,增强自我意识,减少疼痛,改善身体形象。"研究表明,它能刺激副交感神经系统,(帮助)损伤组织、退行性关节组织和腰痛的恢复。"(Bernau-Eigen,1998,p.236)罗尔夫运动一体化从业者必须经过位于美国科罗拉多州博尔德市(Boulder,Colorado)的罗尔夫结构整合研究所(Rolf Institute of Structural Integration)的培训和认证。

技术 122　阿斯顿式身体疗法

咨询目的:增强肌肉张力,稳定拉伸和心血管机能。

描述:阿斯顿式身体疗法(Aston-Patterning bodywork)由朱迪丝·阿斯顿(Judith Aston)开发,指导来访者在日常活动中以更轻松的方式移动,以放松身体。它融合了运动、教练、身体、人体工程学、健身训练和按摩,以及健美、拉伸和心血管健康(Aston,1998)。

技术 123　罗森运动法

咨询目的:增加平衡和节奏,为轻松呼吸创造更多空间。

描述:罗森运动法由马里昂·罗森(Marion Rosen)开发,是以身体为中心的治疗方法,旨在解决情绪和身体疾病,以及揭示来访者如何在身体姿势中表露自己的情绪,这些姿势往往能体现出充分表达和亲密关系的障碍。该技术通常伴随音乐进行,通过轻柔的摇摆、弹跳和拉伸，身体的每一个关节和肌肉都能体验到全方位的运动。罗森运动法被用于减轻压力和心脏问题，增强脆弱的免疫系统（Rosen & Brenner，1993）。作为一名使用罗森运动法的治疗师，需要接受专门的培训和监督。

技术 124　费登奎斯运动疗法

咨询目的： 在不使肌肉疲劳的情况下对大脑进行再教育。

描述： 费登奎斯运动疗法（Feldenkrais method）是由摩西·费登奎斯（Moshe Feldenkrais）开发的，包括特定的结构化运动体验，在不使肌肉疲劳的情况下对大脑进行再教育。大多数课程都是在地板上躺或坐着完成的，旨在提高能力，在变化中提供希望，并通过运动和功能整合带来意识，将曾经的困难变得容易（Feldenkrais，2002）。这一方法还需要额外的培训和认证。

小结

除了那些罹患严重情绪障碍的人，任何人只要年龄和身体状况允许，就可以接受舞动治疗。这方面的例子包括饮食失调者、成年暴力幸存者、遭受性虐待和身体虐待的儿童、功能失调的家庭、无家可归者、孤独症儿童、体弱多病的老人，以及药物滥用者。在疾病预防和健康促进项目中，以及治疗慢性疾病方面，使用舞动疗法如今已成为一种新趋势。许多创新项目为患有心血管疾病、高血压、慢性疼痛或乳腺癌的来访者提供舞动治疗。

美国舞蹈治疗协会要求有该委员会认证的舞动治疗师证书，作为教学、监督或在私人执业中使用舞蹈治疗的必要证明。除了接受培训外，还有两种选择：（1）经过批准的 ADTA 研究生项目；（2）硕士学位和额外的具体舞动治疗课程、实地工作和实习。

照片治疗

照片治疗可以作为一种治疗工具，尤其是在社交媒体时代（Suler，2008）。值得一提的是，它可用于对有身体形象障碍的来访者进行干预（Fisher-Turk，2005）。Facebook、Twitter、LinkedIn 等线上平台改变了我们与他人互动和交流的方式，生日、纪念日、婚礼等重要的生活经历和其他庆祝事件如今有了更广泛的受众。社交网站传播信息的速度比其他任何形式的媒体的都要快。社交媒体有可能促进社会和政治变革，并迅速传播来自社会事件和突发新闻

（如"安珀警报"①）的有用信息。执法部门已经开始使用社交网络来识别潜在犯罪分子的模式和联系；潜在的雇主和大学招生主任开始浏览 Facebook，以考察潜在候选人的性格。不好的一面是，犯罪分子也经常使用和浏览社交网站收集信息，助长了在校儿童的网络欺凌和网络骚扰。

技术 125　在社交媒体上进行治疗性的在线照片分享

咨询目的： 分享个人照片，展示更多关于自己的个性、人际关系和生活方式。

描述： 来访者选择一张可以代表自己过去、周年纪念、现在或未来努力的照片。这提供了一个在网络环境下评论来访者照片的机会，这是在照片分享社区中发生书面互动的另一种方式。与言语互动相比，这些治疗性的书面互动为来访者提供了在任何时候重新阅读评论的机会，就像日记一样。这些图像可以在心理上令人愉悦，除了引发强烈的情感，还可以在社交媒体上通过网络空间获得他人的认可或意见。"这些评论可能是简单的赞美、批评和技术评论、个人反应、对摄影师的解读、话题评论或问题。"（Suler，2008，p.559）"照片分享团体的治疗效果，可以与专注于克服或应对生活压力的自助团体相提并论。"（Johnson & Johnson，2009，p.502）然而，如果反馈是负面的，那么它可能会产生有害的影响，但同时也能帮助个体获得觉察。负面评论应该由来访者提出，而不是由治疗师提出。不合理的看法需要被质疑。

技术 126　改变女性消极自我形象的照片治疗

咨询目的： 费舍尔－特克（Fisher-Turk，2005）将黑白摄影和日记写作结合起来，作为改变女性消极自我形象的媒介，用于治疗躯体变形障碍（厌食症、暴食症）的影响、超重，以及那些因强奸、乱伦、性虐待、手术或癌症等疾病而对自己的身体产生负面情绪的来访者。

描述： "照片治疗利用女性的多重形象来改变她们消极的自我形象。通过被看见而不是被评判，通过拍摄裸体并看到她们最害怕看到的东西，使女性有机会重建她们对自己的看法。"（Fisher-Turk，2005，p.1）治疗师会给来访者提供一张贴有 36 张照片的纸，并要求她们记录被拍摄的经历，以重新体验她们各自的美、独特性、潜能，以及个人优势。来访者选择姿势和环境，治疗师用相机给来访者架起一座桥梁，让其摆脱痛苦和批评性的自我判断，允许其在安全的环境下做真实的自己。

治疗师和来访者在没有其他意见过滤的情况下，温和地面对来访者对自己的视觉描述，

---

① 安珀警报（AMBER Alert），是在美国和加拿大境内确认发生儿童绑架案时，通过各种媒体向社会大众传播的一种警戒告知。"AMBER"是"America's Missing：Broadcasting Emergency Response"（美国失踪人口：广播紧急回应）的缩写，也是以一名于 1996 年在美国得州阿灵顿被绑架并杀害的九岁女童安珀·海格曼（Amber Hagerman）命名的。——译者注

得出结论:来访者的很多看法和期望往往来自他人对自己投射的内化,而不是反思自己真正的"内在自我"。于是,来访者开始明白,只有她自己,而不是其他人的看法,才能真正发起她所期待的改变和进步。承担责任改变行为和采取更积极的行动,通过对个人生活各个方面的照片描述,为来访者提供话语权。

小结

在大多数咨询领域,照片治疗被认为是在心理治疗中使用摄影(包括个人快照)的一种方式。治疗师使用这些技术帮助来访者解决在干预前没有留意到的一些障碍或特质。警告:如果是没有经过专业训练的非治疗师使用照片治疗,可能会给来访者造成伤害;如果没有接受过心理咨询与治疗方面的临床培训,执业医师就可能无法完全理解来访者和治疗师之间治疗联盟的重要性,会输出自己的个人观点。因此,照片治疗需要专业治疗师开展以正规方式指导和支持使用情感信息的过程,这些信息潜藏在来访者的个人照片中,从而获得自我觉察和理解。

戏剧治疗

戏剧治疗是系统和有意地使用戏剧或戏剧过程、产品和联想,来实现症状缓解、身心整合及个人成长的治疗目标。戏剧治疗是一种积极取向,帮助来访者通过讲述自己的故事来解决问题,实现宣泄,扩展内心体验的深度和广度,理解意象的意义,提高观察人际角色和个人内在感受的能力。戏剧治疗中言语和非言语成分的平衡,以及它的隐喻式语言,允许来访者在治疗联盟中高效地工作。

戏剧治疗使许多来访者团体受益,并被用于各种各样的环境中。戏剧满足了从儿童到老年人的各种需求。它不仅可以用于个人、夫妻、家庭和团体的评估和治疗,还可以用于精神病院、精神卫生设施、日间治疗中心、疗养院、身体(发育或学习)障碍中心、药物滥用项目、学校、企业和惩教机构等场所。

戏剧治疗能帮助来访者减少孤立感,发展新的应对技术和模式,拓宽情感表达的范围,体验积极的互动,发展人际关系。戏剧治疗深深植根于"戏剧具有治愈性"这一理念,它是动态的、积极的、充满体验的。这种方式可以为来访者提供讲述故事、设定目标、解决问题、表达感受或实现宣泄的环境。借助戏剧,可以让来访者积极探索内心体验的深度和广度,改善人际关系。来访者可以扩展戏剧角色剧目，发现自己的人生角色得到了强化。通过预防、干预和治疗设置中的戏剧治疗，可以实现行为改变、技能建设、身心整合，以及个人成长。

技术 127　真人大小的玩偶

咨询目的：为处理生活问题开辟一条创造性的新途径。

描述：真人大小的玩偶可以被塑造成家庭成员、重要的人、老师、孩子，以及未来故事中的其他重要角色。一个真人大小的玩偶也可以代表一个外化的问题（比如，愤怒）在发现来访者主体性时发出的内心声音，或在复述个人历史时出现的次要角色（Dunne，2014，p.1）。来访者通过真人大小的玩偶投射他们的问题。

技术 128　面具

咨询目的：表露之前没有表达过的感受、情绪和感知。

描述：通过使用面具，来访者对自己有了更多的了解，并揭示了以前没有表达出来的感受、情绪和感知。"来访者以一种全新的自由和创造力体验世界。面具为来访者赋予了另一种人格，能帮助来访者探索自我的各个方面，并代表人的双重性发挥作用。"（Dunne，2014，p.1）

技术 129　生活脚本

咨询目的：打破旧模式，探索新模式。

描述："创建自传式脚本，让来访者有机会整理和整合重要的生活经历。"（Dunne，2014，p.1）它为回顾和记录治疗和自我进化的过程提供了显著优势，并允许来访者有机会打破与自己和他人互动的旧模式，进而探索新的生活脚本。"生活脚本的呈现可以以仪式、舞蹈或多媒体形式为中心，并代表以下戏剧方法中的任何一种，如希腊戏剧、站立即兴表演、活报剧、仪式、默剧小品或任何其他创造性的戏剧风格。"（Dunne，2014，p.2）

技术 130　叙事戏剧

咨询目的：获得更多的自我认知和意识。

描述："任何形式的戏剧（比如，故事、生活脚本、雕塑、场景）都是从叙事的角度探索的，允许来访者通过探索替代方向和独特结果来改变关系或问题（比如，当来访者设法不被他们的问题控制时，就很像焦点解决疗法）。"（Dunne，2014，p.2）戏剧治疗和叙事过程为可选意义和可能性开辟了空间。个体以一种赋权的方式体验自我来应对问题，能让其在意识和自我认知方面有所收获。

技术 131　照片和戏剧治疗

咨询目的： 减少或缓解痛苦的心理症状，促进心理成长和治疗改变。

描述： 通过整合照片治疗和戏剧治疗，训练有素的戏剧治疗师旨在实现以下目标："唤起各种情绪感受和状态；诱发言语回应或对抗（即关怀式面对）；示范或掌握一种新的积极增强技能；促进更大的社会化；鼓励创造性和表达。"（Dunne，2014，p.2）

小结

为患有情绪、行为或创伤障碍的儿童和青少年提供有效的技术和治疗计划，已成为一个不断增长的领域，已有实证研究表明其对儿童和青少年的启迪作用。当今年轻人表现出的许多病症都在增加，比如进食障碍、药物滥用、自残、校园暴力（如校园枪击）、自杀意念、注意力缺陷障碍症、焦虑和抑郁，这要求我们要为了年轻人的福祉和国家的未来进行干预。鉴于儿童和青少年独特和多样的文化和发展需求，作为治疗工具的戏剧治疗日益发展。在过去10年中，作为一种可行的手段和主要的预防措施，戏剧治疗获得了巨大的发展势头，被用于矫正儿童和青少年的机能失调行为。

音乐治疗

音乐治疗结合了音乐和治疗两个领域，提供了一种创造性的治疗和媒介。它将音乐模式与人本主义、心理动力学、行为和生物医学方法相结合，帮助来访者达到精神、身体、情感、社会和精神方面的治疗目标。通过来访者和音乐治疗师之间的治疗关系，以及音乐本身，来解决问题或满足需求。音乐是最具社会性的艺术形式之一，因为它以多种不同的方式创造了人与人之间的交流。已有很多研究发现，音乐会带来情绪、血压、呼吸、脉搏、心排血量、心率、肌肉紧张、疼痛和放松等有益的生理变化。音乐对身体、心理、认知、行为和社会功能都有治疗作用。

音乐治疗师在各种各样的环境中为有情感障碍、学习障碍、智力障碍和身体残疾的来访者工作。他们还与患有精神障碍、酒精和药物问题、神经障碍和绝症的来访者合作。音乐治疗师还为资深和中级护理机构、成人寄养家庭、康复医院、住宿护理机构、医院、成人日托中心、退休设施、住宅式老人院、临终关怀院、高级评估项目、精神治疗中心和其他设施提供服务。音乐治疗师还为提供家庭护理的机构服务。音乐治疗技术还可用于帮助健康的来访者减轻压力、提供分娩和生物反馈，在教育和私人执业方面也有不错的应用。

家庭和儿童音乐治疗

音乐治疗可以为家庭和儿童提供以下帮助：

- 提供一个论坛，供夫妻和家庭分享共同的体验和乐趣；
- 以积极、有创意的方式共度有意义的时光；
- 通过言语和非言语的互动治疗实现家庭的团结和亲密；
- 刺激所有感官，让孩子在多个层面参与，这种"多模态方法"可促进孩子发展技能；
- 让游戏自然而频繁地进行；
- 解决冲突，形成更牢固的家庭和同伴关系，以及情绪和情绪状态的积极变化；
- 帮助孩子应对压力；
- 鼓励社交、自我表达、交流和运动发展，以及为探索来访者的感受和治疗问题（比如，自尊或觉察）提供帮助；
- 提高现实测试、解决问题、专注力和注意力持续时间，以及发展独立和决策能力；
- 由于大脑的两个半球都在处理音乐，因此音乐可以刺激认知功能，可能有助于提升演讲或言语技能（Bartlet, Kaufman, & Smeltekop, 1993; Boldt, 1996）。

音乐治疗可以作为一种积极的交往渠道，提供包括父母、兄弟姐妹和大家庭在内的有趣活动。音乐治疗往往可以让一个家庭以新的角度看待孩子，因为孩子的优点在音乐治疗环境中得到了体现。音乐治疗是一种兼收并蓄的疗法，它包含了罗杰斯心理疗法（人本主义）、认知行为主义（例如，积极的自我对话）和荣格心理疗法（分析性心理疗法）中的概念，以帮助来访者实现他们的治疗目标。布鲁夏（Bruscia, 1998）认为"音乐治疗是一个系统的干预过程，治疗师使用音乐体验和通过它们发展的关系作为改变的动力，帮助来访者改善增进健康"（p.18）。美国音乐治疗协会（The American Music Therapy Association，AMTA; 2004）将音乐治疗定义为"通过一名完成已批准的音乐治疗项目的认证专家，在临床和循证中使用音乐干预，以在治疗关系中实现个人化的目标"（p.2）。

音乐治疗师已在各种各样的环境中取得成功，包括在治疗情绪障碍、学习障碍、智力障碍和身体残障等方面。他们还与患有精神分裂症、抑郁症、物质使用障碍、创伤、神经障碍、帕金森病、阿尔茨海默病、脑损伤等疾病，以及那些正在应对癌症疼痛的绝症来访者合作（Bartlett, Kaufman, & Smemeltekop, 1993; Boldt, 1996）。

技术 132　改写路易斯·阿姆斯特朗的《多么美妙的世界》

咨询目的：通过情感表达和抒情分析来关注情感和认知领域。

描述：此项技术需要的材料是路易斯·阿姆斯特朗（Louis Armstrong）的《多么美妙的世界》(*What a Wonderful World*)的歌词、"快乐清单"工作表《多么美妙的世界》空白工作表、吉他、《多么美妙的世界》吉他和弦，以及书写工具。观察参与，适当或不适当的反应，现实导向和情感表达。

步骤如下：

- 分发《多么美妙的世界》的歌词；
- 演唱并讨论《多么美妙的世界》，给来访者一份歌词；
- 给来访者一支铅笔和一张练习表；
- 让来访者在"快乐清单"工作表上列出五件让他们感到快乐的事情；
- 将来访者的"快乐清单"填写到《多么美妙的世界》空白工作表上；
- 根据来访者的回答，演唱新版本的歌曲（Clayton，2010，p.2）。

快乐清单

- _____
- _____
- _____
- _____
- _____

技术 133　甄别辛迪·劳帕的《本色》

咨询目的：通过歌词分析和综合艺术来接近青少年和成年人的情感。

描述：此项技术需要的材料是辛迪·劳帕（Cyndi Lauper）的《本色》(*True Colors*)的录音和CD机，或是吉他和歌曲的和弦、歌词表、"建立自尊的九个小技巧"工作表、大卷纸（大到足以覆盖一张桌子）和绘画用具（Clayton，2010，p.3）。

步骤如下：

- 介绍并播放《本色》这首歌；
- 温习这首歌，分析引起自尊相关感受的歌词；
- 分发自尊练习表，检查一遍；
- 让来访者想三件他们喜欢的事情；

- 让来访者把东西画在纸上；
- 将完成的项目作为艺术海报挂在墙上（可选）（Clayton，2010，p.4）。

技术 134　在奥蒂斯·雷丁编曲的《坐在海湾的码头上》中消磨时间

咨询目的： 为了增加社交和情感许可，为自己、现实取向、适当反应，以及分析休闲技能留出时间。

描述： 这项技术所需的材料包括吉他或钢琴，由奥蒂斯·雷丁（Otis Redding）编曲的《坐在海湾的码头上》（Sitting on the Dock of the Bay）的和弦及歌词、"闲暇时间"讲义，以及白板和记号笔或黑板和粉笔（Clayton，2010，p.5）。

步骤如下：

- 为所有来访者分发《坐在海湾的码头上》的歌词，并介绍这首歌；
- 播放歌曲，鼓励来访者跟唱；
- 讨论歌曲的歌词和什么是"闲暇时间"；
- 让来访者想出 50 个（或是 75 个或 100 个）积极的休闲活动，并把它们写在黑板上；
- 让来访者计算，他们每个星期有多少个小时的休闲时间（从每个星期共计的 168 个小时中减去工作、睡觉、吃饭和洗澡的时间）；
- 在团体治疗结束时，分发休闲活动清单副本，让来访者保存（Clayton，2010，p.5）。

技术 135　比尔·威瑟斯的《信赖我》：建立信任

咨询目的： 通过歌词分析，跟着唱，并阅读信息的内容来增加社交、情感和认知方面的信任。

描述： 这项技术所需的材料包括一把吉他或钢琴，比尔·威瑟斯（Bill Withers）的《信赖我》（Lean on Me）的和弦和歌词副本，"建立信任的 10 个技术"工作表。

步骤如下：

- 给所有来访者分发《信赖我》的歌词，并介绍这首歌；
- 播放歌曲，鼓励来访者跟着唱；
- 讨论这首歌的歌词以及歌词和信任之间的关系；
- 分发"建立信任的 10 个技术"工作表，并与来访者一起审阅（Clayton，2010，p.6）。

建立信任的 10 个技术

- 通过为他人做一些友善、有帮助、有用的事情，树立自己的良好声誉。
- 通过终身学习，每天都变得更有能力，因为能力可以提高信任。

- 不要因为拖延而浪费时间；有力的决定和承诺可以减轻压力。
- 言行一致。一致性可以建立信任。
- 表里如一。不要在不同的情境中表现不同。
- 始终抱有不容置疑的真诚。
- 通过充分交流来建立自信。
- 拥有高情商。智商能让你得到工作，但情商（即与他人保持积极关系）能让你升职。
- 以"我能对你说实话吗"开始沟通，这样可以鼓励对方信任。
- 当你的意识中充满了信念、信心、希望、慈善和积极的期望时，它会帮助你保持信任（Clayton，2010，p.6）。

小结

表达性技术或创造性艺术治疗使用艺术形式和创意过程，有意识地干预治疗、康复、社区或教育环境，以促进健康、交流和表达；促进身体、情感、认知和社会功能的整合；增强自我意识；促进变革。尽管这些创造性的艺术疗法彼此独特且截然不同，但它们共享相关的过程和目标，为觉察和自我表达提供了有意义的治疗机会，这可能是传统心理疗法无法实现的。

Chapter 06

第 6 章　认知行为疗法、辩证行为疗法和焦点解决咨询

认知行为疗法

认知疗法（cognitive therapy）是一种聚焦于解决问题的心理治疗方法，由阿伦·T.贝克（Aaron T. Beck）在 20 世纪 70 年代提出。在其早期精神病学家的职业生涯中，贝克在实践中遵循精神分析传统，但来访者进步缓慢，他为此感到沮丧。于是，贝克努力开发一种更直接、更有效的治疗方法；他的观点被广泛称为"认知疗法"［也被称为"认知行为疗法"（cognitive-behavioral therapy，CBT）］。

在本质上，认知行为疗法是一种识别思维的方法，这些思维引发了消极或痛苦的感受，进而导致了不适应的行为和反应。贝克发现，干预的重点在于来访者的思想层面。如果在思想（自动思维、假设和核心信念）方面做出改变，情绪和行为就会随之改变。根据治疗效果的提升需求使用行为技术和策略（比如，愤怒管理、放松训练、渐进式暴露疗法、自我肯定训练）。治疗过程通常较短，来访者会体验到相对快速的症状缓解和持续改善。

认知行为疗法有效性的元分析

认知行为疗法效果怎么样，对哪些障碍有效，与其他疗法相比又如何？巴特勒和贝克（Butler & Beck，2000）回顾了 14 项调查认知行为疗法疗效的元分析，这些分析涉及 325 个研究，共 9138 名被试，涉及 465 项具体比较。元分析是一种统计方法，允许研究人员汇总多项研究结果，并以一个标准单位（即效应值）来描述这些结果。

认知行为疗法的特点

- **基于经验**。在对照研究中，认知行为疗法已被证明能为许多临床问题提供有效治疗。在抑郁症和焦虑症的治疗中，认知行为疗法被证实与药物治疗同样有效。
- **目标导向**。认知行为咨询师与来访者一起设定治疗目标，并定期监测进展情况，以评估治疗目标是否达成。
- **实用具体**。治疗目标侧重于解决具体问题。典型的目标包括减轻抑郁症状、减少惊恐发作、减少或消除强迫性仪式、减少扯头发、减少工作拖延、改善与他人的关系，或是减少社交隔离。
- **积极主动**。来访者和咨询师在治疗中都扮演着积极的角色。咨询师充当教师和教练，向来访者传授对其问题的理解以及这些问题的解决方案。来访者可以把在治疗之中学到的策略带到治疗之外去练习。
- **协作性**。咨询师与来访者一起了解和制定策略，以解决来访者的种种难题。
- **周期短**。认知行为疗法总是尽可能地在短期内完成。

迄今为止，这种方法已经有了能证明其治疗效果的实验数据。与其他疗法相比，认知行为疗法在以下几个方面表现为有效和有用：自20世纪70年代以来，认知行为疗法被越来越广泛地应用于各种障碍，其中，药物滥用、创伤后应激障碍、双相情感障碍、人格障碍、神经性厌食症和精神分裂症近年来备受关注（Butler & Beck，2000）。

认知行为技术

因对自己和世界持有害的、错误的观念，数百万人遭受着各种各样的情感折磨，这直接或间接地影响了他们与他人的关系。在当今的心理咨询与心理治疗中，认知行为疗法是最现代化的方法之一。认知行为疗法（Beck，1976；Burns，1989；Ellis & Harper，1975；McMullin，1986；McMullin & Giles，1981；Meichenbaum，1977）是一种对来访者进行再教育的模式。它建立的前提是所有行为都是习得的，可以通过学习新行为来取代有问题的运作模式。

从本质上讲，个体的思维在其情感和行为之间起着中介作用。思维总是在我们对情况做出情绪反应之前出现。来访者之所以会经历情绪困扰，是因为受扭曲的思维和错误的学习经验的影响。这种方法强调个体有能力创造他们的情绪，也有能力通过聚焦现在改变和克服过去，以及选择和实施与当前模式不同但更令人满意的替代模式。

技术 136　认知重构

咨询目的：识别自我挫败的想法；用积极、自我增强或适应性的想法制止并取代自我挫败的想法。

描述：来访者被要求记录他们在问题情境或场景之前、期间和之后对自己说的话。此外，来访者被要求在紧张或压抑的情境下，在事前、事中和事后关注并记录消极想法，持续 1~2 个星期。咨询师分析来访者的记录中是否存在自我否定和不合逻辑的消极想法，并定位想法产生的时期（即是在经历之前、期间，还是之后）。

治疗师帮助来访者识别更积极的应对想法，以取代消极想法，二者是不兼容的。可通过想象和角色扮演来练习和使用应对想法。

技术 137　认知治疗过程

咨询目的：向来访者介绍使用认知行为疗法解决问题的具体步骤。

描述：引导来访者完成以下步骤。

- 第 1 步：在来访者感到焦虑时，帮助他准确地意识到自己在想什么。
- 第 2 步：以某种方式写下或记录这些想法，以便来访者能通过阅读它们来研究所用到的确切词语。
- 第 3 步：分析思维谬误。例如，来访者是否使用全或无思维、比较性思维（比如，"我不如……一样好"）、完美主义，或以偏概全？
- 第 4 步：集思广益，以改变来访者不想要的行为。可以参考"SMART"目标。
  - S（Specific）：**明确**。阐明并确定步骤。
  - M（Motivating）：**激励**。自我激励始于把目标说成"我要"。
  - A（Achievable）：**可实现**。它有一个时间框架，且现实可行。
  - R（Realistic）：**实际的**。来访者能够做到。
  - T（Trackable）：**可追踪**。变化可以被衡量，进展可以被监测。
- 第 5 步：把问题拆分为切实可行的几个部分。
- 第 6 步：分别列出遵循或不遵循各种做法的优缺点，以此来分析可行的方案。
- 第 7 步：按照制订第一个计划的步骤来制订一个备用计划（"B 计划"），让来访者采取行动。（Freeman & DeWolf, 1989, pp.18–19）

技术 138　学习把消极想法变为积极想法

咨询目的：通过将消极想法转变为积极想法来减少焦虑。

描述：引导来访者完成以下步骤。

- 第 1 步：确定你的目标。
- 第 2 步：试着找出消极想法。
- 第 3 步：用积极的方式重新表达（比如，"我的目标是在几何考试中得'B'"）。
    - 要求来访者分享一个目标，并与他们一起经历这个过程。
    - 让来访者写下对自己肯定的语句。
    - 带头"领读"，让所有成员大声朗读这些对自己肯定的语句。
    - 让来访者挑选他们最喜欢的肯定语句。
    - 告诉他们写 10 遍，一边写，一边思考。
    - 让他们在每天晚上和每次会谈开始时练习。

消极想法：

- 这项工作太难了；
- 我比任何人都笨，我不知道该怎么开始；
- 我累了。

积极想法：

- 我很聪明，也很有能力，老师和朋友都喜欢我；
- 我知道如何提问和开始；
- 我准备好开始行动了。

技术 139　降低考试焦虑

咨询目的： 提供能减少考试焦虑的策略。

描述： 每个人都会经历考试焦虑。有一些策略可以减少这种经常在考试时和考试前出现的模糊不安感。以下策略和技术可以帮助来访者应对。

- 每隔 2~5 分钟进行一次深呼吸练习。指导来访者闭上眼睛，专注于用肺呼吸。深呼吸，填满肺部和腹部，屏住呼吸，然后呼气。
- 收紧和放松颈部和肩膀等肌肉群。通过感受肌肉的放松来帮助自我更加放松，感到自己能够控制焦虑。
- 通过思考，开展积极的自我对话，包括：对抗消极思维的理性反应；有助于一个人应对压力的想法；以及让一个人专注工作的想法。比如："我有能力做到这一点。""有一点点焦虑是有帮助的。""如果把这个问题分解成几个部分，我就能回答它。"
- 想象自己做得很好。

- 不要陷入将自己与他人做比较的陷阱。
- 做得好的时候奖励自己。

技术 140　获取学习的信心和动力

咨询目的：更自信地思考。

描述：自律、对能力的信心，以及继续前进的动力，可以通过以下自我陈述来实现。

- 自我陈述：**"我尽责了。"** 比较学习的时间与取得的成绩。向自己证明，你是自己学习成绩的主宰，而不是靠运气、命运或其他人。
- 自我陈述：**"我能掌控。"** 安排学习时间，奖励你的努力，为你的自制力感到自豪。
- 自我陈述：**"我有能力。"** 培养学习、阅读、应试、时间管理和效率能力。付出努力来掌握你的天赋和成就。
- 自我陈述：**"我重视学习。"** 提醒自己，在学校里的每一步成功都意味着四件事：好成绩、好职业、高收入和自我实现的感觉。（知识的岛屿越大，奇迹的海岸线就越长。）

技术 141　创造性地解决问题

咨询目的：更具创造性地看待解决问题的方法。

描述：感知问题。识别需要改进的情况，并选择一个值得关注的领域进行探索：

- 什么地方需要改进？
- 真正困扰我的是什么？
- 什么不起作用？

思考，集思广益，寻找信息，列出备选方案。

寻找事实

识别与关注领域相关的特征、方面和事实。

- 我为什么要关心？
- 谁参与其中？涉及什么？在哪里？怎么做？什么时候？
- 这种情况对其他人有什么影响？观察、提问并列出备选方案。

寻找问题

检验事实，分析情况。从不同角度看待问题的各个方面。将困难重新表述为问题，直到找到最能描述情况的问题。

- 谁参与其中？涉及什么？在哪里？什么时候？
- 我可以用多少种方法来描述问题（即灵活性）？

- 我如何回顾、分析、集思广益,并列出备选方案?

寻求构想

探索并提出改善或解决问题的替代方法(即流畅性):对这个问题来说,所有可能的解决方案都有什么?可以做些什么来改善这种情况?对此,可以进行头脑风暴、以图形方式组织信息,以及列出清单、图表或其他认知地图。

寻求解决

检查所有的想法并从中选择五个看起来最合适的。制定分析和评估想法的标准,从而改善情况或解决问题。选择最佳想法去尝试和实施。

寻求接受

通过描述过程中需要做什么以及如何达成来制订行动计划。

- 提出问题。
- 构建一个创意网络。
- 将计划付诸实施,并评估结果。

技术 142　解决问题的策略和态度

咨询目的:达成可能的最佳解决方案。

描述:

- 不要满足于提交的第一个计划。
- 积极寻找替代方案。
- 检查如何看待问题。有没有不必要的假设?这个问题还可以怎么理解?
- 不加评判地列出所有可能的解决方案,然后进行筛选。
- 谨慎地比较和评估备选方案(考虑后果和成本)。
- 保持坚持不懈和饶有趣味的探索态度。
- 运用创造性思维的多种小技术。

技术 143　认知聚焦

咨询目的:帮助来访者明确他们对某些刺激的情绪反应;帮助来访者清楚地识别不快乐的原因;改变非理性信念[①],并用合理信念取代它(McMullin,1986)。

[①] 非理性信念(irrational belief),又被称为"不合理信念"。与之对应的"理性信念",又被称为"合理信念"。此处采用的是机械工业出版社出版的阿尔伯特·埃利斯的系列作品中的译法。——译者注

描述：可以按照以下步骤进行。

- **第 1 步**：要求来访者在接下来的几分钟里短暂放松，清空思绪，集中注意力。将焦点从外部转向内部，注意力聚焦，增加图像形成的可能性。
- **第 2 步**：用类比法帮助来访者找出不适感的主要来源。麦克马林（McMullin, 1986, pp.144–145）提出了"储藏室类比"：想象你坐在一个堆满盒子的储藏室里，每个盒子里都盛放着来访者不同的问题，盒子越大，对应的问题也就越大。
- **第 3 步**：想象一下，把这些盒子一个一个地移到房间的角落里，腾出能够坐下的空间。坐在房间里一个相对舒适的位置上，仔细观察这些盒子，打开来访者最想打开的那个盒子。
- **第 4 步**：把问题从盒子里拿出来。旋转问题，清楚地看到问题的每个方面。试着走出自我，观察自己对它的反应。
- **第 5 步**：一旦来访者从自己的储藏室中选择了一个问题，就请他集中注意力来关注对这个问题的感受。
- **第 6 步**：指导来访者关注最能反映他对问题感受的总体情绪。
- **第 7 步**：一旦确定了总体情绪，就让来访者仔细分析这种情绪的方方面面和组成部分。
- **第 8 步**：让来访者仔细回想自己还在其他什么类似的情况下感受到同样的情绪。
- **第 9 步**：让来访者和这些情境与感受产生共鸣，这样你就可以确认焦虑与情境（过去或现在）之间的关联。
- **第 10 步**：探究在这些类似的情境下，是什么想法引发了同样的情绪。在每种情境下，确定来访者对自己说了什么。来访者给这些状况赋予了什么含义？
- **第 11 步**：试着帮助来访者转换情绪。先让来访者把注意力集中在没有激起负面情绪的类似情况上，提醒他不要简单地回忆经历过的事情，而是努力再现同样的感觉。
- **第 12 步**：指导来访者聚焦自己的想法和信念，或在总体情绪不同的类似情况下发生的自我对话。指导来访者分析这些感受。
- **第 13 步**：让来访者练习用其他情况下的感受（第 8 步）取代那些最初的感受（第 4 步和第 5 步）。麦克马林（1986）认为，转换情绪的关键是转换思维。让来访者想象自己没有焦虑时的那些想法（第 9 步，而不是第 7 步）。教会来访者在家里练习这种转换技术，使用来访者自己经验中的各种具体例子。对消化新行为而言，不断地演练将消极情绪转化为积极情绪是必要的。

技术 144　替代性解释

咨询目的：鼓励来访者在获得更多信息和更客观地看待情境之前，不要妄下判断。

描述：来访者对事件的第一印象通常不是最好的，之后的判断往往更理性。这项技术的目的是让来访者暂缓决断，直到他获得更多信息，并更客观地认识情境。咨询期间，让来访者书面记录一个星期内经历的最糟糕的情绪，确定诱发事件和对该事件的初始解释，以及对该事件的思考。

在下一次会谈之后，让来访者在接下来的一个星期继续记录日志，为每个事件找到至少四种解释。再下一次会谈时，帮助来访者理性地从四种解释中选择哪一种解释是有最客观的证据支持的。然后，指示来访者继续寻找替代性解释并积极地暂缓决断，直到过了一段时间、隔了一些距离能提供更客观的评估后。这一过程将持续一个月，直到来访者能自动完成这一过程。(McMullin，1986，p.11)

技术 145　去灾难化的重新评估

咨询目的：克服因为情境和对事件的灾难化理解（往最坏方面想）而产生的负面情绪。

描述：来访者经常歪曲现实；他们的夸大成为一种习惯，导致对不愉快的情况长期感到焦虑和恐惧。治疗师构建了一种新解释，以纠正来访者灾难化理解引发的负面情绪。列举来访者灾难化的情景。从 1 到 10 连续记录来访者对每一种情景危机的预期判断。与来访者讨论如何应对灾难，并记录每种情景下可能发生的最好的情况。标记出这种结果的损害程度。根据过去的经验判断，让来访者决定最可能发生的是灾难化结果还是最好的结果。让来访者使用这一连续量表来预测他所恐惧的即将到来的情景会导致的危险。事件实际发生后，让来访者检查该量表，是否发生了预期的损害。来访者应该定期练习去灾难化理解，直到他能够更现实地评估预期损害。

技术 146　改变思维模式和"内部对话"

咨询目的：改变扭曲思维和消极的自我对话。

描述：以下是埃默里（Emery，1981）概述的改变不良思维模式的步骤。

- **第 1 步**：保持对更强大自我意识的持续追求，评估你的目标、梦想、感觉、态度、信念和局限。识别、追踪和挑战你的"自动思维"，尤其是在压力情境下不自觉地产生的内心对话。使用批判性思维技能来阐明对某一事件的情绪反应（比如，"基于证据，我的反应合乎逻辑吗"）。

- **第 2 步**：观察一种情况时，考虑替代性解释和另一种视角。试着用积极形象代替消极形象，把挑战或批评视为改变而不是谴责的机会。通过做一些具体的事情来改变消极的想法，比如，写日记、制订计划、监控进展。

技术 147　焦虑公式："已知"与"重要性"

咨询目的：降低焦虑等级。

描述：已知程度 × 损失部分的重要性 = 焦虑等级。让来访者想出一个引发焦虑的情景：（1）从 0 到 10 对其"未知"和"重要性"评分，得出焦虑等级；（2）产生有助于降低对情景未知感的想法；（3）产生一些让事件变得不那么重要的想法，然后回过头去，重做第二步（Emery & Campbell，1986）。示例如下。

情景：飞机飞行时

- 对未知和重要性进行评级：9 × 10 = 90，焦虑等级为 90%。
- 什么会让这场活动变得不那么重要：飞行恐惧课程。
- 再次对未知和重要性进行评级：4 × 10 = 40，焦虑等级为 40%。

技术 148　ACT 公式：接受、选择、采取行动

咨询目的：帮助来访者专注于个人选择（Emery & Campbell，1986）。

描述：如果来访者正在体验痛苦和极度焦虑，那么可以引入 ACT 公式：

- A（Accept）：**接受**当前现状；
- C（Choose）：**选择**创造你自己的愿景，也就是你想象的理想生活画面；
- T（Take Action）：**采取行动**来创造它。

技术 149　创造你想要的

咨询目的：协助来访者规划他的未来愿景。

描述：指导来访者写日记，并在日记中写下他想实现的 10 个愿景，确保每个愿景都具体且可测量（比如，"下个月我每天步行两英里①"）。在每个愿景前面加上"我选择"，并大声说出句子（比如，"我选择在下个月每天步行两英里"）。让来访者在达成每个愿景后更新列表。（Emery & Campbell，1986）

技术 150　替代性解决方案

咨询目的：帮助来访者理解替代方案通常是无穷无尽的。

描述：来访者被要求列出在某种情景下所有可能的替代方案，不需要对这些替代方案做任何初步判断。然后，面对其中最合理的几种解决方案，咨询师帮助来访者做出不同的价值判断。来访者可以从这个有限的清单中权衡，并选择一个最终的替代性解决方案。

---

① 1 英里 ≈ 1.6 千米。——译者注

技术 151　改变内心信念

咨询目的：增强积极的内心信念。

描述：决定哪些行为是你想要改变的。积极思考，培养自己积极的内心信念。

- 写下你内心的消极信念并把它变成积极的。用现在进行时态去表达（比如，"我相信这是关于我自己的"）。
- 每天至少重复 10 次内心的积极信念。把内心积极的信念写在一张可以经常看到的卡片上。
- 想象一下你内心的积极信念，就好像它已经发生了一样。尝试并感受放下内心的消极信念时会有什么感受。想象自己做到了。
- 像积极的内心信念已然成真一样去行动。

技术 152　有效处理压力的九种办法

咨询目的：提高内心的幸福感。

描述：减轻压力，承认你的感受，识别它们，并允许自己体验它们。

- **宣泄**。剧烈的体力活动，比如跑步、打网球、在花园里干活，都是很好的宣泄方式。
- **把它说出来**。与信任的人分享自己的感受，这样你就不会不知所措。分享你的压力。有时另一个人可以帮助你从新的角度看待你的问题。
- **学会接受你无法改变的事情**。对于有些事，你可能用尽浑身解数也无法改变。内心不要有过度的负担，为自己留出时间。承认自己并不完美，也不应该完美。
- **避免酒精等自用药品**。应对压力的能力来自内心，而不是那些瓶瓶罐罐。
- **充分休息**。偶尔让自己休息一下。安排一些娱乐活动，给你的大脑放个假，哪怕只是一个短暂的假期。
- **为别人做点什么**。帮别人解决问题能让你忘记自己的问题。
- **一次只做一件事**。不要故意让自己处于失败者的地位，贪多嚼不烂。
- **偶尔让步**。不要总是坚持自己正确。时不时地承认自己错了，会让你轻松许多。
- **让别人了解你**。不要自怨自艾。

技术 153　应对不堪重负的感觉

咨询目的：保持在可控的沮丧水平。

描述：在当今的信息时代，来访者往往会感到不堪重负，与这种感受相关的压力和焦虑会对其心理健康造成深远的影响。

- 在第一次出现焦虑时，请暂停一下；
- 关注当下，思考你需要做什么；

- 从 0 到 10 标记你的恐惧程度，观察它的变化；
- 你应该预料到自己的恐惧会增加；
- 不要试图完全消除恐惧，可将其保持在可控范围；
- 你可以说服自己去做，你可以理智地消除部分恐惧；
- 它很快就会结束；
- 这并不是最糟糕的事；
- 想想别的事情；
- 做一些事来阻止你思考令你恐惧的事情。

技术 154　自我对话保持冷静

咨询目的：获得自控力。

描述：需要在某种情境之前、期间和之后，产生有用的自我对话式陈述。

- **之前**：花一分钟时间集中思考"我想做什么"。
- **期间**：花点时间呼吸。事情要一步一步来。人会被激怒，仅此而已。然后清楚地说出你想要什么。不要提高音量。
- **之后**：用 1~10 给自己打分。如果你的评分为 9 分，那么你可以说"每次尝试，我都会做得更好"。

技术 155　使用自我控制技术

咨询目的：保持冷静和镇定。

描述：保持自控是一项需要花一些时间学习和练习才能学会的技能。在怒火中保持风度并不容易。以下是一些自我控制技术的技巧：

- 记录你过去在哪里发怒，以此来避免令人沮丧的情况；
- 有意识地花时间关注其他更被动的情绪，避免使用侵犯性武器，减少你的愤怒；
- 冷静地回应侵犯者，带着共情或使用非挑衅性的话语，或是根本不回应；
- 如果生气，就去关注争斗会带来的不良后果；
- 告诉自己，你不会让他们因看到你心烦意乱而心生满足；
- 回顾你目前的处境，试着理解对方的动机或观点；
- 学会感同身受，学会宽容，学会容忍差异。

技术 156　攻击控制法

咨询目的：控制愤怒。

描述：学习可以预防和控制愤怒的方法。

- 减少你的挫败感。尽量避免谈论令你恼火的话题或个人观点。
- 减少会激发攻击性反应的环境设置。避免咄咄逼人的亚文化、帮派、敌对的朋友、电视中的暴力或其他形式的媒体暴力（比如，电影或音乐中的暴力）。
- 结交不易怒、不敌对、不偏见、不煽动人心的新朋友。
- 在表现得粗暴或无礼之前，透露你的焦虑情绪。诸如"我今天心情不好""我压力很大"或"我很难过"等句子可以改变语境，软化你的言论。
- 通过压力管理、问题解决、使用"我"信息或积极的自我对话来控制愤怒。
- 停止创造敌意的幻想。专注于令人沮丧的情况会增加愤怒。你需要摆脱这种情况或是使用思维停顿的技术。

技术 157　撰写愤怒反应的学习史

咨询目的：评估愤怒反应的程度。

描述：用两个星期的时间系统、仔细地记录引起愤怒的原因，意识到引起你情绪反应的那些常见且微妙的触发因素，以及如何避免未来的冲突。撰写愤怒反应的学习史应包括以下内容：

- 记录引发反应的具体情形；
- 记录你的愤怒的性质，以及强度如何；
- 记录你在发怒前和发怒时的想法和感受；
- 列出你使用过的自我控制方法和效果；
- 记录你的情绪反应会带来什么后果，以及其他人的反应；
- 评估你从愤怒中得到的回报，向自己澄清攻击的目的，放弃一些对你来说不健康的回报。

技术 158　阻碍明智决策的心理力量

咨询目的：理解阻碍决策的种种力量。

描述：有许多有意识和无意识的心理力量会妨碍人们做决策：

- 由于可能不了解痛苦或紧张的感受，因此你会难以清晰地思考；
- 你可能正经历焦虑、抑郁、自我怀疑或缺乏希望，这会导致自我挫败的行为或缺乏行动；
- 你可能过度依赖某人或某事，这会妨碍逻辑性思考；
- 你可能对自己和自己的能力有不切实际的想象，这会导致你做出错误决定；
- 你可能正有着一厢情愿的想法，如完美主义和全或无的思维，这妨碍了你做出现实的决定；

- 你可能因为过去的失败而拖延,从而避免做决定;
- 你可能会变得情绪失控而匆忙做出决定,最终导致错误的选择。

技术 159　挑战非理性信念

咨询目的:克服抑郁、压力和惊恐发作。

描述:挑战非理性信念和相关的焦虑,以对抗抑郁、压力和惊恐发作,这很重要。非理性信念可以分为以下五类:

- 妨碍基本目标和动力的自我挫败信念;
- 导致不切实际的偏好和愿望的教条、高度僵化的信念;
- 导致人们摧毁所在社会团体的反社会信念;
- 错误描述现实的不切实际的信念;
- 源自错误前提的相互矛盾的信念。

技术 160　改变思维模式和内部对话

咨询目的:改变歪曲思维和消极的自我对话。

描述:按照以下步骤改变功能失调的思维模式。

- **第1步**:保持对自我意识的不断追求。评估你的目标、梦想、感觉、态度、信念和局限。
- **第2步**:认识、跟踪和挑战你的"自动思维",尤其是应激情境下出现的非自主性内心对话。
- **第3步**:使用批判性思维来澄清对某一事件的情绪反应。比如,"我的反应合乎逻辑吗"。
- **第4步**:在审视一种情况时,考虑替代性解释和另一种观点。
- **第5步**:尝试用积极形象代替消极形象;将挑战或批评视为改变的机会,而不是谴责。
- **第6步**:做一些具体的事情来改变消极的想法,比如,写日记、制订计划、监控进展。

技术 161　阻止消极想法的 ABCDE 原则

咨询目的:确定消极的想法和感受发生的次数。

描述:记录消极的想法和感受。当你注意到某一情况或事件,然后因此感到不安时,在日记中记录下来。

A:**事实和事件**。记录消极事件的事实。

B:**自我对话**。记录你告诉自己的该事件的内容。

C:**你的感受**。记录你的感受。

D:**辩论**。反驳任何不符合逻辑或不客观的陈述或与其辩论。

E:**审视未来**。陈述你希望未来在这种情况下产生什么样的感受。

技术 162　给予建设性的评判

咨询目的：以更积极的方式解决冲突。

描述：给予某人建设性的评判，包括以下步骤。

- 第1步：给对方两句赞美。要做到诚实、真诚和具体。
- 第2步：用对方的名字称呼他。
- 第3步：用愉快的语气和表情，用一两个简短、清晰的句子说出你的评判意见。
- 第4步：尽量简单地告诉对方你想让他做什么。如果可以，就为此设定一个时间限制。
- 第5步：提供你的帮助、鼓励和支持。
- 第6步：感谢他的时间和倾听。

在现实中，当来访者面对另一个人时，应该提醒来访者他可能会被对方打断。应该鼓励来访者倾听并承认对方，还要遵守规则。一个有用的程序是，提前角色扮演或练习这一方案。

技术 163　情绪监测图

咨询目的：记录焦虑或恐慌的感觉。

描述：将以下信息制成图表：日期／时间；情况（来访者在哪里，谁在那里）；发生了什么（之前的焦虑或恐慌）；想法（发作前和发作中）；经历的感受（包括使用的标签和可能的替代标签）；不适的程度（从0到10，从低到极端的不适）（Belfer, Munoz, Schacter, & Levendusky, 1995）。找出一个需要改变的问题并写出目标，完成表6–1，以便在问题发生时制定应对策略，并追踪取得的进展。

表 6–1　　　　　　　　　　　　　　行动计划

目标 _____

行动计划	开始时间	可能问题	应对策略	进展

资料来源：Greenberger and Padesky (1995) *Mind Over Mood*. New York：Guilford, p. 126.

技术 164　重构

咨询目的：让来访者采取更积极、更有建设性的观点（Gutterman, 1992）。

描述：重构需要以下三个简单的步骤。

- 第1步：治疗师必须使用非评判性的循环倾听，获得对来访者问题的全面理解。
- 第2步：从来访者的角度建立一座桥梁，以一种新方式看待问题，包括来访者观点的某些方面，同时提出一个新观点。

- **第3步**：加固桥梁，直到观点发生转变，并给来访者安排个人任务，以强化来访者用新方式看待问题。

技术 165　与焦虑相处

咨询目的：留在情景中；当焦虑出现或即将出现时，不要逃离或惊慌（Belfer et al., 1995）。

描述：对于引起焦虑的情景，指导来访者在索引卡上写下以下自我指导声明，并在需要时加以参考。

- **面对现状**。不要回避。
- **接受感受**。不要与之对抗。
- **在体验中漂浮**。该发生的总会发生，没必要进行抵抗。
- **让时间流逝**。这段经历会结束，焦虑的感觉会过去（Belfer et al., 1995）。

然后，可以通过思维记录了解焦虑（见表6–2）。

表6–2　　　　　　　　　　　　　　　　通过思维记录了解焦虑

状态	心情	自动思维（图像）
• 谁 • 什么 • 什么时候 • 什么地方	• 来访者有什么感受 • 评估每种情绪（0~100%）	在有这种感觉前，来访者在想什么
举例：在等候室向专业同行做演示之前	举例：焦虑80%，恐慌90%	举例：如果我不知所措，投影仪或计算机也没有什么反应，那可怎么办？如果听众对我的话题持批评态度，那可怎么办？如果专业同行看到我在发抖、呼吸困难，因为口干舌燥而无法言语，那么我一定会感到很尴尬。我的心开始跳动了。我感到一阵恐慌。如果我心脏病发作或晕倒了，那课怎么办？想象一下，我看到自己抓着胸口，喝了很多水，很多同事从我的讲演现场纷纷离席

资料来源：Greenberger and Padesky (1995) *Mind Over Mood*. New York: Guilford, p. 183. 经许可重印。

克服焦虑可以通过认知重构、放松训练、渐进式肌肉放松、控制呼吸、想象或转移注意力等技术来实现。

我们生活中的重要事件（比如，创伤、性虐待、意外或战争引起的创伤后应激障碍、损失、疾病或死亡）会导致焦虑。表6–3说明了可能会干扰来访者日常生活正常运作的焦虑情况。

表 6–3　　　　　　　　　　　　　　焦虑情况

物理反应	想法
• 掌心出汗	• 高估危险
• 肌肉紧张	• 低估自己应对危险的能力
• 心跳加速	• 低估了可用资源
• 面色潮红	• 忧虑和灾难化想法
• 头晕目眩	
• 肠道不适	

行为	心情
• 避免可能发生焦虑的情景	• 紧张
• 离开或避免焦虑出现的情景	• 易怒
• 试图把事情做得完美或是通过控制事件来预防危险	• 焦虑
	• 惊慌
	• 自我怀疑
	• 自我意识

资料来源：Adapted from Greenberger and Padesky (1995) *Mind Over Mood*. New York: Guilford, p. 175. 经许可转载。

技术 166　避免恐慌症的反驳法

咨询目的： 用反驳式的自我陈述代替焦虑想法（Belfer et al., 1995）。

描述： 反驳可以防止焦虑情绪升级，避免惊恐发作。做灾难性思维反驳，可减少焦虑。指导来访者按照以下三个步骤进行。

- 第1步：认识焦虑，句式为"我感到焦虑"。
- 第2步：澄清恐惧，句式为"我害怕＿＿＿＿＿＿＿＿＿＿"。
- 第3步：反驳，句式为"我的反驳是＿＿＿＿＿＿＿＿＿＿"。

技术 167　压力接种

咨询目的： 减少压力和焦虑的影响。

描述： 压力接种基本上是学习"说服自己"，或直面压力来找到解决它的办法。对其他人来说，"压力接种训练"是一个复杂的治疗过程。它是认知行为疗法的一个主要部分，包括：（1）帮助来访者成为一个更好的观察者，能更准确地解释输入信息；（2）教授压力管理技能，比如，社会交往、解决问题，以及如何使用自我指令进行放松、自我控制和赞美；（3）促进生活中各种自助技能的应用。

- 使用"神经能量"。将压力造成的焦虑转化为建设性的有益活动，比如，参加课程、准备晋升或帮助他人。良好的压力使我们保持对生活的积极和热情。
- **培养心理韧性**。我们必须对身体提出发展力量的要求，必须把自己暴露在细菌和疾病中，这样才能产生免疫力。同样地，在我们发展出应对机制和耐受性之前，可能需要暴露在压力和情绪中。来访者可以通过反复暴露在严苛环境中来培养耐受性，同时拥有应对挑战的技能、力量、勇气和信心来提高实现的可能性。通过以下做法，我们可以变得更坚韧：投身于工作，对生活中发生的事拥有掌控感，拥抱挑战，感觉自己可以从经验中学习，解决问题以减少压力，以及专注于自我完善。
- **获得技能培训**。通过获得有用的技能来减少压力，如解决问题的能力、决策技能、社交技能、自信技能、移情反应技能，以及时间管理技能。为了减少恐惧，改变自我谈话和思考，可以用建设性的积极自我陈述代替自我否定的陈述。
- **纠正错误认知**。将自动假设从"我会失败"改为"我能应付"。有时自己验证或让他人验证我们的认知是一个关键步骤。学会识别歪曲的倾向，比如，夸大我们的重要性，否认我们的责任，期待最坏的结果，过于乐观，责备自己或不信任他人。了解知觉偏差，并在该领域不断与他人核对印象或观点。用合理、安心的想法取代灾难性的思考——"我可以防止这种恐慌发作"，或"我的心脏跳得很快，但这没关系"。

技术 168　战胜抑郁

咨询目的：消除孤独、焦虑和绝望。思维、感觉和行为的转变是抑郁的一个关键特征。抑郁的来访者可以通过改变他的错误思维获得帮助，而不是专注于自己的抑郁情绪。

描述：体现出抑郁的自我对话，举例如下。

- 妻子之所以离开我，是因为我配不上她。没有她，我将无法继续生活下去。
- 我的头发正在日益变稀疏，我正在失去美貌。再也没有人会关心我了。
- 我就是不能自己在家里做任何事。我的婚姻正在分崩离析。

切记：（1）识别消极的想法；（2）用更现实的思维来取代它们并加以矫正。

技术 169　消极想法清单

咨询目的：对抗抑郁的感觉。

描述：每当出现沮丧的感觉，试着回想是什么想法引发或增加了悲伤的感觉。这个想法既可能是对最近发生的事情的反应，又可能是发生在过去一个小时或过去几分钟内的事，还可能是对往事的回忆。这个想法会包含一个或多个主题。

- **对自己的负面看法**。产生这种看法往往是因为将自己与其他貌似更有吸引力或更成功、更有能力或更聪明的人加以比较。比如，"我是一个比迈克差得多的学生""为人父母，我很失败""我完全缺乏判断力或智慧"。

- **自我批评和自责**。抑郁的人之所以感到悲伤是因为他们把注意力集中在自认为的缺点上，他们会责备自己没有把工作做得像他们以为的那样好，说错了话或给别人带来不幸。当事情进展不顺利时，抑郁的人很可能会认定是自己的错。如果你认为"我不值得这样，我不配"，那么即使是快乐的事也会令你感觉很糟。
- **对事件的消极解释**。在不感到抑郁的时候，抑郁的人往往也会对一些与他们无关的情况做出消极反应。
- **对未来的负面预期**。人们会习惯性地认为，痛苦的感觉或问题会永远存在。抑郁的人倾向于接受未来的失败和不快乐都是不可避免的，并告诉自己，努力让生活顺利无济于事。
- **"我身负重担，责任巨大。"** 人们可能会觉得无法完成任务，或是认为需要几个星期或几个月才能完成。一些抑郁的人否认他们需要休息，或是没有时间投入个人兴趣中，因为他们将任务视为正从四面八方向自己袭来的紧迫义务。他们甚至可能会体验到伴随这些想法而来的身体感觉（比如，呼吸困难、恶心或头痛）。

技术 170　改变消极、沮丧的想法

咨询目的：获得对消极想法的控制，并将注意力集中在积极面。

描述：可以用运用以下方式。

- **每天的时间表**。尽可能地安排活动，填满一天中的每一个小时。不要反复思考消极想法。
- **"控制和快乐"法**。写下一天中的所有事件，然后用字母"M"标明那些能被控制的情景，用字母"P"标明那些能带来某些乐趣的事件。
- **改变情绪的 ABC**。情绪来自思考。梳理出问题的三个部分：（1）事件本身；（2）你的想法；（3）你的感受。
- **双栏技术**。在双栏表格的一栏中写下不合理的自动想法，在另一栏中写下针对这些自动想法的解答。（比如，自动想法是"约翰没有打电话，他不爱我"。回答是"他很忙，而且他认为我比上个星期做得更好，所以他不需要担心我"。）
- **解决难题**。写下你要完成的工作的每一个步骤，然后每次只完成一个步骤。原本看起来无法解决的问题，可以通过将其分解为较小的单元来处理。

技术 171　克服抑郁的策略

咨询目的：消除焦虑、内疚、悲伤、无望、失落、低自尊、孤独、内疚和羞耻，这些都有复杂的情况或过程。

描述：重点是行为、情绪、认知和无意识因素。

- **行为**。增加愉快的活动，避免令人不安的情况，得到更多的休息和锻炼，使用停止思考的技术来减少忧虑，弥补错误，寻求支持，并做出其他行为改变。
- **情绪**。对特定情景和悲伤记忆进行脱敏，发泄愤怒和悲伤，并尝试兴奋或放松训练。
- **技能**。学习社会技能、做决策和自我控制技术，以减少无助感。
- **认知**。获得更乐观的认知和归因方式，挑战令人沮丧的刺激性想法，寻求积极的自我概念，变得更加包容，选择良好的价值观并加以实践。
- **无意识因素**。阅读有关抑郁的文章，学习识别可能导致内疚的压抑感和冲动，探索耻辱感的来源（甚至可能会追溯到童年）。

积极的事件或活动会导致积极的情绪；消极的事件或活动会导致消极的情绪。抑郁的人必须意识到，每个人在生活中都是如此。让来访者用1~10分来评价自己的情绪，并坚持每天记录或写下关于积极事件和活动的日记。心情很可能反映出来访者生活中正在发生的事情。大约一个星期后，让来访者在图表上标记出自己每天的情绪评分，以及同一天的愉快事件的数量。确定来访者的情绪是否会根据当天发生的愉快事件的多少而发生波动。如果会，这就是一个强有力的论据，可以增加来访者生活中愉快事件的数量，并帮助来访者欣赏发生的美好事物。

技术172　专注于积极事件

咨询目的：帮助来访者认识到自己对成功事件的贡献，减少对失败事件的追责。

描述：回想一个最近发生的重要事件，然后参考以下方式描述它。

- 其他人、机会、运气（好或坏）或命运，在哪些方面对该事件负责？
- 你要在哪些方面（你的努力、技能、能力、经验、外表或缺陷）对该事件负责？
- 你对该事件的责任占多大比例？

在多个事件（包括积极事件和消极事件）中都这样做，朝着积极事件努力，对抗消极事件。因此，如果来访者并不认为他们真的能对50%以上的快乐事件负责，那就让他们重新考虑自己对这些事件的解释，看看自己是否没有促成比设想中更多的积极事件。基于事实的对自控力的信心，是对悲观主义和无助感的有力解药（记住，抑郁的人低估了自己解决问题的能力）。

技术173　扭转向下的抑郁螺旋

咨询目的：提供一些策略来帮助来访者。

描述：可以运用以下策略。

- **使用自我强化**。制定一份"资产清单"，列出真实的积极特质。经常阅读，并在其中添加成就。再列一个可能的奖励清单，并在自助项目中使用它们。抑郁的人在生活中需要更多好东西。

- **积极行动起来**。进行能解决问题的有利有益的活动，改善目前的状况或未来，并取代悲伤的想法。从较容易的任务开始，然后逐步提高到较难的任务。奖励进步。
- **避免不愉快、令人沮丧的情况**。人际关系状况对幸福感有很大影响。内向、孤独、依赖、孤立、婚姻或人际关系问题，往往在抑郁发作之前出现。如果可能，就要避免损失和出现这些情况。
- **改变环境**。尝试改变令人沮丧的环境——工作条件、家庭互动、紧张的关系，等等。情绪反映了一个人周围的环境。
- **减少消极的想法**。减少抑郁的人的消极想法：自我批评（"我真的搞砸了"）、悲观预期（"不会有任何好转"）、低自尊（"我是个失败者"）和无望（"我无能为力"）。来访者如何停止或限制这些失落的想法、记忆或幻想？试着使用停止思考法、矛盾意向法[①]（需要大量练习），或是惩罚。
- **有更多的积极思想**。努力拥有更多的积极想法。对生活满意（"生活是一种美妙的体验"）、自我表扬（"我很体贴，我的朋友喜欢这样"）、乐观（"事情会变得更好"）、自信（"我能处理这种情况"），以及来自他人的尊重（"他们认为我应该是老板"）。
- **避免自我贬低**。关注任何抑郁或自我贬低所产生的回报。治疗师应减少这些强化因素。不要抱怨或表现出悲伤，并要求其他人也不要理会来访者的悲伤（但在好的时候要多与他互动）。记住，过度谈论抑郁有时可能会增加抑郁的感受（不过，来访者不应以此作为不寻求帮助的借口）。
- **追求幸福**。可以参考以下方式：
  - 专注于获得与所爱之人的情感亲密；
  - 找到工作中令人愉快的事情，并为之付出努力；
  - 帮助他人；
  - 锻炼身体和做一些愉快的事；
  - 计划做一些新鲜的趣事；
  - 拥有很多"小确幸"，而不仅仅是大起大落。
- **使用脱敏和压力接种**。如果预料到会发生令人沮丧的事件，就要提前使用脱敏和压力接种

[①] 矛盾意向法（paradoxical-intention），又被称为"矛盾取向法"或"自相矛盾意向法"，主要用于患有强迫症、恐惧症的来访者，尤其是有潜伏的预期性焦虑症（anticipatory anxiety）的来访者。——译者注

以减少影响。
- **挑战错误看法**。质疑任何不合理思维、自动思维、错误结论或过度内疚。如果因自动的消极想法消失得太快而没有留意到（但它们仍然让人悲伤），那就试着在情绪出现的那一刻开始寻找消极想法。写下想法，然后客观地询问：
  - 有什么依据可以证明这个想法会让我感到糟糕？它是真的吗？
  - 有没有另一种看待这种情况的方式？
  - 如果我的第一个想法正确，那么它真的像我感到的那么可怕吗？还是说这种情况只是"可怕的"现实？
- **使用耐力训练（挑战非理性需求）**。帮助来访者认识到不可能总是躲避不想要的结果。
- **挑战错误的结论**。抑郁的人已被预设会消极和非理性地思考。这不是一个有意识、刻意努力得到的消极结论；它是一个自动过程。挑战来访者的消极思维。
- **归因再训练**。一句老话说，每个人都有三个特征：（1）他所拥有的东西；（2）他认为自己拥有的东西；（3）别人认为他拥有的东西。抑郁的人容易相信"这种糟糕的情况永远不会好转""它会毁了我的一生"，以及"这都是我的错"。如果这些对情境的看法是正确的，这个人就有权沮丧。转移归因，让来访者知道他们对不幸的事情（比如，离婚、失败、事故、不经意的不体贴行为）的责任较小，就更能降低内疚感或抑郁感。改变归因可以为将来改善情况提供更多希望。

技术 174 增加活动水平

咨询目的：通过提高来访者的活动水平来控制抑郁。

描述：坎特韦尔和卡尔森（Cantwell & Carlson 1983）发现，可通过提高来访者的活动水平来控制抑郁。来访者参与到选择和计划活动中，将提高成功干预的可能性。假如活动有趣，积极反应的可能性就会提高。

例如，青少年的主要义务是上学，这是一个优先事件。父母应温和地坚持让孩子做家务和参与家庭活动，从小处着手获得小收获（Downing, 1988）。随着孩子参与到干预过程中，他可能会在未来没有成年人帮助的情况下掌握技能体系。青少年承担的责任和义务越多，就越能保持一种正常且肯定的自我认知。

技术 175 限制不适当的关注

咨询目的：以积极的方式强化获得关注的行为。

描述：有时家庭关系会变得相互依赖，即一个人对另一个人的行为和后果负责。干预团体的成员不应该觉得他们需要不断地询问孩子的感受。应对方式需要聚焦于能引起积极关注的行为。

技术 176　教授应对和改变的技能

咨询目的： 学习如何避开可能会激起抑郁的感觉或想法。

描述： 可以教来访者在出现抑郁情绪和想法时加以注意。需要帮助来访者制定一套策略，以便在抑郁时实施，举例如下：

- 提高他的活动水平；
- 将思维转向愉快的经历；
- 使用深刻的内部肯定；
- 使用富有成效的幻想或白日梦；
- 使用生物反馈来增加或减少脉搏，以控制身体。

所有策略都有一个共同点，即它们以策略性的方式为来访者赋能，使其能够控制自己并实现改变（Cantwell & Carlson，1983；Downing，1988）。

小结

从事认知行为疗法的咨询师会专注当下时刻和当前事件，而不是从过去的经验中获得自我意识或自知力。正因为认知行为疗法是一种有时间限制的方法，所以一些来访者可能会认为这种方法粗浅或无法满足他们的需要。从另一个角度来看，认知行为疗法强调关系融洽的重要性，促进治疗联盟，不要求来访者透露自己的生活经历、过去事件或强烈情绪的私密细节。这种方法吸引了各种各样的文化，尤其是那些可能阻碍分享家庭相关问题的文化（比如，拉丁裔文化），或不鼓励探索强烈的情感（比如，亚洲文化）。认知行为疗法可以改善心理健康状况，比如，抑郁症、双相情感障碍、焦虑症、强迫症、人格障碍、精神分裂症、创伤后应激障碍、睡眠障碍、性障碍、饮食障碍和药物使用障碍。

辩证行为疗法

辩证行为疗法（dialectical behavior therapy，DBT）是一种综合的认知行为疗法，用于复杂的、难以治疗的心理障碍。辩证行为疗法中的"辩证"意味着平衡和比较两个看起来非常不同甚至矛盾的事物（McKay，Wood，& Brantley，2007）。这种平衡位于改变和接受之间。来访者需要学习如何改变生活中会引发痛苦的行为，并在同时接受他们自身的现状。DBT 依赖于接受和改变，而不是接受或改变。玛莎·M. 莱恩汉（Marsha M. Linehan，1993）开创了这种治疗方法。最初它被用于治疗慢性自杀的人，后来发展成为一种治疗边缘型人格障碍的方法，被用于治疗边缘型人格障碍人群中似乎难以治愈、涉及情绪失调的行为障碍，包括药物依赖和暴饮暴食，以及其他临床人群（比如，抑郁来访者、有自杀倾向的青少年）和各种场合（比如，患者住院、司法纠纷）。

作为一种综合治疗方法，DBT 有五个功能：

- 提高行为能力；
- 通过调节抑制和强化应急措施，提高改变的动机；
- 确保新能力能够推广到生活环境中；
- 构建治疗环境以支持来访者和咨询师，这是很关键的；
- 提升咨询师的能力和动力，有效地治疗来访者。

在标准的 DBT 中，这些功能被划分为不同的服务模式，包括来访者心理治疗、团体技能训练、电话咨询和治疗师协商团体。DBT 的基本辩证法是在帮助来访者改变的背景下，验证和接受来访者的现状。DBT 的改变策略包括对适应不良行为的分析和问题解决技术，比如技能训练、应急管理（即强化及惩罚）、认知修正，以及基于暴露的策略。

DBT 旨在治疗各种严重和复杂程度的边缘型人格障碍来访者，并被概念化为不同发生阶段。在第一阶段，主要关注点是稳定来访者和实现行为控制。在初始治疗阶段，行为目标包括减少威胁生命的举动及自杀行为。DBT 的目标行为以递减的层次结构进行：

- 减少高危自杀行为，包括自杀企图，以及高危自杀意念、计划和威胁；
- 减少干扰治疗的反应或行为（源于咨询师或来访者），比如缺席或迟到，在不合适的时间打电话，不回电话；
- 减少干扰/降低生活质量的行为，比如抑郁、药物依赖、无家可归、长期失业；
- 减少和处理创伤后应激反应；
- 增加对自己的尊重；
- 获得在团体中教授的行为技能，比如，情绪调节、人际交往技巧、痛苦耐受、正念和自我管理等方面的技能；
- 来访者设定的其他目标。

在随后的阶段，治疗目标是用非创伤性的情绪体验取代"平静的绝望"，以实现"平凡"的快乐和不快乐，减少生活中持续的障碍和问题，化解缺陷感并实现快乐。

表6-4列出了DBT的基础技能概要。

表6-4　　　　　　　　　　　　DBT的基础技能概要

正念就像火焰①（冥想）	• 专注并引导你的注意力，关注当下 • 放弃分散注意力的想法和判断 • 使用彻底的接纳以保持不予评判 • 使用智慧心智②做出正确的决定 • 做有效的事情以实现你的目标 重要的是要记住，正念既是一个结果（正念意识），又是一个过程（正念实践）。正念意识是一种持久的存在或意识，一种表现为心灵自由的深刻认识（例如，摆脱反射性条件反射和妄想）；正念实践是一套系统实践，以开放、关怀和辨别的方式有意关注，包括认识和塑造心灵（Shapiro，2009，p.556）
正念（智慧心智） 图片中文字（从左到右） 理性/逻辑思维　智慧心智　情绪思维	• 理性思维和感性思维之间的斗争 • 使用什么技能：观察、描述、参与 • 如何使用技能：不予评判、一心一意、有效 • 正念的一个工作定义是"在当下，通过有目标的注意而产生的觉察，不予评判地关注每时每刻"（Kabat-Zinn 2003，p.144） 利用危机生存：使用"ACCEPTS"用智慧心智分散注意力 • 活动（Activities） • 贡献（Contributing） • 对比（Comparisons） • 情绪（Emotions） • 推开（Pushing Away） • 想法（Thoughts） • 感情（Sensations）

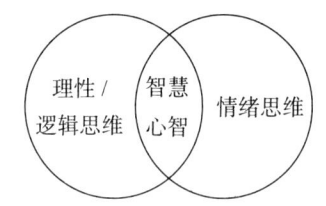

---

① "火焰"的英文"flame"，对应右栏中各项的关键词"专注"（focus）、"放弃"（let go）、"接纳"（acceptance）、"心智"（mind）、"有效的"（effective）的首字母。——译者注

② "智慧心智"（wise mind），又被译为"智慧心""慧心"。——译者注

续前表

痛苦耐受力	利用五种感官的自我抚慰技能：味觉、嗅觉、视觉、听觉、触觉，使用"IMPROVE"改善当下 • 意象（Imagery） • 意义（Meaning） • 祈祷（Prayer） • 放松（Relaxation） • 一次只做一件事（One thing at a time） • 休假（Vacation） • 鼓励（Encouragement）
情绪调节	使用"PLEASE"减少对痛苦情绪的脆弱性 • 治疗物理病痛（P & L Treat physical illness） • 食疗（Eating） • 调整处方（Altering drugs）（除非有医生处方，否则不要服用任何药物） • 睡觉（Sleep） • 锻炼（Exercise）
有效人际沟通	使用客观的有效性沟通技术"DEARMAN" • 描述（Describe） • 表达（Express） • 断言（Assert） • 强化（Reinforce） • 心灵（Mindful） • 展现自信（Appear Confident） • 谈判（Negotiate）
利用关系的有效性	使用"GIVE"改善关系 • 温和（Gentle） • 感兴趣（Interested） • 可验证（Validate） • 轻松的方式（Easy Manner）
自尊心效力	使用"FAST"更有效地提高自尊心 • 公正（Fair） • 道歉与否（Apologies or no apologie） • 坚持价值（Stick to value） • 追求真理（Truthful）

续前表

谈判的艺术	使用"RAVEN"进行有成效谈判 • 放松（Relax） • 避免语言攻击（Avoid the adversive） • 验证方的需要或关切（Validate the other person's need or concern） • 审视自身价值观（Examine your values） • 使用中性的声音（Neutral voice should be used）
彻底接受	完全接受某件事情而不对其进行评判。彻底接受当下，为来访者提供机会使其认识到自己在创造他/她的当前状况中所扮演的角色

资料来源：改编自 McKay yet al.（2007）*The Dialectical Behavior Therapy Skills Workbook*. Oakland CA: New Harbinger Publications, Inc. 经许可转载。

技术 177 彻底接受

咨询目的：接受环境或情境，而不去评判它。

描述：按照以下方式实践彻底的接受：

- 不加评判地阅读报纸上有争议的文章，或是观看有争议的新闻；
- 回顾你曾经历的一个令你感到不安的事件，用彻底接受的方式记住这个事件，而不对其进行评判；
- 无论是太小还是太老，都去接受你的年龄，而不是去评判它（改编自 McKay, et al., 2007, p. 12）。

技术 178 从自我毁灭的行为中转移注意力

咨询目的：避免思维反刍，避免纠结于某些情形和情况。

描述：通过以下方式分散注意力。

- 在气球上画上你讨厌的人的脸，然后把它打爆。
- 写信给伤害过你的人。告诉他们，他们对你做过什么以及你为什么恨他们，然后把信扔掉或保存起来以后再看。
- 在日记中写下你的感受。写一首与你的感受有关的诗。
- 散步或运动。释放身体能量会对你有帮助。
- 洗澡或淋浴。让水抚慰你，帮助你释放压力。在淋浴中大声说话或哭泣，有助于把锁在体内的痛苦释放出来。冲掉压力，把它"丢进下水道"。

到你内心所创造的安全地带去。想象美好的事物、安心的事物、你喜欢的事物。允许自已被生活中的美好事物包围，即使它在那一刻只存在于你的内心世界（改编自 McKay et al., 2007，p.13）。

此外，还可以参考痛苦容忍行动计划（见表 6-5）。

表 6-5	痛苦容忍行动计划
来访者的诱因（内部或外部）	关系（即家庭、朋友和工作关系）；愤怒管理；面对过去的经历和未来的不确定，消极地看待自己
来访者的警告信号（即感觉、思想、身体感觉、冲动或行动）	焦虑、悲伤、伤害、绝望
抑郁、无望、无法忍受或无法改变的想法	感觉努力徒劳、精力不足、孤立无援；或有自我服药以减轻痛苦的冲动
来访者承诺不再逃避，而是采取行动以增加对痛苦的容忍	鼓励来访者与感觉待在一起，而不是孤立自我和自我治疗
来访者接受痛苦（正念练习或痛苦脚本）	好吧，来访者感到悲伤，这是一种正常的情绪体验。来访者不必害怕它或试图摆脱它
观察情绪	让来访者体验这种感受，为它留出空间，并允许自己不被它吞噬。让来访者确定他是在哪里感受到这种情绪的（比如，胃和肩膀，感觉昏昏欲睡），并认识到这只是一种感受。来访者不是情绪，而是情绪的观察者。观察这种感受，就像天空中飘过的云，直到它飘出视线
处在当下	让来访者将注意力转回到手头的工作上，呼吸时，注意每次的吸气和呼气
处理情绪上的反弹	来访者可能会感到悲伤的情绪又回来了，鼓励来访者再去观察，就像观察天空中的另一片云
缓解来访者的痛苦（积极和舒缓的痛苦改善活动）	散步、去海滩或公园、打扫房间、做一顿有创意的饭菜、唱歌或打开你喜欢的音乐，与宠物玩耍——关注你生活中任何积极的方面。鼓励来访者说"我可以渡过这个难关""这也会过去"

资料来源："Adapted from Clen, S. L., Mennin, D. S. and Fresco, D. M. (2011). Major depressive disorder. In M. J.Zvolensky, A. Bernstein and A. A. Vujanovic (eds.),*Distress Tolerance*: *Theory, Research, and Clinical Applications* (pp. 149–170)." New York: Guilford. 经许可转载。

技术 179　暂停一下

咨询目的：使自己的生活更加平衡。

描述：通过以下方式暂停一下：

- 为自己做一件你一直拖着没去做的事；

- 给自己放半天假，去一个美丽的地方，比如，大海、湖边、山丘、博物馆或购物中心；
- 做一些有益于健康的事，比如，办点杂事、看医生、按摩或是剪个新发型。（改编自 McKay et al.，2007）

技术 180　使用自我鼓励的应对思维

咨询目的：用鼓励的话语来保持积极；帮助来访者忍受目前所经历的痛苦。

描述：许多人发现，应对思维在痛苦的情况下会有帮助，包括：

- 这种情况不会永远持续下去；
- 这也会过去的；
- 我可以焦虑，但仍能处理好这种情况；
- 我足够强大，可以渡过这个难关；
- 这些只是我的感觉，它们最终会消失。（改编自 McKay et al.，2007）

技术 181　自我肯定的陈述

咨询目的：培养更健康的自我形象；在面对痛苦的情景时，识别能提供力量和复原力的良好品质。

描述：自我肯定陈述举例如下：

- 我知道自己有一些缺点，但我仍然是一个好人；
- 我是利他主义者，既关心自己，又关心他人；
- 我接受自己的身份；
- 我理解并接受自己的优点和缺点；
- 我是一个敏感的人，拥有丰富的情感体验。（改编自 McKay et al.，2007）

技术 182　通过专注于单个物体来练习正念

咨询目的：正念与冥想有关。专注于单一对象是一种正念技能。

描述：训练你的"精神肌肉"，以保持对所观察的事物的专注。挑选一个让你产生中性情绪的小物件，比如，一支笔、一株植物、一个小雕像、一张图片。找一个你不会被打扰的地方。将计时器设定为五分钟，每天练习一到两次，持续两个星期，每次选择一个不同的物件来关注（改编自 McKay, et al. 2007）。

技术 183　思维解离

咨询目的：思维解离是一种从接纳承诺疗法（Hayes, Strosahl, & Wilson，1999）中借用的技术[①]，已被证实是治疗情绪困扰的有效方法。

描述：思维解离需要运用想象力。将思维（或思绪、想法、念头等）想象成图片或文字，不去纠结或过度分析，让它飘浮在空中。举例如下：

- 想象你坐在田野里，看着思绪随着云朵飘走；
- 想象你坐在小河边，看着思绪随着树叶飘过；
- 在沙滩上写下令你苦恼的想法，然后看着海浪把它们冲走；
- 想象你在高速公路上开车，看到你的想法随着路过的广告牌一个个消失。

技术184　消除负面评价

咨询目的：认识到负面评价会在什么时候阻碍问题解决。

描述：要想改变一个问题，就得了解这个问题何时发生，以及来访者是否挑剔、带有批判性。记录所有负面的评价和批评，包括在报纸、社交媒体网站和电视上看到的东西，以及来访者对自己和他人的感觉。一旦发现批评，就立即记录下来。在便利贴上写上"评判"一词并贴在工作场所或家里，借此提示自己。记录负面评价的内容和发生的地点。持续一个星期来练习这项技术，直到负面评价能够被自动识别（改编自McKay et al., 2007）。

技术185　记录情绪

咨询目的：为了帮助来访者识别情绪，大声说出来访者的感受，对突出情绪和体验很有帮助，并对可能造成困扰的情绪给予特别关注。

描述：大声说"现在我感到＿＿＿"。来访者应记录情绪以便认识、标记和描述这些情绪，举例如下：

- 现在我感到愤怒；
- 现在我感到悲伤；
- 现在我感到焦虑；
- 现在我感到嫉妒；
- 现在我感到孤独；
- 现在我感到高兴；
- 现在我感到失望；
- 现在我感到忧虑。（改编自McKay et al., 2007）

[①] 接纳承诺疗法（Acceptance and Commitment Therapy，ACT）中的技术为认知解离（cognitive defusion）。——译者注

技术 186 使用人际交往技术的障碍

咨询目的： 识别从原生家庭中学到的有害策略（比如，好斗的旧习惯），这些策略利用恐惧、羞耻或有害的心理压力来处理冲突。

描述： 旧习惯包括以下这些。

- **贬低：** 他人的感觉是无效的，缺乏合理性或不重要。
- **撤回／放弃：** 如果来访者得不到自己想要的东西，他就会离开。
- **威胁：** 信息是"按我的要求做，否则我会伤害你"。
- **指责：** 把问题变成对方的错。
- **贬低／诋毁：** 让对方觉得拥有某种需求、意见或感觉是愚蠢的、错误的。
- **内疚：** 传达的信息是对方是道德上的失败者，他的需求是错误的，是必须放弃的。
- **脱离：** 这种策略将注意力从对方的感觉和需求上转移开。
- **夺走：** 从他人那里收回曾给予的某种形式的支持、快乐或强化，作为对他说了什么、做了什么或想做什么的惩罚（改编自 McKay et al., 2007）。

总之，治疗的方向首先是控制有建设性的行动，然后帮助来访者感觉更好，解决生活中的问题和残余障碍，寻找快乐，对一些人来说是寻找一种超越感。该方法结合了其他形式的疗法中有价值的部分，并明确强调咨询师和来访者之间牢固关系的重要价值。在 DBT 中使用的技术广泛而多样，基本上涉及治疗的各个方面。带来改变的技术与接受和解决问题的技术相辅相成。帮助来访者了解自我挫败的行为，并教他们更有效地处理各种情况。在多次会谈之间，咨询师会给来访者建议和支持，鼓励他们为解决当前生活中的挑战负责，这是在 DBT 中使用的独到之处。有研究结果表明，DBT 可以有效地减少自杀行为、治疗脱落、住院治疗、药物滥用、愤怒和人际交往困难。DBT 技能训练也被成功用于治疗贪食症和暴饮暴食。

焦点解决短期咨询

专业治疗师使用焦点解决短期咨询（solution-focused brief counseling，SFBC）[①] 模式干预多种环境中的各种来访者，包括社区心理健康中心、公立和私立医院、私立精神病诊所和学

[①] 在《心理咨询师的问诊策略（第六版）》[*Interviewing And Change Strategies For Helpers (6th Edition)*] 一书中，张建新老师将"solution-focused therapy"翻译成"方案凝聚疗法"，读者也可以参考这种译法。——译者注

校（de Shazer，1985；de Shazer & Berg，1997；David-Ferdon & Kaslow，2008）。阻碍他们咨询效果的因素包括沉重的工作量、有限资源，以及缺乏专业发展。

SFBC在学校和机构中被证明卓有成效（Murphy，1997；Metcalf，2008；Cooley，2009）。德沙泽尔及其同事（de Shazer，1991，1994；Walter & Peller，1992）最早将其概念化为一套临床假设和策略，以回答"什么在咨询中起作用"这个问题。SFBC强调健康：个人被视为有资源，能以实际、直接的方式解决自己的问题（Berg & Miller，1992），问题不被视为潜在病理的证据（Berg & Miller，1992；Fisch，Weakland，& Segal，1982）。SFBC面向未来，聚焦于找到解决当前症状的办法，而不是寻找问题的原因。因此，专业学校咨询师的工作是协助着手解决问题，然后"摆脱困境"（Berg & Miller，1992；de Shazer，1985）。SFBC注重合作（Berg & Miller，1992）。表6-6历史性地涵盖了焦点解决短期咨询的特点。

表6-6　　　　　　　　　　焦点解决短期咨询的特点

科斯和肖恩（Koss & Shaing，1991）：
- 在咨询的过程中明确表述和维持焦点
- 咨询师高度活跃，积极参与
- 咨询师保持包容和灵活
- 及时采取干预措施
- 在整个咨询过程中，对结束的期待都会被处理

布卢姆（Bloom，1992，1997）：
- 立即引入干预措施
- 咨询师的参与程度很高
- 建立具体、现实但有限的目标
- 确定并保持对咨询变化的明确关注
- 为咨询过程设定一个以解决为中心的限制

布鲁斯（Bruce，1995）：
- 学校咨询师和学生共同建立一个强大的工作联盟
- 学校咨询师认可并利用学生的优势和资源
- 在情感和行为上，咨询师和学生都达到高度参与
- 咨询师和学生共同设立明确而具体的目标

续前表

梅特卡夫（Metcalf，2008）：
- 使用非病理学的方法促使问题解决
- 没必要试图去理解或增加领悟来解决问题
- 不需要知道症状的诸多细节
- 学生、教师、行政人员和父母有抱怨，这不是症状
- 由学生来确定目标
- 动机是改变的关键因素
- 当所有人都合作时，就不存在所谓的阻力
- 如果有效，就不要修理它；如果无效，就做一些不同的事
- 专注于可能的、可改变的事
- 快速改变是有可能的
- 每种症状模式都包含某种例外
- 以不同的方式看待问题，并重新描述它们（pp. 16–23）

资料来源：Adapted from Davis, T. E. & Osborn, C. J. (2000). *The Solution Focused School Counselor: Shaping Professional Practice.* Philadelphia: Accelerated Development. Metcalf, L (2008) *Counseling Toward Solutions: A Practical Solution-Focused Program for Working with Students, Teachers, and Parents* (2nd ed) San Francisco: John Wiley & Sons, Inc. 经许可转载。

在心理咨询与治疗领域，使用这一模型的专业人士在多个方面获益良多，包括提高他们的专业效能感知，改善提供服务方面时间有限的问题，以及更加明确治疗过程中的专业方向感。SFBC 能为咨询师提供一个可用、简洁、有效和高度实用的方法，从而满足来访者的各种需求——通过提高来访者的应对技能和专注于问题的解决，而不是放大问题，或用缺陷的视角看待问题和生活环境。

SFBC 模式适用于青少年和成年人。接受过 SFBC 培训的专业助人者将成为应对儿童和青少年任何身心健康危机情况的第一道有效防线。SFBC 有以下特点。

- 目标部分由来访者选择。
- 关注一个重点问题。
- 咨询目的是澄清当下的感受、想法和行为表现。最大限度地减少问题诊断、病史采集或探查。
- 重点在于识别来访者需要的改变，或与问题有关的应对目标。
- 鼓励来访者积极寻找问题的例外情况；在他的应对方式中找出优势。

SFBC 的各阶段进展如下。

阶段1：界定问题（比如，来访者正在经历惊恐发作）

- 沟通对某种改变的期待。
- 将问题情境重构为正常的和可塑的，这可以通过使用系统提问来实现。比如，目前的问题可能是，来访者在他的一般教育发展考试（General Educational Development Tests，G.E.D.）中出现了惊恐发作。

系统的提问包括：

- 这与你没有惊恐发作的时候有什么不同？
- 还有谁注意到你的惊恐发作？
- 当你在演讲中出现惊恐发作时，你如何应对？

阶段2：确立治疗目标

设定目标的过程启动了干预措施。关键问题包括：

- 有哪些初始迹象表明，事情在朝着正确的方向发展？
- 谁会是第一个注意到的人？
- 为了让它经常发生，你需要做什么？

阶段3：设计干预措施

包括以下三个步骤。

- 以更积极的方式重构问题，提供促进改变的机制。
- 利用来访者呈现的任何东西（包括僵化的信念系统、行为、要求或特征）来激励来访者采取不同的行动。
- 在会谈之间执行战略性任务安排。主要目标是让来访者做一些不同的事，以实现阶段1概述的目标。这也被称为计划首次会谈任务（Formula First Session Task，FFST），或"个人任务"安排，即由咨询师交给来访者使其在下次会议前完成。比如："从现在到下一次会面，我希望你观察一下你的家庭、生活、朋友，看看你与他们之间发生了哪些你希望继续发生的事。"（de Shazer，1985，p.137）使用FFST的目的是为来访者构建会发生好事、会出现变化的框架，以此促进乐观。

阶段4：完成一项战略任务

- 明确概述这项任务。来访者写下某些可能对任务执行和完成至关重要的指示。

阶段 5：强调积极的新行为

- 通过提问什么鼓励了积极改变和解决方案来强化这一阶段：
  - 有哪些你希望它继续发生的事情正在发生？
  - 还有谁会注意到你的进步？
  - 它是如何使事情变得不同的？
- 最吸引人的干预被称为"奇迹问题"（de Shazer，1991）。比如："想象一下，今晚在你睡觉的时候发生了一个奇迹，你的问题因此得到了解决。第二天会发生什么？你又如何知道自己的问题解决了？"通常情况下，答案是具体的，因为重点是问题消失时会发生什么。

改变自我挫败、自我贬低行为的方法之一是将呈现的问题重塑为如何解决的对话。以下是将作为问题来讨论的常见疾病被重塑为解决方案的谈话（见表 6–7）。

表 6–7　　　将作为问题来讨论的常见疾病被重塑为解决方案的谈话

问题谈话	方案谈话
多动症	精力过于充沛
注意缺陷多动障碍	有时注意集中时间短
愤怒问题	有时会感到不安
抑郁症	有时悲伤或不开心
反抗性强	经常捍卫一个观点
叛逆	更喜欢以自己的方式成长
家庭问题	担心家庭生活
破坏性	常常忘记规则
害羞	需要时间去了解别人
负面的同龄人压力	允许其他人影响自己
有被拒绝的感觉	人们忘记注意自己
孤立无援	更喜欢独处

资料来源：Metcalf, L (2008). *Counseling Toward Solutions: A Practical Solution-Focused Program for Working with Students, Teachers and Parents*. San Francisco: Jossey-Bass. 经许可转载。

阶段 6：终止

来访者往往能在认识到问题解决后启动终止程序。由于它使来访者能够最大限度地利用自己的资源实现改变，因此这种简单的方法有某种持久的干预效果。该模型提供了一种全面的实证方法，来自策略性和焦点解决治疗的拥护者，从而将理论和技术整合在一起。尤其是随着案例数量的增加，以及当前人口的日益多样化，治疗师对提高来访者的效能和治疗效果越来越有兴趣。

技术 187　描绘问题的影响因素图

咨询目的： 帮助来访者了解问题如何影响他的生活，增加识别例外的机会，并提供一种方法来说明来访者生活的某些部分，包括关系、工作和日常功能。

描述： 首先，在描绘问题的影响时，咨询师会询问来访者，问题如何影响了他生活的各个方面，包括人际关系、工作环境和日常生活。描绘问题的影响是一种应对方式，它可以满足一些来访者谈论问题和处理影响的需要。描绘问题的影响因素可以解决个人的担忧。比如，如果问题是抑郁，咨询师可能就会要求来访者找出抑郁影响他生活各个方面的方式。主要的问题可以是这样的："抑郁是如何影响你的工作和注意力的？""抑郁是如何影响你与配偶、伴侣或家庭成员的关系的？""抑郁是如何影响你的健康，即情绪方面、身体方面或认知方面的？"

其次，在来访者识别影响因素并以此为基础进一步确定例外后，咨询师可以回到这些影响因素以确定例外情况（Gutterman，2010）。

技术 188　度量

咨询目的： 通过使用度量技术来帮助那些难以辨别和留意差异的来访者。

描述： 莫尔纳和德沙泽尔（Molnar & de Shazer，1987）开发了一个更加有效的反向量表。这么做的目的是为了协助重新引导上下隐喻，使"抑郁"（比如，7分或8分）到"正常"（2分或1分）的转变表现为"下坡路"，而不是"上坡战"（p.352）。记录来访者的评分等级。比如，对于有焦虑症的来访者，可以要求他每天对自己焦虑的严重程度评分。要求来访者记录其他信息，比如，发生了什么、他做了什么来应对焦虑，以及他那时和谁在一起。最后，与来访者一起回顾这些评分，关注来访者状态最好的日子，并突出记录下的其他相关信息，因为这些是可以扩充的例外情况（Guterman，2010）。

技术 189　更多相同情况

咨询目的： 研究例外情况，并将其扩充，以帮助来访者将问题变为解决方案。

描述： 以下清单有助于改进这一过程：

- 你是否努力而耐心地帮助来访者识别例外情况？
- 你是否识别了细微的例外情况？
- 你是否识别了潜在的例外情况？

- 你是否尝试以不同的方式去提问？
- 你是否坚持不懈？
- 你是否与来访者协商他是否知道如何实现简单、相关的小目标？
- 你是否扩充了这些例外情况？（Gutterman, 2006）

焦点解决短期疗法注重开发解决问题的方案，而不是纠缠于过去的问题。循证结果研究通过随机对照试验、元分析和个案研究证明了其有效性（De Jong & Berg, 2008; de Shazer, Dolan, Korman, Trepper, McCollum, & Berg, 2006）。这种理论取向与传统的疗法不同，它聚焦于解决方案而不是侧重有问题的感觉、认知或行为，并概述其互动过程，它为来访者提供了解释、挑战和教导。来访者通过制定未来愿景以解决自己的问题，并探索和扩充相关例外、优势和资源，共同构建为来访者特定（并非针对治疗师特定）的通道，使来访者以解决方案为中心的愿景成为现实。通过这种方法，每个来访者都可以根据其不断发展的目标、战略、优势和资源来确定自己独特的解决方案。它适合作为一种传统的心理疗法使用，在家庭治疗、夫妻治疗、家庭暴力、成瘾性疾病，以及学校、机构、慈善组织以及商业环境中都很有效。

技术 190 标记思维场

咨询目的： 帮助来访者将咨询中所学到的东西概括起来，迁移到未来可能遇到的情况中。

描述： 在咨询结束时使用该技术，以确定可能诱发早期失调行为的触发点或夹点，这些行为会作为潜在隐患和最佳功能再次出现。标记思维场，识别潜在陷阱的警告信号或触发因素，对于改变行为至关重要。表 6–8 概述了 20 个焦点问题或技术及示例，这些问题或技术可以强化治疗的焦点解决取向（Sklare, 2005）。

表 6–8   20 个焦点问题或技术及示例

序号	问题或技术	示例
1	度量问题	在 0~10 的范围内（0= 进展最小；10= 进展最大），你会如何评价你的情况或问题？治疗师可以采用成就量表、动机量表、信心量表、能力量表或独立量表
2	过去的成功问题	引导来访者回忆他什么时候能够应对某个问题。比如："什么时候事情出现了一点起色？""你以前是否能够解决这样的问题？""你是否曾经历过某种情况，它有些类似你想达到的状态？"
3	首选的未来问题	这是邀请来访者描述他希望情况变得如何。比如："你喜欢的未来是什么样子的？""你希望自己的情况变得如何？""你想用什么来代替（问题）？""你将如何注意到事情会变得更好？"

续前表

序号	问题或技术	示例
4	平台问题	平台问题有助于来访者看到已经完成或取得的成就。比如:"你已经取得了什么成就?""是什么帮助你抵达目前的位置?"
5	寻找例外的问题	例外情况能引导来访者关注事情比较好的时候。比如:"是否有不发生问题的时候?""这是什么时候的事?""有什么不同?""你是如何让这一切发生的?"
6	重构	重构是给令人烦恼的行为赋予另一种往往是积极的解释,为来访者以及他在环境中的互动赋予更积极的意义。它提出了一种新的不同的行为方式,使求助者能够自由地改变行为,有可能在挽回颜面的同时带来改变
7	间接赞美	这是一种以解决为中心的技术,比如:"哇,你怎么能这么快完成这个任务?""同事对你的工作方式有什么欣赏之处?"
8	奇迹问题	"如果在半夜,奇迹发生了,把你今天带到这里来的所有问题都解决了呢?"这给来访者带来了希望、能量和前进的想法
9	总结来访者的话	总结能令来访者对于自己在被认真地倾听、被准确地听到感到放心,这能体现出对来访者参考框架的尊重,并根据来访者透露的情况帮他明确下一个问题
10	"哪里好转了"问题	这个问题将在治疗会谈中进一步使用。比如:"自从我们上次谈话后,有哪里好转了?"这有助于来访者关注自上次谈话以来取得的进展,同时也关注哪些方面运行良好
11	正常化	治疗师努力将人们的担忧去极端化,并将其作为正常的日常生活困难来介绍,加强他们有这个问题并不奇怪的想法。比如:"当然,你很生气,我理解。你现在生气也是正常的。"
12	有用性问题	"到目前为止,这次谈话对你有用吗?"如果答案是否定的,那么可以说:"你对如何使对话更有效有什么想法?"
13	观察建议	比如:"从现在到我们下一次谈话期间,你能不能留意那些事情稍微好一些的情况?"
14	角度变化问题	让来访者想象一下,一旦他们的情况变得更好,他们的处境会有什么不同。比如:"其他人是如何注意到事情变好了的?"
15	应对问题	比如:"是什么让你在如此困难的情况下坚持下去的?""你每天如何处理这么困难的情况?""在现状如此艰难的情况下,你是如何做到如此出色的?"
16	延续性问题	"在当前的情况下,发生了哪些你希望继续发生的事情?"
17	肯定回答	"我可以问你一个问题吗?""你希望你的情况变得好一点吗?"
18	预测建议	这个问题鼓励自我实现的预言。治疗师问来访者:"每晚睡觉前,预测你第二天是否能在____做好?"

续前表

序号	问题或技术	示例
19	克服冲动的问题	"在克服了撤退的诱惑或冲动后,留意你会做什么。"
20	乐观问题	"是什么让你乐观?""有什么迹象表明你将能实现 _____?""你将看到哪些迹象表明你会在 _____ 成功?"

资料来源:Visser, C. (2011). *21 Solution-Focused Techniques. The Progress-Focused Approach*. 提取自 http://www.progressfocused.com/2011/07/21-solution-focused-techniques。经许可转载。

小结

在过去几十年的结果研究中,认知行为疗法简明朴素的模式被证明是最有力和最有效的心理治疗模式。由于有可用的文献和专业培训,因此 CBT、DBT 和 SFBC 目前广受欢迎,并在国际上被许多有资质的专业人员所实践。认知治疗师相信认知的重要性,"认知"指的是概念、看法、意义、信念、想法、推论、期望、预测和归因(Davis & Fallowfield, 1991)。这些认知是来访者问题的中介,可供来访者审视,随后做出改变。在试图解决来访者的认知、情感和行为障碍时,它们是首要的改变目标。斯皮内利(Spinelli, 1994)提出,那些具有认知观点的人都有一个共同的哲学观点,即人类被他们对事情的看法而不是事情本身所困扰。

第 7 章　理情行为疗法与现实疗法

理情行为疗法

　　理情行为疗法（rational emotive behavior therapy，REBT）是一种以人为本、以行动为导向的情绪成长方法，强调：（1）个体有能力创造自己的情绪；（2）个体有能力通过关注现在来改变和克服过去；（3）个体有力量在当前模式下选择和实施令人满意的替代方案。REBT是一种整合的心理疗法，它不仅处理令人困扰的情绪和行为，还强调认知成分。正如威廉·莎士比亚所说："这个世界没有什么好坏，只是思维使然。"

　　REBT假定，人们不会被早期或当前的生活经历所干扰，而是有一种强烈的先天倾向，自觉或不自觉地干扰自己。来访者从各自的家庭和文化中吸收了偏爱的目的、标准和价值观，并将其改变为明确和默认的"应该""需要"和"必须"，成为他们对自己和他人的期待。埃利斯（Elles，1992）认为，当人们不必要地自我干扰时，会产生功能失调的想法（比如，强迫症）、感觉（比如，惊恐障碍、抑郁症、焦虑症、自我批评、自我憎恨）和行为（比如，恐惧症、强迫症、强迫行为、情绪障碍和抑郁症）。通过合理地挑战信念，为来访者提供对他们及其生活经历更现实、准确的评价，治疗师侧重于消除来访者非理性思维引起的情绪反应。治疗师要求来访者，努力改变他强大的"必须"式思维、情绪和行为。

　　REBT基于几个基本原则发布，这些原则具有以下深刻的理论意义：

- 来访者要对自己的情绪和行为负责；
- 来访者的有害情绪和功能失调行为是其非理性思维的产物；
- 来访者可以学习更现实的观点，并通过练习使其成为自己情绪表现的一部分；
- 通过发展基于现实的视角，来访者将体验到更深层次的自我接纳和更多的生活满足。

　　REBT明确区分了两种不同类型的问题性困难：实际问题和情绪问题。缺陷行为、来自他人的不公平待遇和不良情况代表了实际问题。总的来说，来访者有变得不安的倾向，这构成了第二类问题（即情绪痛苦）的催化剂。REBT通过以下四个原则解决情绪痛苦问题。

第一，来访者需要为自己的烦恼负责。只有来访者可以让自己对当前的事件感到不安。然而，无论事件本身多么困难，它都没有绝对的力量让来访者不安。从本质上讲，来访者必须认识到，无论是个人还是不利的环境都不能扰乱自己。来访者总是制造自身的痛苦情绪，或是根据其他人说了什么或做了什么而产生自我挫败的行为模式。

第二，来访者需要确定自己内心的"必须"对话。从本质上讲，有以下三个核心的曲解，集中在来访者自我否定的"必须"对话中。

- **"必须"1：对自己不切实际的期望。**"我必须做得好并获得认可，否则我就一文不值。"这种非理性的自我要求会使人感到焦虑、抑郁，并产生情绪困扰。
- **"必须"2：对他人不切实际的期望。**"你必须合理、体贴、慈爱地对待我，否则你就不是好人。"这种"必须"会引发怨恨、敌意、疏远、冲突、自我毁灭行为，甚至是暴力。
- **"必须"3：对情况或环境不切实际的期望。**"生活必须是公平、容易、没有麻烦的，否则就会很糟糕。"这种扭曲的思维助长了无望、无助、拖延、抑郁、焦虑和自我用药成瘾。

第三，最重要的是，咨询师要教导来访者质疑他那非理性、自我设定的"必须"。"必须"的证据是什么？它们怎么就是真的？如果没有证据，来访者的"必须"就全错了。

第四，咨询师需要教来访者强化例外情况。

- **例外 1：**"我强烈地希望做得好并获得认可；但即使失败了，我也会无条件地完全接纳自己。"
- **例外 2：**"我强烈地希望别人合理、善意、充满爱心地对待我，但由于我并不能掌控宇宙，且犯错是人类本性的一部分，因此我无法控制别人。"
- **例外 3：**"我强烈地希望生活是公平、容易、无忧无虑的，如果不这样就会令人沮丧；但我可以忍受挫折，不强加期望，仍然享受生活。"

REBT 基于这样的假设：来访者标记的"情绪"反应，主要来自有意识和无意识的非理性和自我挫败的评价、解释、期望和思考。因此，来访者之所以会感到焦虑或抑郁，是因为他的信念系统强有力地让他们相信，如果他在某件事情上失败，或是无法忍受被拒绝、不被爱或被排斥的痛苦，情况就会非常糟糕。埃利斯（1992，pp. 63–80）识别了 11 种非理性的想法，这些想法在来访者身上引发和维持神经症。经临床观察，理情疗法认为，某些核心的非理性信念是引发大多数神经症困扰的根源。它们包括：

- 认为成年人做任何事都必须得到重要他人的爱，这是一种可怕的需要；
- 认为某些行为可怕或邪恶，表现出这种行为的人应该受到严厉谴责；

- 认为事情如果不是人们希望的那样,就会很可怕;
- 认为人们的痛苦总是来自外界,是由外部的人和事物强加给他们的;
- 认为如果某件事情本身危险、可怕,或可能危险、可怕,人们就应该感到惶恐不安,并无休止地跟它纠缠;
- 认为逃避比直面生活中的困难并对自己负责更容易;
- 认为人们一定需要比自己更强或更大的东西作为依靠;
- 认为人们完全有能力、有智慧,在所有可能的方面取得成就;
- 认为某些东西曾强烈地影响了人们的生活,所以它会无限期地影响人们的生活,以及人们必须对事物有准确和完美的控制;
- 认为人类的幸福可以通过惯性和不作为来实现;
- 认为人们几乎无法控制自己的情绪,在对事情感到不安时无法提供帮助。

此外,沃伦、迪吉塞普和韦赛斯勒(Walen,DiGuiseppe,& Wessler,1980,pp. 72–73)将理性信念定义如下。

- **理性信念是真实的**。该信念在特征和程度上与现实相一致;它可以得到证据的支持;而且它得到了经验印证。此外,它符合逻辑,内部一致,并与现实相协调。
- **理性信念不是绝对的,而是有条件的或相对的**。理性信念通常被表述为一种欲望、希望、渴望、愿望或偏爱,它反映了一种愿望而不是一种要求。
- **理性信念会带来适度的情绪**。理性信念会带来从温和到强烈的情感,但不会让来访者感到不安。
- **理性信念有助于你实现目标**。理性信念与生活满足感相一致,能最大限度地减少个人内部冲突,最大限度地减少与环境的冲突,并能与他人建立联系,实现个人成长。

沃伦、迪吉塞普和韦赛斯勒将非理性信念定义为一组与理性信念相对立的信念(1980,pp.73–74)。

- **非理性信念不是真实的**。它不反映现实;它往往从一个不准确的前提开始,并导致不准确的推论。它没有证据支持,而且往往代表了一种过度泛化。
- **非理性信念是一种个人内部的命令**。它代表了一种绝对,而不是一种解决问题的行为准则,它被表达为"要求"或"应该",而不是"愿望"和"偏好"。
- **非理性信念会促进不安的情绪**。冷漠或焦虑会使人衰弱,也没有成效。
- **非理性信念对实现个人目标没有帮助**。当一个人被绝对的命令所消耗,被不安的情绪所麻痹时,想要在日常生活中感到有能力将快乐最大化、不适最小化就会变得越发困难。

青春期通常是一个以"风暴和压力"为特征的时期，同时也有形成同一性的发展任务。因为对许多青少年来说，这是一个非常自我意识的时期，所以他们可能会有以下的非理性信念（Walters，1981，pp. 136–144）：

- 如果同龄人不喜欢我，那就太恐怖了，成为一个社交失败者很可怕；
- 我不应该犯错，尤其是社交方面的错误；
- 我这么悲惨都是父母的错；
- 没办法，我就是这样的人，我想自己永远都是这样的人；
- 世界应该公平公正；
- 一旦事情不按我的想法发展就会很糟糕；
- 避免挑战比冒险失败要好；
- 我必须顺从自己的同伴；
- 我不能忍受被人批评；
- 其他人应该一直对我负责。

REBT 与其他心理治疗流派的区别

REBT 在以下三个方面区别于其他治疗流派：（1）它不强调早期童年经验；（2）它将理性思维应用于非理性思维，并试图转变来访者的观点；（3）它使用家庭作业技术来强化来访者在咨询环境中学到的知识。咨询师通常认为，无论来访者基本的非理性生活哲学是什么，他在目前之所以会感到不安，是因为他仍然相信这种自我否定的看法——无论是对自己还是对世界。如果来访者能准确识别自己当下的非理性思维，并着手挑战和质疑这些自我陈述，他就有机会大大改善现状。

REBT 努力重塑来访者的人生观。它教导来访者，成年人不需要被接受或被爱，尽管这很理想。向来访者展示如何质疑他们所构建的、在科学上模棱两可的假设，以及涉及自己和关系的预设观念。来访者会看到如何自我提问："尽管我的行为可能是错误的，但为什么我这么做就完全是个坏人？有什么证据表明我必须永远正确，才能认为自己是有价值的？假设对我来说表现良好比表现糟糕更可取，那么为什么我一定得按照那种更可取的方式来表现呢？"REBT 认为，人都有缺陷。倘若一个人努力使自己变得不那么容易犯错，并且这么做不会造成不必要的不适和痛苦，这一现实就是可以接受的。

在REBT中，咨询师往往会给来访者布置实际的家庭作业（或个人任务），以便其在治疗环境之外练习新学到的内容。作业可能包括通过约见某人而变得更自信，寻找新工作或新职业，或解决之前有冲突的关系。咨询师积极鼓励来访者承担这样的任务，将其作为治疗过程的一个组成部分，并对来访者完成任务的满意程度从1到10进行评分（1=低，10=高）。

REBT咨询师为来访者提供无条件的而不是有条件的积极关注。因为REBT的哲学主张，任何人都不应该因为任何事情而遭到谴责，无论他们的行为多么令人遗憾。咨询师的目的是无条件接纳，同时积极教会来访者如何全然地接纳自己，表达自己的感受，并停止责备自己。REBT使用表达性实验方法和行为技术。不过，它的主要目的不在于帮助人们如何更好地发泄情绪和让自己的感觉好点，而在于向人们展示如何才能真正变得更好，引发更少的功能障碍和自我挫败，拥有更多自我实现的生活。

两位最重要的认知行为主义干预者是莫尔茨比（Maultsby）和埃利斯。1993年，埃利斯将"理性情绪疗法"（rational-emotive therapy）改名为"理情行为疗法"。莫尔茨比（1975）和埃利斯（1973）阐述了干预者的作用，他们向陷入困境的来访者说明通过他们自己的思考和使用结构化策略，可以重新整理自己的看法和行为以消除问题根源。整体上，埃利斯（1979，1985，1990）发展了ABC理论，认为激活事件（A）并不会直接导致情绪和行为的结果（C）；相反，情绪和行为的结果（C）主要是由一个人对激活事件的信念（B）引起的。辩论法包括识别、辩论和挑战非理性信念，并用理性信念取代它们（Ellis, 1975; Ellis, 1989）。思想、情感和行为都相互关联。

自我陈述可能成为对压力或冲突的习惯性反应。通过认知重组，来访者可以学习具体的应对技术来重组想法、减少压力，增加相对积极或消极的感受。

技术191　埃利斯的A–B–C–D–E模式

咨询目的： 纠正扭曲思维或自我否定的信念系统。

描述： 阿尔伯特·埃利斯认为，通过自身的信念系统，来访者会让自己陷入不安。来访者需要被告知，他的不安如何被错误地归因于外部事件或激活事件。感到不安时，引导来访者去检查他的信念（B），而不是指责激活事件（A）。

来访者将会发现，激活事件（A）不会自动地导致情绪和行为后果（C），而是关于激活事件（A）的信念（B）对情绪和行为后果（C）起作用。通过与非理性信念（B）争辩（D），效果（E）就是消除负面后果（C）。

可以为来访者布置一个家庭作业练习，帮助他识别自我挫败的感觉。以下以愤怒为例。

- A=**激活事件**。描述一个让你变得愤怒的事件。
- B=**信念**。你对自己的处境有什么看法？
- C=**后果**。行为或情绪。描述不高兴的感觉，描述你出于愤怒做了什么。
- D=**质疑**。质疑来访者的愤怒想法、期望和失望。是否有看待这种情况的其他方式？
- E=**效果**。来访者希望看到什么发生？来访者可以改变什么？他应该接受什么？

技术 192　记录非理性信念

咨询目的：纠正扭曲思维或自我挫败的信念系统（Ellis，1988）。

描述：可以借助表 7–1 记录非理性信念。

表 7–1　　　　　　　　　　　　　　记录非理性信念

激活事件（A）：在我感到情绪混乱或表现得好像被打败之前的想法或感受。
信念（B）：涉及经历和情景的自我挫败的对话。
条件后果（C）：混乱的感受或自我挫败的行为源自我，但我也想改变。

信念（B）– 非理性信念（IB）导致的后果（情绪混乱或自我挫败行为）。圈出所有这些激活事件（A）的内容	驳斥（D）圈出的每个非理性信念	用有效（E）的理性信念（RB）取代非理性信念（IB）
• 我必须做得很好或非常好	• 举例：为什么我"必须"做得很好	• 举例：我"希望"自己做得很好，但我不"一定"要这么做
• 当我表现得软弱或愚蠢时，我就是一个坏蛋或没用的人	• 举例：哪里写着我是一个坏蛋	• 举例：我是一个行为不端的人，不是一个坏人
• 我必须被重要他人认可或接受	• 举例：哪里有证据表明，我"必须"被认可和接受	• 没有证据表明我"必须"被认可，尽管我愿意被认可
• 如果我被拒绝，我就是一个不可爱的坏人		
• 人们必须公平对待我，我需要什么就给我什么		
• 行为不道德的人是不值得的，是腐朽的		
• 人们必须达到我的期望，否则事情就很糟糕		
• 我的生活必须没有什么大麻烦或大烦恼		
• 我无法忍受非常糟糕的事或非常难缠的人		

续前表

信念（B）-非理性信念（IB）导致的后果（情绪混乱或自我挫败行为）。圈出所有这些激活事件（A）的内容	驳斥（D）圈出的每个非理性信念	用有效（E）的理性信念（RB）取代非理性信念（IB）
• 当事情不按我的意愿进行时就很糟糕，也很可怕		
• 当生活真的不公平时，我无法忍受		
• 我需要被一个对我很重要的人所爱		
• 我需要大量的即时满足，在没有得到满足时，我一定会感到痛苦		
• 我应该得到晋升；我在工作中很努力了		
• 我遇到的每个人都应该百分之百地喜欢我		
• 生活应该是公平的，因为我掌控着它		
• 其他人应该达到我的期望		

资料来源：Albert Ellis (1988) *How to Stubbornly Refuse to Make Yourself Miserable About Anything, Yes Anything.* New York: Kensington Publishing, p. 45. 经许可转载。

技术 193　识别令人不快的情绪

咨询目的：确定后续感受的前因后果。

描述：找出你最近一次强烈的不愉快情绪，然后把这种情绪写在"C"下面。在"A"下面写出情绪发生前的事件。在"B"下面写出在事件和情绪之间，你在想什么。

- **激活事件（A）**："来访者没有执行治疗中制订的行动计划。"
- **我的信念（B）**："也许是因为我的态度太强硬了。""也许我真的是个差劲的治疗师。""她真的不知道什么对她最好。"
- **我的感觉和行为（C）**：在技能上的自我怀疑；对来访者缺乏主动性感到愤怒。B 导致 C，但人们认为 A 导致 C。

接下来，分析 A 中事实和事件的准确性。这可以通过理性的自我分析来完成（即"有哪些证据能表明我所相信的是真的"）。另外，人们可以通过回答以下问题来区分非理性信念和非理性信念。

- 来访者的信念是否反映了客观现实？第三方视角是否会以同样的方式看待这种情况？这些信念是否言过其实和个人化了？
- 这些信念对来访者有帮助吗（注意，自我毁灭的想法往往是不合理的）？

- 这些信念是有助于减少与他人的冲突，还是助长了"人我对立"的心态？
- 信念是促进还是阻碍了短期或长期目标的实现？
- 这些信念是减少还是增加了情绪的冲突？

在 D 处写下事实和事件的客观版本。只有能被照相机、摄像机或录音机记录下来的事件才是事实。如果事件不能被记录下来，它就更可能是一种观点、感觉或评价。这个策略能帮助来访者看到，对情况的错误理解如何改变一个人的自我对话或内心独白，并反过来影响一个人的情绪反应。非理性信念会引发负面的情绪感受，消极的情绪感受最终会导致抑郁（Wilde，1992，1996）。

最后，咨询师需要让来访者决定，他希望自己在 D 处描述的情景下有什么样的感受，并在 F 处写下这种感受。在压力情景下出现积极情绪反应是现实的吗？还是接受中性的感受更为合适？现在让来访者关注 E 部分，为 B 部分的非理性信念制定一个更理性的替代方案。理性的替代方案需要来访者能够接受，并且至少符合理性信念定义五点中的三点。

这项技术只是概述了一些策略，以便制订合理的行动计划，并改变不需要的感受和行为。可以通过以下方式来重构。

- **客观事件（D）**："来访者没有执行他的行动计划。"
- **我的理性思考（E）**："他要对自己的行为负责。"
- **期待的感受或行为（F）**："在持续的治疗与互动中放松自己。"

技术 194 3R 法则

咨询目的：鼓励来访者思考能更好地应对某种情况的方法。

描述：表 7–2 概述了 3R 法则。

表 7–2   3R 法则

用较差的方式处理问题	用较好的方式处理问题
反应（react）	后退（retreat）
后退（retreat）	反思（rethink）
反思（rethink）	回应（respond）

12 种非理性信念

从本质上讲，人们会因为自己解释压力的方式而担忧和不安。然而，他们可以选择对压力做出理性（合理）或非理性（不合理）的反应。罗伯茨和古托姆森（Roberts & Guttormson，1990）列出了人们普遍坚持的 12 种非理性信念（迷思）。

- 我必须得到所有人的爱，所有人必须爱我所做的一切。
- 我必须聪明、称职，有能力做任何事。
- 世界上有些事情是错的、糟糕的或邪恶的，如果我看了、做了或感觉到它，我就必须受到严厉的惩罚。
- 当事情没有按照我希望的方式发展时，这个世界就完蛋了。
- 我无法控制自己的幸福，我的幸福取决于发生在我身上的事情。
- 为坏事担忧，能阻止它发生。
- 逃避问题总是比处理问题更容易。
- 你需要依靠他人；你无法独立生活。
- 如果你的过去发生了不好的事情，那它一定会永远影响你。
- 如果别人没有按照你认为他应该的方式生活，你就必须尽你所能去改变那个人。
- 任何问题只有一个正确答案，如果没有找到这个答案，后果就会很糟。
- 你无法控制自己的感受。

作为不切实际的期待，当这些不合理的要求出现时，令人苦恼的信念就会变得复杂。施里纳（Schriner，1990）巧妙地形容，"失望是期望列车上的火车头"。许多来访者花了大量时间和精力与各种扭曲的自我认知做斗争，这些自我认知包括自我批评、与他人比较、妒忌、对未来不切实际的期望、对进步的苛刻要求和对失败的防御借口，还伴随着一堆自我挫败的想法和感受。

技术 195　识别五类非理性信念

咨询目的：对抗非理性信念和相关焦虑；抵制抑郁、压力和惊恐发作。

描述：克劳福德和埃利斯（Crawford & Ellis，1989）将非理性信念分为以下五类：

- 影响基本目标和动力的自我挫败信念；
- 高度僵化、教条式的信念所导致的不切实际的喜好和愿望；
- 导致人们破坏其所在社会团体的反社会信念；
- 错误描述现实的不切实际的信念；
- 源于错误前提的矛盾信念。

技术 196　消除 10 种认知扭曲

咨询目的：挑战非理性的自我否定对话。

描述：大多数患有惊恐障碍的人也会抑郁。汉德利和内夫（Handly & Neff，1985）概述了影响大多数焦虑者的 10 种认知扭曲，并提供了解决方案。

认知扭曲1：完美主义

通常情况下，成绩斐然的来访者可能会为自己设置不合理的高标准，但会把成绩归功于运气。

解决方案：不要试图在任何事情中达到不切实际的高标准。

认知扭曲2：拒绝

来访者可能倾向于夸大某人的一次拒绝，以至于影响到他生活的各个方面。

解决方案：通过列举你的优秀品质来证明这个假设不正确，再列出你认识的具有相同优秀品质的人。

认知扭曲3：消极关注

这是一种倾向和习惯，即让消极体验掩盖所有的积极方面。

解决方案：进入阿尔法意识状态，此时脑电波活动频率比正常清醒状态低。想象自己所有的优点，然后选择一些积极的肯定语，并在一天中重复这些肯定语。

认知扭曲4：拒绝积极面

拒绝积极面会扩大消极焦点。来访者可能会告诉自己，即使是生活中的"好"东西也是负面的——也就是说，选择想到自己成功时感觉不适、拒绝积极的方面，并引发抑郁。

解决方案：当别人对你所做的事表达赞美或认可时，只说"谢谢"即可，无须赘言。

认知扭曲5：白即是黑现象

来访者可能用中性的甚至是积极的事实，对自己与他人的关系做出消极的结论。比如，来访者把别人的行为解释为对他特别有敌意，而实际上这个人正在经历一些不愉快的事情（比如，来访者假设某人没有回电话是因为她不喜欢他，而实际上，她当时不在城里，没有收到信息）。

解决方案：理性思考，检查事实。让来访者提醒自己，他不对另一个人的行为负责。

认知扭曲6：拉伸或收缩思维

来访者可能会将事实夸大为"制造焦虑的谎言"（即，当一个人做了不合适的事情时反应过度），或是在做了特别好的事情时回避关注和赞誉，直至无人在意。

解决方案：人都会犯错，错了就道歉，大声承认自己的错误；向无意识发出良好的信息，可以产生愉快的梦境和积极的想象。

认知扭曲7：创造虚构的幻想

让情绪代替正在发生的事情，就是在制造幻想。

解决方法：承认扭曲的认知会产生负面的感觉，以此对抗这些虚构的幻想。

认知扭曲8：利用情感注入来改变无意识层面的感受

因为来访者误解了自己的责任、期望或义务，"应该"和"必须"的想法导致来访者以其不愿意的方式行事。

解决方案：认识到只有你才能对自己的行为负责。

认知扭曲 9：错误认同

来访者认为自己会因犯了错误而变坏。

解决方法：试着说"我犯了错误"，然后让它过去。

认知扭曲 10：说"这是我的错"

来访者对某一负面事件承担了所有责任和义务，即使没有人对此负责。事实上，没有人能够控制另一个人。

解决方法：表达你的关切，但不承担责任。

认知扭曲 11：控制

渴望掌控自己的生活是人之常情；这几乎不算非理性，但如果我们在不知不觉中被自我毁灭和自我破坏的信念操纵，就会导致非理性行为。"掌控"意味着理解影响我们生活的现实事件，以便我们能够合理准确地预测自己的行为后果。

解决方案：接受有些事情不在你的控制之内。

技术 197　直接提问

咨询目的：理解可能影响来访者情绪的不同认知（Walters, 1981）。

描述：对来访者使用的一般提示包括：

- 当事情发生时，你在想什么？
- 你对自己说了什么样的话？
- 当你哥哥 _____ 时，你怎么称呼他？
- 当你想到 _____ 时，你脑子里首先想到的是什么？
- 想象你回到课堂上；当 _____ 时，你想什么？

技术 198　从认知上塑造自我状态，以减少自我毁灭

咨询目的：减少或消除自我毁灭的行为（Bernard, Kratochwill, & Keefauver, 1983）。

描述：为来访者概述以下自我陈述。

- **问题定义**："我应该做什么？"
- **解决方法**："我要在自己周围构建一个保护性的气泡，这样在我完成作业之前就没有任何东西能让我担心了。"
- **集中注意力**："我最好专注作业。接下来，我必须要做什么事？"

- **应对性陈述**："哦，我开始担心上学的事了，我刚刚拽掉了一根头发。我知道，如果能放松并专注于自己的事情，我就不会焦虑。"
- **自我强化**："嘿，这很好。我完成了那点工作。我没有担心，也没有拽头发。我知道我可以做到的！"

技术 199　内化新技能

咨询目的：帮助来访者练习和应用咨询过程中使用的技能（Walters, 1981）。

描述：鼓励来访者练习以下家庭作业：

- 监控感受；
- 列出个人需求清单；
- 使用合理的情感意象；
- 在真实情境下，练习改变感受和想法；
- 承担责任风险；
- 通过积极的自我对话强化自我。

技术 200　观念与现实

咨询目的：协助来访者为选择和行动承担个人责任；转移责任中心。

描述：让来访者想一个真正让自己生气或气愤且至今仍对此耿耿于怀的事件，然后按照以下步骤来做。

- 让来访者以书面形式描述该事件，就像其他人对事件的发生负有全部责任一样，责备他们。明确说明，那是他们的错。
- 让来访者重写事件，就像他对问题的开始、发展和持续负有全部责任一样。充分考虑到自己可以做什么，这样整个问题就不会出现了。
- 尽管两种观点都可能让来访者感到不现实，但也要让他重新审视这些观点，看看哪种观点让他感觉最舒服。如果接受责备或觉得自己像是受害者，那么他是否会改变之前的看法？

技术 201　概念转变

咨询目的：拆除来访者自我破坏的思维模式（McMullin, 1986, pp.85–86）。

描述：让来访者列出与目标负面情绪有关的所有想法，然后按照以下步骤来做。

- 将这些想法归纳为一个主要的负面核心信念或主题。
- 列出与核心主题相关的情况（过去和现在）。
- 为每个消极想法列出一个可替代且更积极的信念清单。

- 将积极信念归纳为一个核心主题。
- 帮助来访者用新观点再次解释过去和现在的状况。检查每个人的想法和状况,并向来访者展示他如何误解了情况。
- 让来访者练习,回顾更多情况,并根据新主题重新解释它们。

技术 202 犯错误

咨询目的:让来访者放弃对他人完美的要求。

描述:需要处理和讨论以下陈述:

- 每个人都会犯错;
- 没有人完美无缺;
- 错误不会改变一个人的优秀品质;
- 一个人与他的表现不完全一样;
- 犯错的人不应该遭受指责和惩罚;
- 人们并不会因为犯错而变坏;
- 人们犯错的原因可能是缺乏技能、粗心或判断力差、信息不足、疲惫或生病,以及非理性。

技术 203 人际认知问题的解决

咨询目的:在日常事件背景下让父母教授孩子人际认知问题的解决方法(Spivack, Platt, & Shure, 1976, p.210)。

描述:母亲和孩子都以解决问题的方式进行思考和交流。举例如下。

问题类型:卷入人际冲突的儿童。

具体问题:儿童做出伤害或抓挠行为。

- 为什么[你打他]?
- [打人]是你可以做到的一件事。这让[汤米]感觉如何?
- 你[打彼得]时发生了什么?[彼得]做了什么或说了什么?
- 你能想出另一种方法来[重复孩子给出的打人理由],这样就不会发生这种情况了吗?
- [在孩子回答后]这是一个不同的想法。如果你试着这样做,那么可能会发生什么?

技术 204 识别个人权利并改变非理性信念

咨询目的:挑战非理性信念。

描述:列出四个直接对抗你非理性信念和潜台词的理性信念。

1. _____

2. _____

3. _____

4. _____

技术 205　系统合理化过程

咨询目的：帮助来访者应对压力性生活事件。

描述：对来访者来说，压力源被定义为产生有害症状的事件，比如，紧张、焦虑、急迫、愤怒或担忧的感觉。系统合理化技术将生活中的压力事件分为四个象限：可控、不可控、重要、不重要。分为以下三个步骤。

- **第 1 步：识别压力源**。要求来访者写下任何在他生活中会引起压力的事件，无论多么微不足道。

- **第 2 步：将压力源分类**。根据他对个人管理或应对压力源能力的认识，将清单上的每个事件归类为可控或不可控的，并根据个人优先级将每个事件归类为重要或不重要的。这样一来，治疗师就能得知来访者如何将其生活中的压力概念化。

- **第 3 步：评估分类**。对压力源进行系统评估。从被来访者认为不重要的压力源开始。对于被列为不重要的压力源，无论是可控的还是不可控的，都可以被称为"麻烦事"（即生活中的小麻烦，比如，交通堵塞、排长队、长时间等待、恶劣天气、ATM 机故障、错过航班或火车）。

被认为重要的事件包含个人优先考虑的问题，比如，工作、家庭、经济保障、安全或秩序。这些压力源被评估为两个独立分类：可控和不可控。对这些压力源的反应通过个人规划和设定目标来实现。为了管理其中一个或多个压力源的具体行动，治疗师可以将其作为家庭作业布置给来访者。针对重要且可控的压力源的压力管理技术，包括压力接种、行为演练、想象和渐进式放松，或是其他鼓励来访者对其行为负责的技术。

被列为重要且不可控的压力源是来访者最难有效处理的问题。为了减少与重要且不可控的问题相关的压力，治疗师可以鼓励来访者通过重新为事件分类，改变其对这些压力源的看法。这个治疗过程可能包括使用理性情绪疗法、应对技能训练和积极自我对话。

技术 206　帮助来访者放弃非理性思维的日常活动

咨询目的：让来访者专注于在咨询中学习的策略（Grieger，1986）。

描述：在咨询期间，可以给来访者布置以下活动。

- **愉快的追求**。每天花时间追求愉悦。
- **理性情绪想象**。生动地描述困难事件，并练习有关它的理性思考。
- **羞耻练习**。在公共场合做出"愚蠢"或"令人尴尬"的行为，证明没有必要为此感到羞耻。
- **寻求不适**。故意做不舒服的事情，或在不舒服的状况中多待一会儿。
- **承担风险**。做让人害怕的事情。
- **行为排练**。练习不熟练或恐惧的事情。
- **奖励和惩罚**。因为做或没做某事而奖励或惩罚自己。

技术 207　去个人化

咨询目的：帮助来访者用他人的眼光看待自己（McMullin，1986，pp.117–118）。

描述：让来访者按照以下步骤来做。

- **第 1 步**：让来访者列出他最近经历的 20 个负面事件。
- **第 2 步**：记录来访者认为引发这些事件的假想的内在自我缺陷（造成超个人化的信念）。
- **第 3 步**：教导来访者在自己之外寻找事件成因。指导来访者使用科学方法：寻找刺激物、强化物，或作为负面事件诱因的环境因素。将所有造成来访者感受的原因改写为外部原因。
- **第 4 步**：让来访者每天记录事件和假定的内外部原因。教导来访者将自己和他人视为受环境影响的对象。
- **第 5 步**：一旦来访者学会不对这些影响承担责任，就教他各种改变环境的方法。

技术 208　克服改变的阻力

咨询目的：让来访者面对非理性信念和自我挫败的行为（Grieger，1986）。

描述：阻力往往会阻碍来访者冒险或承担改变的责任。阻力的例子如下。

- **害怕不适**。认为努力改变太难了，随波逐流比努力改变更容易。
- **害怕揭露和羞愧**。认为现在的感觉、行为或想法是不合适的，如果被其他人知道了就会很糟糕。
- **无能为力和绝望的感觉**。相信一个人难以改变，问题太大难以克服。
- **害怕改变**。相信目前自我挫败的行为更安全，做出改变则更危险。
- **害怕失败和反对**。相信一个人必须永远成功，担心当前行为可能会导致失败和否定。
- **自我惩罚**。认为自己是个坏人，应该受到惩罚。
- **灰心丧气**。认为干扰无法克服。

技术 209　理性情绪意象

咨询目的： 帮助来访者更理性地思考，减少不安。

描述： 我们从消极意象和积极意象两方面来阐释。

消极意象

请你尽可能生动而强烈地想象或幻想，某些不愉快的激活事件（A）已经发生在你身上，或是将来可能会发生在你身上。当你强烈地想象这个事件时，让你在自己的情绪结果（C）上感到明显的不适（比如，焦虑、沮丧、羞愧，或怀有敌意）。让自己与这种不安的感觉接触，让自己在短暂的时间内充分体验它。不要躲避它，而是直面它、感受它、对抗它。

在你容忍了这种不安情绪一段时间后，推动自己改变这种内心的感觉，使你只感到强烈的失望、遗憾、烦躁或恼怒，而不是焦虑、抑郁、内疚，或怀有敌意。不要认为你做不到这一点。你可以接触自己本能的感觉，并推动自己改变它们，使自己体验到不同的感受。

逼迫自己只会让你感到失望或恼怒，看看你在头脑中做了什么让自己产生了这些适应性的新感觉。通过仔细观察，你会发现，你以某种方式在"B"处改变了自己的信念系统（你也可以用"信念系统"的英文"belief system"的首字母缩写"B.S."表示），从而在"C"处改变了你的情绪后果，使自己现在感到后悔或恼怒，而不是焦虑、沮丧、内疚，或怀有敌意。

让你清楚地看到自己做了什么，你的信念系统发生了怎样的重大变化。你会充分意识到，面对你一直在想象或幻想的不愉快激活事件（A），新信念（B）为你创造了新的情绪后果（C）。看看你在头脑中改变了哪些信念来让自己感觉糟糕，但又不至于情绪低落。

不断地重复这个过程。让自己感到不安；然后让自己感到不高兴，但没有不安。继续重复这个过程。确切地看到你在头脑中做了什么来改变自己的感觉。继续练习，直到你能轻松地在"A"处幻想出非常不幸的经历后，在"C"处感到不安；将你在"C"处的感受改为失望而非不安。

在接下来的几个星期里，每天至少练习10分钟的理性情绪意象（rational-emotive imagery，REI）。每当你想到这种不愉快事件，或是当它在实践中发生时，你会很容易自动地感受到恼怒，而不是情绪上的不安（Ellis, 1975, pp. 211–212）。

积极意象

运用意象和思维，尽可能生动和强烈地想象一些已经发生在你身上或将来可能发生的不愉快的激活事件（A）的细节。想象一下A最糟糕的情况，让自己对情绪后果（C）感到明显的不舒服，比如焦虑、羞愧、沮丧。全然地体验这种不安的感受。

当你对C感到不安时，注意你在B（或B.S.）时不断告诉自己了什么使自己感到不安。当你清楚地看到这些B时，就像理情疗法或理性行为训练（rational behavior training）通常教你做的辩论一样，在 D 处对它们提出异议。

现在，当你看到这些非理性信念并极力驳斥它们时，努力想象你开始放弃这些非理性信念，转而相信在 A 处不断发生在你身上的理性信念后，你会有怎样的感受和行为。强烈地想象你不相信自己的非理性信念，而是相信自己对可能发生在 A 处麻烦事的理性信念，然后在 C 处感到适当的不高兴和失望，而非不适当的沮丧和敌意；最后，在 E 处以关切而非让人不安的方式行事。

不断练习这个过程，首先想象一些不幸的或不利的事情；然后让你对自己的想象感到沮丧、敌意或不安。接下来，看看你持有的哪些非理性信念造成了你的困扰，努力改变这些信念。随后，强有力地想象自己不相信这些想法和感觉，并按照你合理的新信念行事，只是感到担忧和不愉快，而不是沮丧和怀有敌意（Ellis & Harper, 1975, pp.36–38）。

技术 210　质疑非理性信念

咨询目的：教来访者寻找、发现并质疑他们的非理性信念（dispute irrational beliefs, DIBS）。

描述：为增加理性信念，减少非理性信念，每天至少花 10 分钟问以下问题，仔细思考合适的答案。把每个问题写在纸上，或是用录音机录下问题和答案。

- 我想对哪种非理性信念提出质疑并放弃它？比如，"我必须一直被别人喜欢"。
- 我可以理性地支持这个信念吗？不能。
- 有什么证据可以证明这个信念是虚假的？有许多迹象表明这个信念是虚假的。没有任何普遍法则说每个人都必须喜欢我。
- 有什么证据可以证明这个信念的真实性？没有任何证据表明，别人必须喜欢我。
- 如果我没有得到自认为必须得到的东西，那么发生在我身上最糟糕的事情可能是什么？

技术 211　通过使用"A-FROG"策略反驳非理性信念

咨询目的：提供一个五步思维过程，使思考和行为更加理性（Beck & Emery, 1985）。

描述：使用缩写 A-FROG 来判断一个人是否在理性地思考。

- A：它能让我活（alive）下去吗？
- F：我能因此而感到（feel）更好吗？
- R：它基于现实（reality）吗？
- O：它能帮助我与他人（others）相处吗？
- G：它能帮助我实现自己的目标（goal）吗？

技术 212　理性自我分析

咨询目的：提供一个系统的方法来改变不愉快情绪，并追踪不当行为（Sabatino & Smith，1990）。

描述：理性自我分析（rational self-analysis，RSA）就是记录（写或录音）所发生的事情，不是你对它的看法，只是对事件的描述。这项技术能解决以下问题。

- **自我对话或观点**。记录关于这件事你对自己说了些什么。
- **情绪和行动**。记录你经历过的情绪感受和行为。
- **理性挑战**。根据你已知的事实，把你所做的每一个陈述都用一个理性陈述代替，然后问问你为什么告诉自己这些事情。
- **新的思维和感觉方式**。记录新感觉和可能会解决问题的新思维。

技术 213　克服惊恐发作

咨询目的：整合技能以减少惊恐发作的影响。

描述：惊恐发作的症状包括心脏剧烈跳动、双腿颤抖、喉咙发紧、头晕目眩，或是担忧心脏病发作。容易焦虑的人会与之纠缠，并通过思考夸大它和延续它。"**我必须**准确知道，我为什么会有这样的感觉。""**我必须**确定这并不严重。""**我绝不能**失去控制，或是做出疯狂的行为。""**我绝不能**做一些蠢事，或是看起来很傻的事。""**我必须**保证我不会死。""**我绝不能**让自己惊慌失措。"

- **第1步**：鼓励来访者认识到"必须"——尽管避免不适非常可取，但绝不是必须。来访者并不总是要感到全然的舒适，而且大多数人通常也不会这样。
- **第2步**：鼓励来访者坚持不懈、充满活力、令人信服地与那些不现实的"必须"争论和辩论，直到放弃它们。

另外，推动来访者去做自己害怕做的事情，我们将用这些行动再次确认"巨大的不适感从来都不可怕，尤其是在选择坚持面对而不是回避时，恐惧会趋于减轻"。

技术 214　朝着更幸福的精神面貌努力

咨询目的：挑战来访者的非理性或自我否定的信念。

描述：当来访者按照缩写"我认为它是诅咒"（I SAW IT A CURSE）时，应鼓励来访者表达背后的想法，并用自己的语言解释他们的意思。"我认为它是诅咒"由两部分组成：（1）"我认为"，告诉来访者需要做的；（2）"它是诅咒"告诉来访者，应该挑战哪些非理性的或自我否定的信念。

需要做的

- I：**激励**（inspire）自己在态度上下功夫，记住许多人通过使用REBT原则变得更投入生活、更快乐、更有成就感，也有许多人使用其他常识性、非完美主义、非谴责性的哲学观，变得更加享受生活。
- S：**设定**（set）理性和合理的目标；对进展感到高兴。
- A：**接受**（accept）当下行为。冷静地工作，让自己变得更加放松，改变行为，获得更多想要的东西。
- W：**写下**（write）或记录一些关乎成长和自助的想法和进展。

应该挑战的

- I：优先级、时间、精力和金钱分配**不足**（insufficient），无法学会更快乐地生活。
- T：**太**（too）用力，太努力的尝试会带来自我否定。
- A：**绝对**（absolute）；完美主义只会导致烦恼。
- C：**幼稚的**（childish）灾难化。尽管你经常说"我不能忍受这个"，但没有人会因此死掉。
- U：**无用的**（useless）紧迫感。到达你想去的地方，就要花费足够长的时间！设定优先级，分配时间用以放松，"闻闻玫瑰花"。
- R：对自我的**可笑评价**（ridiculous rating）。我们都是活生生的人，我们都有畏缩不前的倾向，我们所有人都是如此！我们有如此多的特质、行为以及过失，不能被一股脑地评价。
- S：**愚蠢**（silly）地表现羞耻。
- E：**期待**（expecting）失败。只是因为过去没有成功过，并不意味着你将来不会成功。

技术 215　DPHEWES

咨询目的：为了获得更理想的幸福感。

描述：以下缩写有助于克服来访者的非理性"应该""必须"和"不应该"。

- D：**不要**对自己、他人或世界**提出要求**（don't place demands）。在自我对话中，要求常用"必须"或"他应该"这样的词语来表达。
- P：**分清轻重缓急**（prioritize），制订计划，细分为可实现的目标，然后去做（一次一个）。
- H：**幽默地**（humor）对待自己和他人，对生活少一点严肃。
- E：利用REBT技术**散发**（exude）轻松平静的气息，在生活中每天平静地接受一个不愉快的现实。
- W：**努力消除**（work）不良情绪，挑战非理性信念，做好手头的工作。

- E：建立（establish）处理问题的常规程序。
- S：回避（shun）"应该""必须"和"只得"等这些在要求意义上使用的词汇。

REBT 是一种语义学疗法。也就是说，尽管所有的迹象都表明，明天**应该**会下雨非常正确，但说你**应该**能在这次考试中获得最高分就很不合逻辑了。更好的方法是更准确地表述："如果我比别人更努力学习，比他们知道的更多，我就可能会在考试中获得高分。如果没有非同寻常的其他人，他们既不够幸运又不是天才，我甚至可能得到最高分。"

现实疗法和选择疗法

另一种合理方法是现实疗法（reality therapy）。格拉瑟（Glasser，1982）将现实疗法概念化为以下七个步骤，这七个步骤需要咨询师和来访者的通力合作。

- 第1步：交朋友；建立关系以获得支持。
- 第2步：不强调来访者的历史，找出现在正发生什么。
- 第3步：帮助来访者学会对行为做评估。帮助来访者找出他所说的是否真有帮助。
- 第4步：一旦评估了来访者的行为，就去探索已被证实的可能更有帮助的替代行为。
- 第5步：获得对行动计划的承诺。
- 第6步：保持一种"如果你不做，就不要找借口"的态度。来访者必须学会负责地执行计划。
- 第7步：强硬而不施以惩罚。为了创造更积极的动机，教来访者做事情，但就算他不做，也不去惩罚他。

现实疗法强调适当的社会行为和个人责任，是教育、机构、企业和矫正机构中一种强有力的咨询方法。

格拉瑟（1999）为现实疗法增加了另一个维度——选择理论。选择理论指出，我们所做的几乎所有的行为都受了选择，我们被基因驱动以满足五种基本需求：生存、爱和归属、权力、自由和快乐。事实上，最重要的需求是爱和归属感，因为与我们关心的人保持亲密和联结，是满足其他所有需求的必要条件。疏离几乎是所有来访者问题的根源，比如，精神疾病、药物成瘾、暴力、犯罪、学业失败、虐待配偶和儿童（Glasser，1999）。

选择理论的 10 条定律如下。

- 我们能控制的行为是我们自己的。

- 我们能给另一个人的只是信息。
- 所有持久的心理问题都是关系问题。
- 关系问题始终是我们当下生活的一部分。
- 过去发生的事情与我们的今天息息相关，但我们现在只能满足自己的基本需求，并打算在未来继续满足这些需求。
- 我们只能通过满足自己理想世界中的构想来满足我们的需求。
- 我们所做的一切都是行为。
- 所有的行为都是由行动、思考、感受和生理感觉组成的总体行为。
- 所有的总体行为都可以选择，但我们只能直接控制行为和思维部分。我们只能通过自己选择的行为和思维方式，间接地控制自己的感受和生理感觉。
- 所有的总体行为都由动词指定，并由最容易识别的部分来命名。

来访者有以下选择。

- 自主，这是一种承担责任、掌控自己和个人生活的状态。
- 承诺不改变自己已确认的改变计划。
- 负责满足个人需求，同时不干扰那些在实现自我需求的人，也就是说不通过操纵别人来满足自己的需求。
- 利用引发痛苦的行为，来访者通过发展症状来选择痛苦（比如，头痛、抑郁、焦虑或回避），因为在当时，它们似乎是在当前环境中生存下来的最佳行为。
- 自我评价包含来访者对当前行为的自我评估，以确定自己的行为是否有效，以及行为是否能满足自己的需要。

选择理论是现实疗法的一部分。由于人与人之间存在不满意或名存实亡的联系，因此现实疗法的目标是帮助人们重新建立联结。这种重新建立联结几乎总是先从咨询师与个人的联结开始的。咨询师将这种联结作为一种模式，让疏离的人开始与他需要的人联系。为了建立对现实治疗至关重要的关系，咨询师将使用以下方式。

- 专注于现在，避免讨论过去，因为所有人的问题都产生于当前不令人感到满意的关系。
- 尽可能地避免讨论症状和疾病，因为这些是来访者选择的方式，以应对让人失望的关系。
- 理解总体行为的概念，这意味着关注来访者可以直接做的事情——行动和思考。只有在行为和思维发生改变的情况下，感受和生理感觉才会改变。
- 避免批评、指责或抱怨，并帮助来访者也这样做。来访者应学习避免这些极其有害、会破坏关系的外部控制行为。

- 保持无偏见和非强制性，但鼓励来访者使用选择理论的定律来判断他所做的一切："我所做的事情是否让我更靠近我需要的人？"如果选择的行为没能让来访者更靠近，咨询师就要努力帮助他找到能带来更有益的关系的新行为。
- 关注细节。评估来访者与谁失去联结，然后帮助他选择重建联结的行为。如果他完全失去了联结，就要集中精力帮助他找到新的关系。
- 帮助来访者制订与他人重建联结的具体可行计划，并通过帮助来访者评估进展来修订执行计划的内容。根据他的经验，来访者可以提出计划，但不应该只做一种计划。计划随时可以由来访者决定修订或拒绝。
- 要有耐心和支持性，继续关注问题的根源——疏离。长期疏离的来访者很难重建联结。

选择理论是一种理性方法，它侧重于咨询师和来访者之间的关系，目的是使这种关系转移到来访者自己的行为模式中，以便他／她能与他人建立更积极、满足自我实现的联系。WDEP 系统包括应用于现实治疗团体实践的程序和诸多策略，这些策略有助于来访者识别他们的愿望，确定行为方向，引导自我评价，并设计改变的计划。

技术 216　WDEP

咨询目的：制订现实和具体的计划，然后告知来访者如何在日常生活中执行这些计划（Wubbolding，2000）。

描述：可以按照 WDEP 模式的步骤制订计划。

- W：是什么（what），代表识别愿望、需求和看法。咨询师不告诉来访者他应该改变什么，而是鼓励来访者审视他想要什么。
- D：做什么（do），代表探索来访者当前行为的方向，并帮助来访者明确他需要做什么来达到这个目的。
- E：评估（evaluate），包括来访者对他正在做什么进行自我评估。由来访者确定自己目前的行为效果如何。
- P：做计划（plan）。

技术 217　SAMIC

咨询目的：确保计划和承诺（Wubbolding，1991）。

描述：一个好计划需要具备如下特点：

- S：简单（simple）；
- A：可实现（attainable）；

- M：可衡量（measurable）；
- I：即时性和参与性（immediate and involved）；
- C：由来访者控制（controlled）。

选择理论概述了七个关爱的习惯，以及七个对健康关系有破坏作用的致命的习惯（见表7–3）。

表 7–3　七个关爱的习惯 vs 七个致命的习惯

关爱的习惯	致命的习惯
支持	批评
鼓励	指责
倾听	抱怨
接受	唠叨
信任	威胁
尊重	惩罚
协商分歧	贿赂、奖励以控制

资料来源：Adapted from Glasser, W. (1999). *Choice Theory: A New Psychology of Personal Freedom.* New York: Harper Collins.

致命的习惯可能会破坏来访者在关系中获得满足感的能力，并增加彼此之间的疏离。疏离是几乎所有人类问题的困境，比如，精神障碍、药物滥用障碍、暴力、犯罪、学业失败、儿童性虐待和配偶虐待、抑郁症，以及其他自我毁灭的行为。

小结

随着理情行为疗法（REBT）[以前被称为理性情绪疗法（RET）]的出现，缺失的联系被科学地建立了起来。REBT 提供了促进治疗进程的主要工具。它认为情绪和行为问题不是直接由事件本身引起的，而是由人如何看待这些事件而引起的。RET 理论认为，情绪和行为问题主要来自非理性信念，当来访者将强烈的期待强化为绝对的要求（即"必须"和"应该"）时，就会产生这种信念。非理性信念阻碍了来访者朝着他们的目标、信念和价值观努力；理性信念则帮助个体朝着他们的目标努力（Ellis, 1979, 1989）。

REBT 采用了各种认知、情感和行为技术，以减少情绪和行为问题（Ellis，1985；Ellis & Dryden，1990）。REBT 的主要干预措施是辩论法，它被概述为"一种程序，其中来访者的非理性信念和认知扭曲被挑战和重构，以便得到更积极的结果"（Ellis，Sichel，Yeager，DiMattia，& DiGiuseppe，1989，p.49）。选择理论的哲学观强调，尊重和共情接纳是心理治疗的关键。它的实践建立在来访者和咨询师之间的契约上；在这个契约中，每个人都为共同的目标承担同等的责任。所使用的方法和概念对来访者来说是开放的，因为他们明白权力是共享的。

此外，现实疗法更多的是一种哲学观或关于来访者存在的看法，强调在决定个人行为选择上，来访者的内心世界最有影响力。来访者必须有清晰的觉察力和改变认知、态度和行为的意愿。现实疗法并没有太多加固行为改变的技术，因此，来访者必须有良好的觉察力和持续动力来促进行为改变。

第8章 经典行为技术

学习和行为改变的基本原则是行为治疗学派的经典之作。从根本上说，所有行为都是习得的，无论是适应性行为还是非适应性行为。异常行为是错误学习经验的结果，是社会学习和条件反射的产物。行为矫正是治疗目标，包括消除非适应性行为和学习新的有效行为。行为技术已被成功用于消除如吸烟、暴饮暴食和咬指甲等不良行为，有助于改善减肥、技能学习和压力应对。克朗伯兹和托勒森（Krumboltz & Thoresen，1976）概述了加强和发展适应性行为以及消除非适应性行为的原则。所有复杂行为都是习得的、可塑的，并取决于可观察的规律：

- 一个人可以通过奖励和惩罚来改变行为；
- 行为是由环境、该行为的结果或预期结果决定的；
- 我们习得的某些东西不是强化物的直接结果，而是对他人及其行为的觉察结果，它们会塑造我们的行为；
- 所有的工作行为都是可操作的，即它在环境中产生结果，这些结果在一定程度上影响和控制了该行为。

"行为矫正"被定义为使用奖励或惩罚来减少或消除问题行为，或教导来访者对环境刺激做出新反应。行为矫正中使用的三种工具是正强化、负强化和提示。行为矫正计划的目标是改变和调整非适应性或有害的行为。开始实施行为矫正计划时，重要的是远离和观察非适应性行为。伴随这种认识而来的更大的目标是了解行为的因果，从而做出改变。在许多情况下，某种形式的行为矫正会伴随认知行为疗法和药物治疗，是治疗注意缺陷障碍（attention deficit disorder，ADD）、注意缺陷多动障碍（attention deficit hyperactivity disorder，ADHD）、行为障碍和对立违抗障碍等疾病的首选方法。行为矫正和认知行为疗法是治疗进食障碍和酒精或其他药物滥用的主要形式。

从本质上讲，行为矫正疗法是基于前因（行为发生前的事件）和后果（行为发生后的事件）的理念。通过观察和改变行为的前因和后果学习适应性行为，从而增加适应性行为，减少非适应性行为。使用奖励来促进改变被称为"正强化"，使用惩罚（比如，撤销特权）被称为"负强化"。改变行为的行为矫正计划由一系列阶段构成——先要识别并停止非适应性行为，然后要发展、加强和维持新行为。

要想阻止非适应性行为，就要先观察并记录该行为，这将有助于理解该行为的模式。比如，在出现该行为之前发生了什么事情？该行为是在一天中的什么时间被观察到的？切记，在开始时，只关注一两个非适应性行为的模式。一旦识别了某种行为模式，并对其进行记录和理解，就可以构建一个奖励系统了。

表8–1是一种对行为进行分类的方法。任何特定的行为都可能有适应不同情况的不同方面。从根本上讲，有以下六个阶段的变化。

- **前期思考阶段**：其他人往往会看到来访者没有看到的问题，因此来访者会认为自己没有必要改变。只有在别人施加压力后，来访者才很有可能尝试改变。
- **沉思阶段**：在承认了问题后，来访者开始更严肃地思考如何克服自己的非适应性的或自我挫败的行为。他可能开始权衡自我挫败行为的利弊。这个阶段可能会持续数年。
- **准备阶段**：确定一般目标，写下改变的目的。来访者会与其生活中的重要人物分享目标。
- **行动阶段**：这个阶段需要来访者做出最大的承诺。遵循具体的指导方针，并逐渐形成一种积极改变的乐观心态。在这个阶段，往往很容易出现复发的情况。这个阶段可能会持续半年，以便融入来访者的生活方式和行为习惯。
- **维持阶段**：来访者能维持行为达五年之久，并努力防止复发。
- **终止阶段**：一旦来访者在行为改变上维持了五年或更长时间，他就进入了终止阶段，可以退出改变的循环，不用担心复发或失败。

表8–1　　行为类型

行为	描述	示例
适当	在不侵犯他人权利和需要的情况下实现必要和期望的目标，包括适当的社交和情绪反应	保持健康的习惯；在不贬低他人的情况下在某个问题上获得满足；有适当的社交、情绪和认知技能；自给自足，有复原力
缺陷	缺乏执行行动所需的技能或知识；有许多社交、情感或认知方面的缺陷	在社交场合被动应对；缺乏社交、情感和认知技能；在自信、解决问题、决策和控制冲动等技能方面有缺陷
过度	过多的适应不良或自我挫败的行为	饮酒至不省人事；暴饮暴食；吸烟；沉迷于性、网络或赌博；滥用非法或处方药
其他不适当	行为发生在不适当的时间或地点。如果发生在其他情况下，该行为就是可以接受的	尿床、放火、露阴癖、跟踪他人、入店行窃
适应不良情绪	有能力表演，但比典型的自主神经系统反应更强，最常见的是恐惧和焦虑	社交恐惧症、害羞、焦虑、惊恐发作、强迫症、广场恐惧症、抑郁症、双相情感障碍

第8章 经典行为技术

从本质上讲，改变需要勇气和决心，维持改变需要承诺和日常工作，掌握改变需要将健康的行为纳入一个人的生活方式和行为习惯中。

行为矫正程序步骤

评估目标行为

以下问题有助于你了解行为类型和描述行为。

- 在什么情况下会出现这种行为？在什么情况下不会出现？
- 该行为表现的类型是什么？
- 这种行为发生在哪里？是只发生在家里、学校，或只发生在特定的人或物面前吗？
- 这种行为会在什么时候出现？是在一天中的什么时间？是在一个星期中的哪一天？是在周末还是工作日？
- 当发生该行为时，它能持续多长时间？
- 行为的强度如何（比如，儿童是在说话还是在尖叫）？
- 出现该行为的频率如何？比如，在每小时、每天、每个星期、每年（选择一个最有意义的时间段）会发生多少次？
- 在出现该行为前的5~10分钟内发生了什么事情？
- 在出现该行为后的2~3分钟内发生了什么事情？
- 在出现该行为时谁在场？请描述这些人与主体间的关系。
- 用具体的行为术语描述该行为的某个实际表现。描述能使描述者表现出确切的行为，描述时需要说清楚说了什么、做了什么、用了什么。即使是看似微不足道的行为，也可以为行为调节提供线索。比如，不要说"他扰乱了课堂秩序"或"他经常大喊大叫"，最好说"他说'我想要回我的铅笔'，而且他说话的音量淹没了我的声音。然后他跳到椅子上，一边扭动着屁股，一边指着右边座位上的人。在这期间，他一直在笑"。
- 有时，重要他人的评价会有帮助。倾向于行为实例而不是总结性评价。不要说"他惹恼了别人"，最好说"他在几分钟内打断了所有说话的人"。

测量行为以获得精确的数据

测量行为的方法如下。

- **频率**：在一个单位时间（比如，一天）内表现出目标反应的次数。比如，被试每天抽 24 支烟。
- **时间量**：反应持续的时间长短。可以从以下方面来衡量。
  - **该行为从开始到结束的持续时间**。例如，被试抽一支烟是需要 2 分钟还是 20 分钟。
  - **所观察行为发生的时间间隔**。例如，被试只在上午 9 点的休息时间吸烟，其他时间都不吸烟（一个间隔 vs 每小时一支烟 =18 小时）。如果该行为经常发生，并且有明确的开始和结束，就要使用较短的间隔时间（10~15 秒）。持续时间少于 5 秒的行为太短了，因为很难说出该行为发生在哪个时间段。如果行为是连续的，即持续很长时间，没有明确的开始或结束时间点（例如，吸吮拇指），就不要使用间隔记录。
- **强度**：反应的大小或规模。例如，被试是把香烟吸到过滤嘴处，还是吸几口就不吸了？
- **延迟**：等待反应出现的时间。例如，在掏出香烟之前，被试等待了多久才吸烟？

在测量了行为后，还需要确定行为的基线。

行为矫正涉及真实的改变。除非你知道什么行为具有代表性，否则你无法确定是否发生了真正的变化。代表性行为是衡量干预措施成功与否的基线。如果你不能收集基线数据，就无法知道你的干预是否有效。行为主义者并不依赖记忆，因为记忆容易出错。如果没有基线数据，你的行为矫正计划就无法成功。

确定基线意味着在不试图改变行为的情况下收集一段时间的数据。你收集数据的时间长度取决于行为的特点。一般来说，只有收集足够多的数据，才能使你感兴趣的行为表现出一种稳定模式。对于一些动物行为来说，这可能是一个小时；对于某些人类行为而言，则可能需要几个星期。

对该计划的承诺

所有重要他人都应该参与进来并展示承诺。鼓励被试和可能对项目成败有影响的人参与决策，包括父母、教师、管理员、配偶、子女、老板和同事。行为目标要具体而准确。

以下是关于精确目标的例子。

- **不要讲的话**："要吃得健康。"
- **更好的表述**："减少零食（诸如冰激凌、糖果或夹馅面包等）的数量，从每餐一份和每晚一份减少到每三天一份，并增加蔬菜的数量（根据政府标准），从每晚一份增加到每天六份。"

开始实施计划

你需要确定潜在的干预措施,并根据目标行为选择一种或几种干预措施。

看看你的目标行为属于以下的哪种,然后制定与之匹配的干预措施。

- 教授一个从未执行过的行为(**强化:积极和消极**)。
- 增加或加强现有的行为(**强化:应急契约,代币经济,示范**)。
- 扩展现有的行为:
  - 新环境(**刺激泛化、刺激控制、示范**);
  - 新行为(**反应泛化、塑造、连锁、消退、提示、示范**);
  - 持续一段时间(**维持、间歇性强化、示范**)。
- 将现有行为压缩到有限的环境中(比如,只在厨房里吃零食;包括**辨别训练、示范**)。
- 减少或消除现有行为表现(**消退、暂停、反应成本、脱敏、强化不兼容反应、示范、惩罚**)。

大多数项目都会使用以下某种类型的强化。

- 确定适合个人的强化物。
- 指定可以获得强化物的条件。
- 你已经在基线期间培训了所有需要的数据采集者。在整个过程中继续使用相同的方法收集数据。
- 实施干预,坚持干预直到以下两种情况之一:
  - 发生变化;
  - 很明显没有发生改变,需要评估和改进方法。
- 开始评估。

绘制结果图

大多数收集的数据都可以用图表表示(偶尔用表格会更合适)。图表能迅速显示出进展或缺乏进展的情况。它们会对发生了什么(或没有发生)的假设进行评估。行为上出现小变化是正常的。可以通过查看多个数据采集阶段来判断进展(例如,这可能意味着要查看一个星期的数据,并以天为单位绘制图表)。

评估结果并得出结论

结论将类似于以下之一。

- 干预措施成功地导致变化,如 X 所示。
- 干预措施没有成功导致变化,如 X 所示。
- 数据提供了一个混合的画面。这些要素是成功的,如 X 所示。
- 这些要素并不成功,如 Y 所示。

行为矫正计划基于以下问题:

- 哪些行为被期待?
- 这些行为可被观察和衡量吗?
- 是什么强化了这些行为?
- 什么时候应用了强化?
- 这些强化的后果是什么?
- 如何改进强化模式?

根据这些问题的答案,行为矫正计划包括以下步骤:

- 针对特定行为;
- 分析现有行为或阻碍新行为的原因和前因;
- 设定明确、具体、可衡量的目标;
- 训练;
- 明确的强化措施,比如表扬、认可、金钱等;
- 具体、持续的反馈。

行为矫正计划成功的关键在于持之以恒。扩展的行为干预计划越来越多地纳入了各种有效的策略和技术,有些涉及操作,有些涉及认知中介,有些涉及观察。认知行为疗法可以被融合进来,以提供最佳的策略组合来强化来访者的改变。

行为矫正的原则

行为矫正的原则如下。

- 为培养一种新行为。

- **逐渐靠近**：教授来访者以自己以前很少或从未表现过的方式行事；逐步奖励以引发最终的行为。
- **持续强化**：为了培养来访者以前没有表现过的新行为，在每次有正确的表现后，立即安排奖励。
- **负强化**：为了以一种特定的方式提高来访者的表现，可以通过改善来访者的行为安排他躲开或逃避一个轻微的令人厌恶的情况，或让他通过适当行为来避免令人厌恶的情况。
- **示范**：教授来访者新的行为方式，让他观察一位正向榜样执行期待的行为。
- **提示**：为了教授来访者记住在特定时间采取行动，让他在做出预期的行为前而不是在他执行错误的行动后，收到一个正确的提示。
- **分辨**：为了教授来访者在一系列情况下以特定的方式行动，而在另一种情况下不以特定的方式行动，要帮助他识别区分情况的线索，且只有在他的行动适合该线索时才予以奖励。

- 强化新行为。

  - **减少强化**：为了鼓励来访者在奖励很少或没有奖励的情况下继续执行既定的行为，需要逐渐要求在其正确的行为得到奖励之前，有更长时间的或更多的正确反应。
  - **变量强化**：为了改善或提高来访者在某项活动中的表现，需要向来访者提供间歇性的奖励。

- 保持既定的行为。

  - **取代**：当以往有效的奖励无法再控制行为时，需要更换强化物，并在你提供新的、希望它更有效的奖励之前（或尽可能快地）继续提供这一奖励。

- 阻止不适当行为。

  - **饱和**：为了阻止来访者以某种方式行事，你可以让他继续（或坚持让他继续）做出不受欢迎的行为，直到他厌烦为止。
  - **消退**：为了阻止来访者以某种方式行事，你可以做一些安排，使他在做出不受欢迎的行为后得不到任何奖励。
  - **不兼容的选择**：为了阻止来访者以某种方式行事，你可以奖励他一个与不受欢迎的行为不一致或不能同时进行的替代行动。
  - **惩罚**：为了阻止来访者以某种方式行事，你需要在该行为发生后立即给予他厌恶性刺激。因为惩罚会导致敌意和攻击性的增加，所以不能经常使用，并且还要将其与强化因素结合使用。

- 改变情绪行为。
  - **回避**：教会来访者避免某类情况，同时向来访者展示要避免的情况（或其表现形式）和一些令人厌恶的情况（或其表现形式）。
  - **减少恐惧**：帮助来访者克服对特定情景的恐惧，在他感到舒适、放松、安全或得到奖励的情况下，逐渐增加他对恐惧情景的接触。

为后果做好准备

后果是紧随目标行为之后发生的事件，并取决于行为（只有在行为发生时才会发生）。有两种主要的后果。

- **强化物**：增加他们伴随的行为；
- **惩罚物**：减少他们伴随的行为。

检查行为变化后，给予"强化"或"惩罚"的标签。

- 它不是基于大多数人对这一事件的反应给出的；
- 它是基于特定主体的行为对事件做出反应（Krumboltz & Krumboltz，1972，pp.110–111）。

应急契约

应急契约是来访者和咨询师的一项协议，规定了来访者的行为或学业目标，以及在实现这些目标的情况下会获得的强化或奖励。尽管目标行为是契约的主要内容，但其他几个部分也至关重要。

- **契约条件**：来访者和治疗师必须决定契约的生效条件。
- **契约的完成标准（即契约完成的水平）**：该行为是只需要实施一次即可，还是需要维持一段时间（比如，"需要持续10天时间，且在8天内来访者的吸烟量降低60%"）？
- **强化物**：契约需要包括来访者在完成协议后可获得的一个强化物或奖励。它应该是来访者在合理范围内选择的东西。积极结果（即奖励）应在契约完成后立即给予。
- **审查和重新谈判**：契约包括与来访者审查进展的日期。咨询师可以选择每个星期与来访者一起回顾契约，以帮助他走上正轨并评估进展。如果经过几次审查后仍无进展，就可能需要重新协商，看看目标是不是不合理，强化物是不是不合适。规定契约完成的目标日期也需要符合实际。

- **语言和签名**：契约应该用来访者能够理解的简单、清晰的语言书写。比如，应使用"奖励"而不是"强化物"，从而让来访者更易接受契约。

泽波利和梅洛（Zirpoli & Melloy，1993，p.160）提出以下建议，以防止饱和（即强化物对来访者失去吸引力）：

- 改变强化物，或对每个目标行为使用不同的强化物；
- 监测所提供的强化物的数量，使用足够的强化物来维持目标行为；
- 避免使用可食用的强化物（如果你必须使用可食用的强化物，就要尽量少用）；
- 尽可能快地从持续的强化转向间歇性的强化；
- 尽可能快地从主要强化物转向次要强化物。

技术 218　肯定新的积极行为

咨询目的：强化或教授一种新行为。

描述：以下将介绍原则和方法。

- **正强化原则**。为了增加或增强某种活动，在来访者每次做出正确表现后立即给予奖励。奖励需要是来访者重视的东西，可能是物质价值（比如，衣服或金钱），可能是来自支持团体的社会表扬（比如，赞美或鼓励），还可能是参加愉快活动（比如，外出就餐）的机会。正强化循环是"反应－奖励"，这有一个明显的先决条件，即除非先发生行为，否则不会给予奖励。
- **代币或积分奖励系统**。这种方式有利于维持某一行为，直到它被列入来访者的积极反应列表中。代币或积分系统被设定为一种契约，来访者因做出积极的行为而获得积分，累积起来后可兑现为一种理想行为。这适用于提升自信、促进减肥，以及增加非暴力行为等。比如，在减掉一定的体重（比如，每个星期2磅[①]）并积累了一定的积分后，可以用积分"兑现"新衣服。代币或积分系统为来访者在实现大目标过程中的阶段性成功上提供了阶段性奖励。

技术 219　培养新的积极行为

咨询目的：培养新行为。

描述：在培养新的积极行为的过程中，可以采取逐步接近原则，或称"塑造原则"。这个原则要求我们对来访者指向最终行为的每一个小的连续步骤都给予奖励，适用于教导来访者做出之前从未尝试过的行为，比如，学习骑自行车或滑雪等运动技能（比如，新人滑雪者从

[①] 1磅≈907克。——译者注

初学者的斜坡开始,在掌握后进入中级,然后再进入高级斜坡)。

- **示范原则**:示范本质上是以身作则的传授,或者说通过观察来学习。它通过展示一个有效率的人如何表现出所需行为,以此来教授一种新行为。这种策略在自信心训练、教师教学、与恐惧有关的行为、青少年、成瘾者和专业咨询师方面取得了成效。
- **提示原则**:为了在特定时间内建立新行为,可以设置一个提示,在预期的行动出现前,向适当行为发出信号。
- **分化原则**:为了促进特定环境下的特定行为,而不是其他行为,应该帮助来访者识别区分环境线索,并在行动符合提示时才给予奖励。

技术 220 保持新的积极行为

咨询目的:保持新行为。

描述:需要注意以下两点。

- **间歇性强化**:逐步或间歇地减少奖励该正确行为的频率,鼓励来访者在奖励很少或没有奖励的情况下,继续执行既定行为。
- **应急契约**:有助于促进来访者的行为改变目标。它可以分解为以下六个步骤:(1)治疗师和来访者确定要解决的问题;(2)收集数据,绘制不受欢迎行为的基线频率;(3)治疗师和来访者设定双方都能接受的目标;(4)选择具体的咨询技术和方法来实现该目标;(5)评估咨询技术,以获得可观察和可测量的变化;(6)如果所选择的咨询技术没有效果,则重复第四步。如果这些技术有效,则制订一个维持计划,以维持新行为。

技术 221 阻止不恰当的行为

咨询目的:停止不恰当的行为。

描述:需要坚持以下原则。

- **消退原则**:消退是指取消令人愉快的结果,减少不恰当的反应行为。为了阻止来访者以不当方式行事,应设法使其在出现不恰当行为后无法得到奖励。
- **替代行为原则**:这个原则涉及奖励一个与不受欢迎的行为不一致或不能同时进行的替代行为。比如,用积极的自我谈话来代替消极的自我谈话。
- **饱和原则**:为了减少来访者的一种行为,可以允许他继续(或坚持让他继续)做不恰当行为,直到他厌倦为止。

技术 222 愤怒表达

咨询目的：了解自己的愤怒情绪；对愤怒的表达负责。

描述：表达愤怒的前提条件是承认它确实存在。一旦承认了愤怒，就可以通过理性思辨来消除它，或通过适当的、更自信的表达来消除它。教来访者一遍又一遍地陈述"我很生气"，声音越来越大，这能让他与自己的愤怒有更多的接触。

这个方法在团体环境中特别受欢迎。可以借助敲打橡胶娃娃、垫子、枕头，或室内其他安全的玩具等不那么危险的方式表达愤怒。然后，可以将行为演练传授给来访者，以便让他在未来的遭遇中使用。通过让来访者与治疗师进行角色扮演，可以排练来访者想要的行为，这往往能让他在未来的关系中感到更能胜任、更成功。

当来访者开始感到愤怒或烦躁时，形成一种松弛反应可能会对他很有帮助。学习压力接种技术或学习如何自信地表达愤怒也是有益的，还有一种干预措施是形成理性信念系统，以及克服非理性信念（比如，世界应该是公平的）。

技术 223 焦虑管理培训

咨询目的：培养自我控制力、自信心和自我焦虑管理能力。

描述：在进行焦虑管理训练之前，放松训练和目标预演是来访者应该熟练掌握的先决技能。来访者被引导产生焦虑以及随之而来的感觉、认知和情绪。伴随这种被诱发的焦虑体验，来访者被引导做出相反的行为，即获得放松感，沉浸在平静的感觉中，描绘安宁的图像，质疑非理性想法，并聚焦让他感到宁静和放松的想法。

技术 224 行为演练

咨询目的：协助来访者接纳新行为。

描述：来访者往往需要在一个安全的治疗环境中练习新的行为。通过角色扮演，咨询师承担了某一角色。然后来访者可以对抗他（比如，咨询师是雇主，来访者是雇员），就像他在现实中遭遇的情况那样练习新行为。需要将对话录制成视频，以便咨询师和来访者进行回放复盘。然后，双方角色互换，按照同样的程序进行。继续按照这种方式练习，直到咨询师和来访者都对来访者的表现感到满意为止。为了帮助来访者达到他的目标，咨询师需要计划以下干预措施：

- 明确目标行为，即来访者想要改变什么；
- 确定需要使用这项技能的环境或情景；
- 构建一个等级结构（从不具威胁到威胁最大）的环境或情景来练习目标技能。

从不具威胁的环境或情景开始，让来访者对目标技能进行演练（角色扮演）。给来访者反馈关于目标技能同化的优缺点。反馈可以通过视频回放来加强。安排家庭作业，对目标技能进行现场演练。

确定来访者何时能令人满意地证明已同化的目标技能，并继续推进到精通的程度。行为演练已经成功地被用来应对来访者的愤怒、挫折、焦虑、惊恐发作和抑郁，以及消除自我挫败的行为（比如，吸烟、药物滥用、暴食和自我伤害）。

技术 225　思维停顿或思维阻断

咨询目的：消除自我挫败或不合逻辑的思维（基于不现实的恐惧和假设）；控制或消除消极的想法。

描述：事实证明，思维停顿可以有效地帮助那些整日沉迷于相同想法的来访者。来访者可以通过练习下一次出现焦虑情况时说些什么，学习更有效地应对焦虑情况。咨询师需要鼓励来访者演练适当的回答，在心中练习做出反应。打击某些强迫性和侵入性想法的一个简单方法是，（下意识地）简单地一遍又一遍地喊"停"。指导来访者想象自己正处于产生非理性思维的序列情景或环境中（比如，"我在老板的办公室里，有一个新的想法要介绍，但他不给我时间，他真的认为我很愚蠢"）。操作步骤如下：

- 要求来访者用言语表达他想象场景时出现的想法；
- 当来访者开始用言语表达非理性想法时，治疗师用一个响亮的"停"字、拍手、用橡皮筋弹击来访者手腕等方式打断来访者；
- 当治疗师突然打断来访者自我挫败的链条时，来访者要处理其中发生的事情；
- 重复这个过程，伴随来访者公开的（大声地）和隐蔽的（想象地）打断非理性思维；
- 当这些自我挫败的想法出现在他的日常生活中时，指导来访者继续隐蔽或公开地打断这些想法。

瑟斯和尼维德（Rathus & Nevid，1977，pp.33-34）通过使用录音机改进了前面列出的思维停顿技术，其程序如下。

- 让来访者清楚地描绘出消极反刍想法的内容。
- 构建 2~3 个声明，反对具有无助和自我否定性质的胡思乱想。
- 让来访者用自己的声音录下强烈的命令："停！"然后，在一个舒适的地方，让来访者有意地反刍那些令人苦恼的想法。按下录音机的播放键。录音会扰乱反刍，并提供对抗反刍的坚定声明。
- 连续重复 10 次，每天进行 3~4 次这样的练习，持续 2 个星期。在这段时间后，再连续重复 10 次，每天 1 次，持续数个星期。

技术 226　自我管理

咨询目的：让来访者能够掌握和管理自己的行为。

描述：自我管理与其他程序的主要区别在于，来访者承担执行该计划的主要责任，包括安排自己的应急措施或强化措施。为了从自我管理策略中获益，来访者必须定期和持续地使用这些策略。咨询师应指导来访者做到以下几点。

- 选择并定义一个要增加或减少的行为。
- 自行记录一个星期的行为频率，以建立一个测量基线（即实施自我管理程序之前的现有水平）。
- 记录行为发生的环境；导致该行为的前因；该行为引发的后果。
- 使用自我监测，来访者应根据自己的目标增加或减少基线行为。自我监测应持续两个星期，与来访者签订协议会强化这一进程。
- 改变环境和导致目标行为的前因事件。
- 改变能强化目标行为的结果。
- 在协议期结束时，评估自我管理在目标行为上的应用效果。安排一个能维持新的、更理想的行为计划。

技术 227　目标演练或应对想象

咨询目的：预言一项新技能或新情况。

描述：目标演练意味着在吸收新行为的过程中，对每个步骤刻意进行彻底的可视化，对新情况的刻意想象或应对想象会强化实际事件的迁移。鼓励来访者在达到目标时，采取现实的态度（即不要期望完美）。比如，当一个人被要求公开演讲时，可能会经历严重的恐慌发作，他会生动地想象面对听众的场景，内心充斥着在这种情况下所有可能出现的焦虑情绪，如果五个症状中的有三个减少了，就会产生成就感。

技术 228　升压技术

咨询目的：减少对即将发生的事件的焦虑和恐慌发作。

描述：有些来访者会对即将发生的事件（比如，公开演讲、工作面试或相亲）感到焦虑或恐慌。升压技术包括想象可能发生的最糟糕的事情，然后想象自己如何应对这种情况。来访者将从中看到，哪怕是最消极的结果，他也能幸存下来。一旦来访者成功地想象他能应对最不可能发生的灾难，预想的焦虑就会消退。这样一来，在真实情况发生时，来访者可能就不会过于焦虑了。对于困难的个案，可能需要自我指导训练（Lazarus，1977，p.240）。

技术 229　自我指导培训

咨询目的：直接影响来访者改变他们的自我对话。

描述：自我指导可以打破一系列负面情绪和感觉（比如，恐惧、愤怒、痛苦和内疚）。梅肯鲍姆（Meichenbaum，1977）和埃利斯（1962）的经验表明，消极的自我对话会导致焦虑和失败；相反，有意识地使用积极、自创的陈述可以促进成功地应对。

关于指导对即将到来的事情经历预期焦虑的来访者，拉扎勒斯（1977）引用了以下自我指导顺序：

> 我会为自己必须做的事制订一个计划，而不是去担心。我将一步一步地处理这件事。如果感到焦虑，我就会暂停下来做几次深呼吸。我不必消除所有的恐惧；我可以控制它。我将专注于自己需要做的事。一旦我控制了自己的想法，就控制了自己的恐惧。我每次做这件事，它都会变得越发容易（p.238）。

技术 230　系统脱敏

咨询目的：向来访者传授减轻焦虑的策略和自我控制的技术。

描述：沃尔普（Wolpe，1982，p.133）是这样描述系统脱敏的：

> ……是以渐进的方式打破神经性焦虑反应习惯的多种方法之一。通过肌肉放松的方式引导来访者产生抑制焦虑的生理状态，然后让他暴露在微弱的焦虑刺激中几秒钟。重复几次，该刺激就会逐渐失去唤起焦虑的能力。然后，依次引入连续的强刺激，并进行类似的处理。

如果来访者有公开演讲焦虑、考试焦虑、噩梦、飞行恐惧、死亡恐惧、批评或拒绝恐惧、恐高症（恐高）、广场恐惧症（害怕开阔的地方）或其他引起焦虑的情景，那么他往往可以从这种方法中受益。在这个过程中，需要先让来访者回忆引起焦虑的事件，然后运用放松技术帮他驱散焦虑。通过充分的重复练习，他回忆的事件就会失去诱发焦虑的威力。训练结束后，当来访者面对真实事件时，他会发现这件事也像想象中的事件一样，失去了引起焦虑的威力。系统脱敏就是用更合适的反应（比如，放松的感觉或能控制的感觉），逐步取代过去习得的恐惧或焦虑反应。自我管理的系统脱敏程序包括以下三个步骤：

- 深度肌肉放松或应对反应训练；
- 构建引发焦虑的情景等级结构；
- 将深度放松与来自焦虑等级的视觉场景相结合。

如果来访者的焦虑是模糊或飘忽不定的，就不应使用脱敏疗法（Foa, Stekette, &

Ascher，1980）。有很多恐惧或经常焦虑的来访者会更多地受益于认知改变策略。

系统脱敏法的内容包括以下六个方面。

1. 识别引起焦虑的情况

咨询师和来访者必须确定与恐惧有关、能引起焦虑的具体情况；必须识别会引起情绪的特定情况。可以指导来访者观察并记录一个星期内发生的唤起焦虑的事件，记下当时发生了什么、在哪里发生的、与谁发生的，并以1（最低）~10（最高）的等级评定焦虑程度。

2. 构建刺激的等级结构

一个等级结构通常包含10~20个厌恶情景。来访者和咨询师可以在会谈期间开始生成条目。咨询师指导来访者在接下来的一个星期内，在3英寸×5英寸的索引卡上生成条目。然后，对这些卡片按照压力从最小到最大（即从最不容易引发焦虑到最容易引发焦虑）的情景排序（见表8–2）。

表 8–2　　　　　　　　　　等级结构样本：考试焦虑

1. 三个月后参加考试
2. 考试前的两个月
3. 考试前一个月
4. 考试前三个星期
5. 考试前两个星期
6. 考试前一个星期
7. 考试前四天
8. 考试前三天
9. 考试前两天
10. 考试前一天
11. 参加考试的早晨
12. 考试前三小时
13. 考试前两小时
14. 考试前一小时
15. 考试前30分钟
16. 进入考试的大楼
17. 进入考试的房间
18. 考官带着试卷走入房间

注：最不容易引起焦虑的情况 =1；最容易引起焦虑的情况 =18。

3. 选择和教授对抗性条件作用或应对反应

为成功脱敏，来访者必须学会以某种方式抑制焦虑。咨询师需要选择最合适来访者的对抗性条件作用或应对反应，并对其进行程序性训练。在脱敏中，最常用的抑制焦虑或对抗性条件作用是深度肌肉放松。其他对抗性条件作用或应对反应的例子包括情感想象（在脱敏过程中专注于愉快的场景）、冥想（专注于呼吸和计数）、肯定反应、音乐和应对思维（低声或默念应对陈述，比如"我能做到"）。教授来访者练习肌肉放松反应法，需要经过几次训练才能完成。识别等级项目结构不应该与放松训练同时进行，但对抗性条件作用或应对反应的教学可以与等级结构的构建同时进行。咨询师需要持续教授，直到来访者能够区分不同程度的焦虑，达到放松的状态。在每次教授之前和之后，让来访者使用1~10的等级量表评估压力或焦虑程度有助于教授成果。此外，还应要求来访者每天做家庭作业练习。

4. 评估来访者生成意象的能力

来访者产生意象的能力对这一过程的成功至关重要。马奎斯、摩根和皮亚杰（Marquis, Morgan & Piaget, 1973）提出了创造有效意象的四个标准：来访者必须能够完全想象出场景的细节，包括触觉、听觉、嗅觉和视觉等方面；场景的想象方式应该是来访者作为参与者，而不是观察者；来访者应该能够根据指示打开和关闭一个场景；来访者应该能够按照指示保持特定的场景，而不会偏离或改变这个场景（p.10）。

等级结构中的每个场景都与对抗性条件作用或应对反应配对，以便抑制或削弱来访者的焦虑。每个场景展示之前都应该有一个涉及指定的对抗性条件作用或应对反应的训练环节。连续的场景展示总是从成功完成的预设环节中最后一个项目开始。通常情况下，当来访者想象一个项目并报告与想象有关的焦虑时，咨询师会指示来访者移开或停止该想象，然后放松以消除紧张。一个有用的程序是，在咨询师和来访者之间建立一个信号系统。沃尔普（1982, p.57）提倡的一种方法是，一旦形成一个清晰的物品图像，就指示来访者将左手食指抬高1英寸。在规定的时间内（通常是7~10秒）展示该物品，然后要求来访者停止想象，并用1（最低）~10（最高）的评分评价自己在可视化过程中感受到的焦虑程度。还有一种方法是，让来访者想象这个场景，并通过举起食指来表示何时开始感到焦虑。

5. 逐步延长暴露于焦虑诱发情景的步骤

瑟斯和尼维德（1977）建议，通过逐渐增加暴露来减少恐惧。适合这些条件的恐惧包括对狭小房间的恐惧、对病房的恐惧，以及对使用尖锐工具的恐惧。

首先，确定目标情况或事物符合两个要求：一是来访者可以忍受短暂地接触目标；二是来访者可以完全控制接触目标的时间。咨询师需要创造一种情景，让来访者可以随时暴露自己的目标，同时又很容易让自己远离这里。然后，让来访者置于目标情景中，直到他开始感到不适。来访者需要在这个情景中坚持一会儿。在来访者离开该情景后会获得放松，让他深呼吸并专注于一个能让他感到安宁的情景。

在重获放松后，来访者需要再次回到引起恐惧的情景中去，直到再次感觉不舒服。让他再在这个情景中停留几分钟，然后离开。通过逐渐延长暴露在诱发恐惧情景中的时间，消散恐惧的身体感觉或让它被放松的身体感觉所取代，来访者待在焦虑诱发情景中的能力将会得以增强。

6. 家庭作业和后续行动

家庭作业应包括每天进行放松和想象训练，并对迄今完成的等级项目进行可视化处理。还应鼓励来访者进入与等级项目所涉及的可视化情景相对应的现实生活情景。

技术 231 面对羞怯

咨询目的： 协助来访者变得更加自信（Zimbardo，1977）。

描述： 当自信的行为带来影响时，可以考虑以下三个简单的准则。

- 要想得到你想要的东西，最好方法是提出要求。
- 让某人停止做你不希望他做的事时，最好的方法是告诉他你对这些行为的感受。
- 自信意味着一种特殊的自我表露。不要避免表达负面感受，负面感受和正面感受同样重要。用第一人称"我"的陈述来表示你所做的声明代表了你的感受。

技术 232 羞怯的成本和好处

咨询目的： 评估错过的增长机会（Zimbardo，1977）。

描述： 羞怯会造成什么损失吗？来访者是否因为羞怯而错过了某种机会或错过了某种独特的经历？让来访者拟定成本清单（见表 8–3）。

表 8–3	羞怯的成本	
你生命中的时间	推迟或减少有价值的事件或机会	对你的个人影响

技术 233 羞怯日志

咨询目的： 评估羞怯的维度（Zimbardo，1977）。

描述： 把你感到羞怯的时候记录下来。写下时间、发生的事、你的反应，以及对你的影响（见表 8–4）。

表 8-4　　　　　　　　　　　　　　　　羞怯日志

时间	状况或环境	身体症状	心理记号反应	(+)(−)
第三届贝尔杯	政府时事报道	心跳紧张，避免眼神接触	"我记不起今天早上读过的任何东西。"	"我又失去了一次提高成绩的机会。"焦虑；惊恐

技术 234　消除消极的自我对话

咨询目的： 识别消极的内心对话。

描述： 让来访者在页面的左边列出他的弱点，然后在页面的右边列出与之相反的积极陈述，也就是真相（见表 8–5）。

表 8-5　　　　　　　　　　　　　　　消除消极的自我谈话

弱点	真相
认识我的人都不喜欢我	每个真正了解我的人（比如，杰克、杨和杰西卡）都很喜欢我
我身上没什么吸引人的特征	我有很多吸引人的特征，比如，我的眼睛、头发、牙齿

技术 235　给自己写一封信

咨询目的： 识别和验证积极的个人属性。

描述： 给自己写一封信，重点介绍你的优点，或用音频录制有关自己的成功、希望和潜力的信息，然后回放聆听。

技术 236　第一次谈话

咨询目的： 聚焦关键的社会技能。

描述： 如果你发现自己很难与任何人交谈，那么可以尝试一些威胁性较小的经历，举例如下。

- 给当地的折扣百货公司打电话，问询该公司登在报纸广告版面上的商品价格。
- 给一个广播谈话节目打电话，称赞它的形式，然后向其询问一个问题。
- 给当地的电影院打电话，询问打折场次的放映时间。

- 给图书馆打电话，向图书馆员询问一些关于你所在城镇乃至全国的人口问题。
- 给一家餐馆的前台打电话，预订四个人的包间，然后在一小时内回电取消。向前台服务员表示感谢，并留意他的反应。

技术 237　打招呼

咨询目的：体验一系列令人焦虑的情景（Zimbardo，1977）。

描述：在校园里或教学楼的走廊里，或在工作中，对你不认识的人微笑并打招呼。

技术 238　开启与陌生人的对话

咨询目的：继续结构化的人际交往经验。

描述：练习开启对话技术的理想方法是在公共场所与陌生人开展安全的对话，包括杂货店排队处、剧院排队处、彩票站排队处、邮局、医院候诊室、银行、图书馆或午餐室。你需要与对方就双方的共同经历展开对话，例如："看起来午餐又是看不见肉的菜[①]了。""我希望这将是我的幸运乐透彩票。""你看过《西雅图不眠夜》(Sleepless in Seattle)[②]吗？"

技术 239　给予和接受赞美

咨询目的：提供一个将社会技能融入人际关系的机会。

描述：给予和接受赞美是开始对话的一个简单方法，能让对方对自己感觉良好。不过，这可能是人与人之间最容易忽视的破冰之举。对此，建议如下：

- 一个人的穿着，比如，"那件夹克很酷"；
- 一个人的外表，比如，"我喜欢你的发型"；
- 一项技能，比如，"你肯定知道如何捕捉那些信号"；
- 个性特征，比如，"我喜欢你的笑声"；
- 财产，比如，"你的车真棒"；
- 提问题以便让对话更深入一些，比如，"这车真不错，你买了多久了"。

技术 240　开始对话

咨询目的：识别与他人互动的舒适水平。

描述：谈话可以通过多种方式开始。根据以下提示，选择一个对你来说最合适、最舒服的方式。

---

① 原文是"mystery meat"，通常是指看不到肉、尤其是学生食堂或互助会食堂的菜肴。——译者注

② 也可以说一些最近热映的电影。

- **自我介绍**。比如："你好，我的名字是＿＿＿＿＿＿。"（在家里对着镜子或用录音机练习。）当在聚会上，每个人对你来说都是陌生人时，能最好地练习。赞美对方并向对方提问。比如："这套衣服真不错，你在哪里买的？"
- **请求帮助**。明确表示你需要帮助，并确定对方能提供帮助。比如："上次来这个图书馆时，我用的还是卡片目录，请问我现在需要如何借助这个搜索引擎找到卡尔·罗杰斯的作品？"
- **尝试诚实和自我表露**。当你做了一个明显的个人表述时，它将产生积极的、支持性的反应。比如："我不知道应该做什么，我真的很害羞。"
- **培养常见的社交礼仪**。比如："看起来你需要续杯，我来帮你把壶拿过来吧，我正要去那边。""来，让我帮你拿着那些杂货。"

技术 241　保持对话的连贯性

咨询目的：为来访者提供维持对话的策略（Zimbardo，1977，p.180）。

描述：一旦你开启一场对话，就可以使用以下几种技术来维持它：

- 提问，要么是事实问题（比如，"你能相信今年的尼克斯队看起来有多差吗？"），要么是个人观点问题（比如，"你对枪支管制有什么看法？"）。提供一个你的个人故事或观点。
- 大量阅读一些有关政治或文化问题（比如，国家财政赤字或社会暴力）的作品，对其有所了解。回顾几件最近发生在你身上的趣事（比如，注册课程、工作事件、新玩的电子游戏、学习冲浪或轮滑，或与老师、父母、兄弟姐妹发生的小矛盾），并把它们变成简短有趣的故事。当你见到别人时，要准备好讲几个故事或发表一些有趣的评论。提前对着镜子或用录音机练习。让对方谈谈自己，比如，他的兴趣、爱好、工作或接受的教育。
- 对另一个人的专业知识表示感兴趣。比如："你是如何找到这样的一份工作的？""你是怎么通过这门课程的？"
- 最重要的是，互动时分享你对当时所发生事情的反应。谈谈你对对方所说或所做的事情的想法或感受。

技术 242　变得更外向

咨询目的：增加来访者的人际关系经历。

描述：从最简单的拓展练习开始，然后逐渐过渡到更困难的练习，记录你对这些机会的反应。

- 在课堂上向新认识的人进行自我介绍。
- 邀请你身旁路过的人和你一起散步。

- 向不认识的人借东西，然后还给他。
- 给班里的一个异性同学打电话，问询当天的家庭作业。
- 在杂货店排队时，与你旁边的人谈论排队的问题。
- 向三个陌生人问路。
- 去海滩、游泳池或体育场，与你遇到的两三个陌生人交谈。
- 留意在学校或课堂上需要帮助的人，主动提供帮助。
- 邀请别人和你一起吃饭。
- 在一个星期内向五个新朋友微笑，并说"你好"。

技术 243　与异性约会

咨询目的：减少非理性的拒绝想法。

描述：对许多人来说，约会是一种令人焦虑的社会接触。会被拒绝的非理性信念更容易影响害羞的约会者。

- 最初通过电话确定约会。提前做好准备，心中要有两个具体活动。
- 当你通过电话与对方联系时，要说出自己的姓名，并解释你们何时见过面（如果适用的话）。比如："我是吉姆·汤普森，我在年鉴签名会上见过你。"
- 要确保你被认出来。
- 对上次见面的事情称赞对方，承认他的才能、价值观或某个问题的立场。比如："你设计的年鉴封面真的很不错。"
- 请求约会时要有自信："我想知道你这个星期六是否愿意和我去看电影？"你的请求要具体，说明你心中的活动，并说明它将发生的时间。
- 如果对方的答案是"是"，就一起决定看什么电影和见面的时间，然后流畅、迅速、有礼貌地结束谈话；如果答案是"不"，就建议采取另一种方式（比如，非正式的聚会）。比如："下星期一下班后，一起去喝酒怎么样？我请客。"
- 如果答案仍然是"不"，就要礼貌地结束对话。拒绝不一定是拒绝，可能是因为对方没有足够的兴趣，也可能是在你之前，对方就已经因学校、工作或家庭有约了。

技术 244　飞行恐惧的焦虑等级划分

咨询目的：减少焦虑，并在某种程度上控制引起焦虑的情况。

描述：创建 16~17 种引起焦虑的情况来建立等级，在最终版本中确定大约 10~15 个项目。为了给项目分类，可以将每个项目写在一张单独的索引卡上。然后对每个项目的焦虑程度进行分级，在 0~100 的范围内给它标注一个数字，其中 100 是可以想象到的最高水平的焦虑，0

是没有焦虑（即完全放松）。把这个数字写在被评分项目的索引卡背面。当每个项目都有一个焦虑等级时，把卡片分成五堆，每一堆代表不同的焦虑类别（见表8-6）。

表8-6　　　　　　　　　　　焦虑的等级结构

分级	焦虑等级
低度焦虑	1~19
中低度焦虑	20~39
中度焦虑	40~59
中高度焦虑	60~79
高度焦虑	80~100

目标是每堆中至少有两个项目。将所有卡片按照焦虑程度从低到高的顺序摆成一摞，形成关于一个个体的飞行恐惧焦虑等级表。至此，这一整天都将卡片放在一边，不用再去管它。第二天，在不看卡片背面分数的情况下，将索引卡片洗一遍，重新排序。然后检查成绩，看第二次的排序是否与第一次相同。如果不同，就做一些调整。

飞行恐惧症的焦虑等级样本

以下是一个关于飞行恐惧的等级样本，可以借此帮助来访者制定他们自己的等级：

- 订机票；
- 开车去机场；
- 意识到自己必须搭乘飞机；
- 办理登记手续；
- 登机；
- 起飞；
- 等待登机；
- 滑行；
- 机上服务；
- 在机舱里走动；
- 爬升；
- 下降；
- 等待出发；
- 着陆；
- 颠簸。

配对程序概述

- 系统脱敏的总体目标是提升减少某些情况引发焦虑的能力。当来访者处于深度放松状态时，让他去面对焦虑等级的每一个项目。
- 系统脱敏治疗不应超过 30 分钟。每次进行脱敏处理时不要超过三个焦虑等级项目。
- 每次治疗（第一次除外）应从上次治疗的最后一个项目开始。也就是说，如果最后一个项目成功脱敏，就在下次治疗中复习；如果没有成功脱敏，就在下次治疗中重新开始。
- 进展将取决于来访者每个星期练习多少次。如果每天两节课，就会超出大多数人的极限；如果每天一次，每个星期五次就会非常好；如果每个星期两次，则是平均水平。表 8-7 展示了一个由 15 个项目组成的焦虑等级计划。如果按照该计划执行，每个星期练习五次，那么将在 1~2 个星期内完成脱敏计划。

表 8-7　　　　　　　　　　　焦虑等级计划

课程	项目编号
1	1~3
2	3~5
3	5~7
4	7~9
5	9~11
6	11~13
7	13~15

技术 245　自我管理的系统脱敏程序

咨询目的：提升来访者在治疗之外的能力。

描述：自我管理的系统脱敏程序包括以下七个步骤，可以借此重复飞行恐惧焦虑等级中的每一项，从而克服每一项焦虑等级项目。

- **步骤 1**：选择喜欢的放松技术引导放松。
- **步骤 2**：从等级结构中读取适当的项目（在第一次治疗中，这将是等级结构中的第一个项目。在后续治疗中，这将是上一次治疗中的最后一项）。
- **步骤 3**：花时间想象一下。
- **步骤 4**：停止想象，并确定所经历的焦虑程度（0~100）。再次放松大约 30 秒。
- **步骤 5**：重新阅读对情况的描述。想象一下当时的情景，持续一段可以忍受的时间。

- **步骤6**：停下来，再次确定焦虑的程度。如果有任何焦虑的感觉，就回到步骤2；如果没有感到焦虑，就继续进行下一步。
- **步骤7**：转入下一个等级项目。从步骤1开始重复上述过程。每次治疗结束时放松几分钟。

研究表明，克服飞行恐惧的成功取决于治疗结束后的实际飞行（即亲身体验），有人称它为"毕业飞行"。在每次飞行前，克服焦虑等级问题，提升保持放松的能力。最重要的是，记得每天练习放松技术，这既能应对日常压力，又能根据需要即兴进行简短的脱敏治疗。

技术246 家庭筹码系统

咨询目的：为适应性行为提供即时奖励，为非适应性行为提供即时后果（Myers, 2000）。

描述：可以按照以下顺序进行。

1. 购买一盒扑克牌筹码。

2. 召开家庭会议来讨论该计划的必要性。告诉儿童和青少年这将帮助他们学会对自己负责。告诉大一点的儿童和青少年，这个系统类似于成年人的经历：成年人通过工作挣钱；成年人必须为违反规则（比如，超速或逾期付款）支付罚款；成年人会为他们需要和想要的一些东西花钱。

3. 制作一份可以获得筹码的行为清单。从早上开始，在一天中寻找可以奖励的行为。比如：

- 准时起床；
- 刷牙；
- 按时准备上学；
- 和兄弟姐妹一起玩得很开心；
- 做家务，比如喂宠物或倒垃圾；
- 说"请"和"谢谢"；
- 收到指令后的第一时间就去做；
- 不慌不忙地做作业；
- 按时准备睡觉；
- 按时上床睡觉；
- 打扫卧室。

4. 制作一份会导致失去筹码的行为清单，可以包括对抗、挑衅或破坏性行为。比如：

- 发脾气；

- 大喊大叫；
- 尖叫；
- 打架；
- 争吵；
- 扔东西；
- 跳到家具上；
- 睡懒觉；
- 说脏话；
- 贬低他人。

5. 制作一个通过支付筹码获得的奖励清单。既可以在当天购买，也可以在一段时间（通常是半小时）内购买。比如：

- 看电视；
- 在户外玩耍；
- 电脑时间；
- 熬夜；
- 和父母一起玩游戏；
- 邀请一位朋友来过夜；
- 去一家最喜欢的快餐店。

6. 为清单上的每个项目设置分值（见表 8-8）。

表 8-8　　　　　　　　　　　　筹码程序示例

赢取筹码	分值
整理床铺	2
收拾卧室	2
刷牙	2
摆放桌子	4
按时准备睡觉	2
按时入睡	2
第一次做被要求的事情	1
说"请"和"谢谢"	1

续前表

失去筹码	分值
扔东西	4 + 暂停①
发脾气	4 + 暂停
争吵	2
打断	2
在屋里乱跑	2
支付筹码获得奖励	分值
看电视	5 个筹码 / 半小时
去外面玩耍	5 个筹码
请朋友来玩	5 个筹码 / 天
去朋友家一天	10 个筹码
跟父母玩游戏	5 个筹码

7. 将行为清单和获得的筹码张贴在一个适合的地方。

8. 让孩子装饰一个纸杯用来存放筹码。父母需要将"银行"筹码放在一个罐子或碗里，并放在孩子拿不到的地方。

9. 在项目开始前，先练习给予和接受筹码。根据为父母和孩子提供的规则来练习。

父母给予孩子筹码时的规则

- 靠近孩子，确保能够触摸到他（不要在 20 英尺或两个房间以外）。
- 微笑地看着孩子。
- 说话语气和善。
- 确保孩子面对你，看着你。
- 赞扬他们，比如："嘿，这很好。你的确做得很好。这确实对我有帮助。"或用筹码奖励他们，比如："因为你做得很好，你获得两个筹码。"
- 为孩子描述适当行为，让他们清楚地知道哪些行为会得到表扬和奖励。
- 偶尔拥抱他们，或使用一些其他形式的积极触摸。
- 让他们感谢你，比如，说"谢谢妈妈"。

---

① 暂停（time-out），或被译为"计时隔离"。当孩子出现不良行为（比如，发脾气、骂人、抢东西）时，父母会要求他暂停手上的活动，独自一人冷静一会儿，然后再去寻找解决方案。——译者注

父母拿走筹码时的规则

- 靠近孩子,到能够触摸他的距离。
- 微笑地看着孩子。
- 声音语调愉快。
- 确保孩子面对你,看着你。
- 解释什么不恰当,比如,"记住,你不能在家里跑,因为这么做不安全"或"你需要学会不大喊大叫,这样我们才能在家里享受生活"。
- 表达同情。比如:"我知道丢了筹码很难受,但这是规则。"
- 告知孩子需要交多少筹码作为罚款。
- 确保孩子给你合适的筹码。
- 提示合适的反应有时是必要的。比如:"来吧,给我一个微笑!"
- 如果孩子很难接受输了筹码这件事,那么不妨还给他一两个筹码。
- 如果孩子太生气或太沮丧而不给你筹码,那么不要勉强解决这个问题。先让孩子冷静一下,然后再去拿筹码。

儿童领取筹码时的规则

- 面对父母,微笑地看着他们。
- 得到筹码时,要用"好的""谢谢"或其他令人愉快的话来表示感谢。
- 筹码应放在指定的容器中(任何乱放的筹码都会被没收)。

儿童输掉筹码时的规则

- 面对父母,微笑地看着他们(不要皱眉)。
- 在确认输掉的筹码时,应该用"好的"或"没问题",以及"我还会得到筹码"等来回答(你必须一直看着他们,表现得很愉快)。
- 愉快地把筹码交给父母。

技术 247 神秘的激励机制(代币经济的一种变体)

咨询目的:激发来访者发现奥秘的积极性。

描述:不告诉来访者强化物是什么,而是把奖励放在一个信封里,保持神秘。为了发现神秘信封中的东西,来访者变得有动力去赚取代币。可以将这项技术用于改善课堂管理、学校恐惧症、破坏性行为、注意缺陷多动障碍、严重情绪问题、心理障碍(比如,孤独症、饮食障碍、精神分裂症和成瘾行为等)。

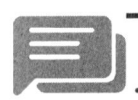

小结

从根本上说，行为矫正疗法基于前因（行为发生前的事件）和后果（行为发生后的事件）的理念。通过观察和改变行为的前因和后果，增加适当行为，减少不适当行为，从而使来访者习得适当行为。使用奖励来帮助实现改变被称为正强化，而使用惩罚（比如，撤销特权）来帮助实现改变被称为负强化。旨在改变行为的行为矫正计划由一系列步骤构成：先要识别并停止不适当行为，然后必须发展、加强和维持新行为。

第 9 章　以人为中心[①] 技术和心理教育咨询法

无论是咨询师和来访者、咨询师和团体、父母和孩子、教师和学生、管理者和员工，还是雇主和雇员的关系，均由以下三个条件构成促进成长的氛围。

- **真诚或一致**。这意味着咨询师在咨询关系中越真诚（即不摆出专业面孔或个人面孔），来访者就越有可能以建设性的方式改变和成长。
- **无条件积极关注的改变氛围**。这意味着当咨询师以一种积极、非评判和接受的态度对待来访者时，治疗或改变就更有可能发生。
- **共情理解**。这意味着咨询师准确地感受到来访者正在体验的感受和个人意义，并将这种接受性理解传达给来访者（Rogers，1986）。

在罗杰斯的理论著作中，有一组核心价值是以人为中心技术的关键。

- 人性基本上是建设性的。
- 人性基本上是社会性的。
- 自尊是人类的基本需求，在助人关系中要保护自尊、自主和个人敏感性。
- 人的基本动机是现实地感知和追求情境的真相。
- 感知是个人经验和行为的主要决定因素。因此，要理解人就必须尝试感同身受地理解他。
- 个人是基本单位，在试图促进成长的情况下，应该侧重来访者（而不是团体、家庭、组织等）。
- "全人"（whole person）的概念说得通。
- 在任何时候，在当时的内部和外部环境下，人们都在尽力实现和保护自己。
- 必须放弃对他人的控制或对权威的追求，必须承诺分享权利和控制权。
- 在咨访关系中，咨询师致力于对自己诚实。这种诚实是咨询师保持和增强自己的精神和情绪以及人际关系健康的主要手段。

卡尔·罗杰斯的基本概念是，我们都在努力成为"真正"、真实、独特的自我。是什么

[①] 以人为中心（person-centered 或 people-centered）疗法，简称 PCT，由罗杰斯创立，又名"当事人中心疗法"。——译者注

阻碍了我们？是一种否认自己的需要和感受的倾向，假装成他人的样子，以避免面对真实的自我。以人为中心的咨询假设，每个人都被赋予了扩展、发展、成熟和达到自我实现的动力（Hansen，Stevie，& Warner，1986）。这是唯一依靠咨询者自我实现的主要治疗方法。个体被视为能够自我治疗，只需要一个温暖、支持的环境来达到更高水平的自我实现。

咨访关系仍然被视为心理治疗的一个重要组成部分（Gelso & Carter，1985；Henry，Schacht，& Strupp，1986）。咨访关系与其他关系不同。例如，在家庭和朋友之间的日常关系中，沟通是互惠的，聚焦给予和接受的表述，以提供建议、判断或个人观点。人际沟通的主要障碍在于我们评判他人的固有倾向，即赞同或不赞同对方的言论。然而，在咨询关系中，沟通的重点是经历困难的人，并且是非互惠的。罗杰斯（1986）将三个促进条件描述为："真诚、真实或一致；接受或关怀或珍视——无条件积极关注；共情理解"。罗杰斯指出，从整体上来说，有越来越多的研究证据支持这样的观点：当这些有利条件存在时，性格和行为的确会发生变化。从1949年至今，美国和其他国家一直在进行这种研究。

人们研究了若干个领域态度和行为的改变，比如，心理治疗、学校里的学习，以及精神分裂症患者的行为。总的来说，它们证实了罗杰斯的想法（1986，p.198）。许多研究报告指出，这种方法可以改善心理调节，增强对挫折的容忍性，降低防御性，提升学习速度，增强自尊心，提升理想自我和现实自我的一致性等不明显的改善。卡可夫和贝伦森（Carkhuff & Berenson，1967）以及杜亚士和卡可夫（Truax & Carkhuff，1967）的研究证实了共情、尊重和真诚等变量对咨询过程的重要贡献。

以人为中心的咨询

研究者承认，罗杰斯提出的咨询条件足以给来访者带来改变。通过以人为中心的咨询，来访者提升了自尊，也"倾向于将他们的标准从其他人转移到自己身上"（Corsini & Wedding，1989，p.157）。以人为中心的咨询与其他方法的主要区别之一是，与咨询师承担的责任相比，来访者承担的责任更大（Brammer & Shostrom，1982）。现在，罗杰斯的核心理念已成为心理咨询与治疗关系中的基本条件。

无条件积极关注

无条件积极关注就是接受来访者，不对其行为、事件或感觉进行好坏判断。传达积极关注的言语反应可能包括："我真的很期待我们的会谈。"

共情

共情是指感知和识别他人感受,并从来访者的角度将其传达给来访者的能力,也就是说,进入来访者的参考框架。共情在概念上的重要性并不是罗杰斯式相关方法所独有的,它已经被其他人用不同的术语加以改变。阿德勒心理治疗(Dinkmeyer,Pew,& Dinkmeyer,1979)和发展性咨询与治疗(Blocher,1974;Ivey,1989)等方法都特别提到了共情。

此外,即使行为疗法(Krumboltz & Thoresen,1976)和认知行为疗法(Bedrosian & Beck,1980)较少强调咨询师与来访者的关系,它们也很注重使用共情来准确理解来访者的问题。埃利斯的理情行为疗法也将共情视为咨询的重要内容。

帕特森(Patterson,1986)强调,共情理解是大多数治疗系统所共有的关系核心要素之一。布拉默和肖斯特罗姆(Brammer & Shostrom,1968)指出,共情回应是"试图与来访者一起思考,而不是为来访者思考"(p.180)。比如,如果一个来访者说"我曾努力与老板和谐相处,但从来没有成功过,她对我太苛刻了",那么共情回应可能是"你对自己与老板相处受挫而感到灰心";相反,如果咨询师的回答是"你应该更加努力",那么咨询师就是从自己的参考框架来回应。为了能用言语回应对来访者的关切感受,基本共情的沟通公式(Egan,1990)会使用一个声明来确定来访者的感受和情景的内容。

我感到_____(填写正确的情绪类别和强度),是因为_____(填写引起这种感觉或情绪的经历、行为或两者都包括)。

示例:"你感到沮丧,因为老板不信任你能够在他不在时处理好业务。"

真诚

真诚是指对他人真实或"真实"的能力。咨询师不会扭曲交流、隐藏动机、不按隐秘的议程行事,也不会自命不凡或自我防御。真诚意味着做自己,而不是扮演一个角色。咨询师的言行与他的感受相一致,无论是言语还是非言语。

积极和反思性倾听

倾听是一门艺术。既要充分注意来访者所说的内容,又要注意其他非言语线索(比如,姿势和面部表情)。倾听是帮助的先决条件。一个积极的倾听者会用自己的语言反馈所说的话,原因有三:确保自己理解正确;向对方证实他被倾听了;促进对方披露更多的信息。

识别感受可以让来访者知道咨询师正在倾听,并能鼓励来访者更自由地表达自己。这有助于他们将注意力集中在关键问题上，从而制定令人满意的解决方案。麦凯、戴维斯和范宁（McKay，Davis & Fanning，1983）认为，积极倾听需要咨询师作为合作者参与转述、澄清和反馈的沟通过程。

复述反应

咨询师用自己的语言陈述来访者说过的话，可以使用这样的引导语。例如：

- 我听到你说的是……
- 换句话说……
- 所以，现在你的感觉大概就是……
- 让我了解你的情况，这是……
- 你是说……吗？

当来访者说到任何重要的事情时，咨询师都应该复述。在咨访关系中，复述的好处是，让来访者感到自己被倾听了，他会非常喜欢这种感觉。复述还会带来以下好处：

- 阻止愤怒的升级，冷却危机；
- 阻止误解（错误的假设、误解在咨询过程中得到纠正）；
- 有助于咨询师记住所讲的内容；
- 抑制咨询师在倾听方面的障碍，比如，判断、评论、建议或来自其他想法的困扰（McKay et al.，1983，p.24）。

澄清反应

澄清反应是对复述反应的补充，通过提问来清楚地了解来访者的情况，而不是模糊地泛泛而谈。咨询师利用这些澄清性的回答，理解来访者对问题的想法和感受。

反馈

在咨询面谈期间，反馈为咨询师提供了一个机会，以分享自己的所想、所感或所悟，并检查认知。为了检查认知，咨询师需要将听到的和感觉到的内容构建成一个暂定的描述。比如：

- 我想了解你的感受。这 _____（给出描述）是你的感觉吗？
- 当我听了你所说的话，似乎 _____ 才是真实情况。

反馈不是做判断，而应该是诚恳的、有支持性的，并且就在此时此地。

一致性

一致性要求咨询师对来访者保持透明；也就是说，如果咨询师对来访者的沟通感到愤怒，那么否认这些感受或试图向来访者隐藏这些感受就是不恰当的。有时，努力做到一致可能会与努力做到不评判相冲突，这说明提供促进关系的条件是非常困难的。为了成为一个有效的沟通者，咨询师必须关注言语和非言语沟通。总的来说，我们需要学习以下内容：

- 我们读到的东西的10%；
- 我们听到的东西的20%；
- 我们看到的东西的30%；
- 我们既看到又听到的东西的50%；
- 与他人讨论的东西的70%；
- 我们亲身经历的东西的80%；
- 我们教给别人的东西的95%。

（Glasser，1985）

倾听感受

有效的沟通包括彻底理解对方的世界（倾听），并将这种理解传达给对方（回应）。通过准确倾听和回应，可以打破阻碍相互理解的障碍（Dinkmeyer & Losoncy，1980）。识别言语表达信息中的感受，可以用类似"听起来像……""你感觉是这样的……""你现在的感觉是……"或"如果我没听错的话……"等句式来表述。

共情式倾听

共情意味着咨询师认识到"听起来很难，但这是另一个人在努力生活"。咨询师应该问自己："尽管这个信念或这个决定最终会导致失败，但它能降低这个人的焦虑或让他的一些需要得到满足吗？"麦凯等人（McKay et al，1983）建议，如果共情式倾听有困难，那么咨询师应该问如下问题：

- 自我挫败的行为来自什么需求？
- 这个人正在经历什么危险或焦虑？
- 他需要的是什么？

开放式倾听

咨询师在判断之前需要听到整个沟通过程；更多的信息可能会在之后披露，而所有的信息可能并不能被完全展示。

以觉察的态度倾听

觉察通过比较来访者的言语和非言语沟通的语气、重点、面部表情和姿势来完成，以发觉表达和内容之间的任何不匹配。布里奇曼和厄利（Brigman & Earley，1990）认为，为了与他人建立令人满意的关系，来访者必须学会有效地沟通。大部分无效的沟通方式包括唠叨、提醒、批评、威胁、说教、建议和嘲笑。

尊重

尊重是一种人际交往技能，它展示了个体对他人独特性的欣赏、对差异的容忍，以及与他人平等互动的意愿。

具体化

具体化技术通过具体、清晰和明确的交流来展示——使用"我陈述"而不是"你陈述"（可参考表9-1的示例），个体将通过使用"我陈述"来对感受、情绪和行动负责。有效的沟通信息包括三个组成部分：拥有感受、表达感受、描述行为。传递感受信息要遵循这个沟通公式：所有权+感受词+行为描述=感受信息。比如："我（所有权）对按时提交纳税申报表（行为描述）感到焦虑（感受词）。"

即时化

即时化是对此时此地正在发生的事情进行公开讨论的能力，以及使用建设性面质的能力。

自我表露

自我表露是指一种不带批判或评判地与他人分享个人经历的意愿。自我表露促进了亲密关系和自我探索。自我探索发生的三个层面如下：

- 来访者谈论他人和与自己有关的事物，比如，个人事件和想法、普遍概念性想法、普遍公共问题，以及"彼时彼地"的历史观点；
- 来访者会谈论与他人相关的自我和想法，比如，个人事件和观点、个人目标，以及与重要他人或同伴在"此时此地"对未来的看法；
- 来访者开始谈论影响自我和自我体验的相关感受，并关注"此时此地"的个人意义、感受和认知。

面质

面质是告诉别人他们的行为对自己的影响，且不具有攻击性、批评性、判断性或防御性。面质是对可能干扰来访者的人际关系的自我挫败的模式、行为、思想、情感或行动的公开、真诚的认同。正视来访者差异，至少能对现实有更多觉悟，即意识到特定的行为是正在助推还是在阻碍人际关系。

温暖

温暖是一种开放、友好和接纳他人的能力，通过非言语交流传达出开放和愿意倾听的一致信号。卡尔·罗杰斯以人为中心的方法有可能被应用于各种教育、心理学、政治、工业、管理、娱乐、医疗和其他场合（Purkey & Schmidt，1990，p.129）。这种咨询模式对那些有身体残疾的人的自我接纳尤为重要。特别是残疾儿童的自我接纳，咨询师需要帮助这个群体更好地发挥他们所拥有的潜力（Williams & Lair，1991，p.202）。

技术 248　使用"我陈述"

咨询目的： 坚定地回应并解决人际冲突。

描述： 艾伯蒂和埃蒙斯（Alberti & Emmons，1986）提出了共情自信反应模型的三个步骤。

- 让对方知道你理解他的处境："我知道这不是你的错。"
- 让对方知道你的立场（冲突是什么）："我点的是全熟的牛排，而不是五分熟的。"
- 告诉对方你想要什么或你打算做什么："我想让你把它拿回去，再烤一下。"

自信回应的沟通公式是："我知道 _____（对方的立场），但 _____（我的立场）和 _____（我想要的东西）。"

技术 249　伴侣

咨询目的： 感受伴侣作为一个个体的存在，他对你充满了爱和关怀，满足一种深刻的情感需求（Schriner，1990，p.77）。

描述： 想象一个深具爱心和觉察力的人正站在你身边，以一种令人安心的方式抚摸你，并对你说鼓励的话语。你一边听一边写下建议。然后，你继续自己的活动，并知道你可以随时回来，向这个人寻求建议和支持。

技术 250　重复显而易见的事情

咨询目的：澄清对问题情境的思考或重新引导情感（Schriner，1990）。

描述：有两种明显的陈述特别值得重复。

- **"我理解"的陈述**。我们可以解释为什么我们会有问题或产生不愉快的感觉："我当然感到焦虑，我在人前讲话总是感到紧张。这件事总是发生在我身上。""我的老板很容易有情绪波动；这一定是我老板志得意满的一天。"

- **"我可以"的陈述**。重复我们为缓解问题所做的事情能给我们带来力量和安慰："我可以提醒自己深呼吸，并回忆我在过去的情况下如何成功。""如果老板三天后仍然很烦躁，那么我可以要求召开个人会议。"

几位作家已经列出了100多个"主张权利"的清单，最基本的包括以下几点：

- 在不侵犯他人的权利的前提下，有权以提升尊严和自尊的方式行事；
- 受到尊重的权利；
- 有权说"不"且不感到内疚；
- 有权体验和表达自己的感受；
- 有权慢慢来，放慢脚步思考；
- 有权改变主意；
- 有权要求得到你想要的东西；
- 有权询问信息；
- 有权犯错；
- 有权自我感觉良好。

技术 251　自信技能

咨询目的：获得掌控；忽略非理性的恐惧或焦虑；表达感受；请求支持或协助。

描述：方法如下。

- 不要害怕说"不"，即使说"不"也是可以接受的。
- 要有眼神接触，保持开放的姿态。
- 重复要求以巩固自己的立场。一遍遍地陈述你的要求，以突破抗拒或回避的障碍。
- 清楚地陈述你的目标。对他人的需求要敏感，但要坚定地表达你的想法和需要。
- 认识到他人的需要，并向他们保证，你知道他们对自己观点的立场。

- 调节你的音调和语气，以坚定、可控的态度来交流。
- 站直身体，感谢对方倾听你的请求。

表 9–1 展示了不太自信的表述和更自信的表述的对比。

表 9–1　　　　　　　　　　不太自信的表示和更自信的表述的对比

不太自信的表述	更自信的表述
• 我打算 / 我将……	• 我决定要……
• 有一天我打算……	• 我的目标是……
• 我不认为……	• 我认为 / 我的想法是……
• 我做不到……	• 我想做的是……

技术 252　不同的拒绝方式

咨询目的：提供对请求说"不"的替代方法。

描述：以下是拒绝请求的不同方式。

- 简单地说"不"。
- 使用"我想要"陈述。比如："不，我不想把车借给你，我还需要它。"
- 使用"我觉得"陈述。比如："不，我只是觉得现在把它卖掉会让我心里不舒服。"
- 使用"共情自信"陈述。比如："我知道你有困难，但今晚我无法把车借给你。"
- 使用"混合感觉"陈述。比如："我内心的一个声音说今晚把车给你用，但另一个声音说'不，我可能需要它，你得自己想办法'。"

技术 253　在心中处理自己的感受

咨询目的：评估情绪健康程度。

描述：进入自己的内心，确定你感觉怎么样（你是否感到沮丧、失望、紧张）。

- 进入自己的内心，确定你的感受（你是否正在经历愤怒、沮丧或失控）；
- 找出产生这种感觉的原因（是一个特定的事件、一个恐惧症、另一个人的行为，还是一个无法控制的情况）；
- 在脑中列出你可以表达感受的方式，或找出你可以行动的方式；
- 选择适合当前情况的最佳方式，执行你的选择。

技术 254　在心中处理他人的感受

咨询目的：感同身受地评估他人的感受。

描述：观察对方的行为和行动，使用以下步骤。

- 观察对方的行为举止；
- 暂停手边的事情，认真倾听对方的讲述；
- 认同内心的自我对话，以及你体验到的对方的感受（比如，你的自我对话是"他一定会感到很尴尬"）；
- 在心中列出你认为对方正在经历的具体感受；
- 决定你是否需要做感知核查，以验证他的体验；
- 运用反思技术来验证对方的感受，以表明你理解了。

技术 255　处理同伴压力的长期窘境

咨询目的：学习拒绝同伴压力的技术。

描述：使用以下步骤：

- 听听别人想让你做什么，并给它取一个名字（比如，未成年饮酒、偷窃、逃课、办理假身份证、偷税漏税）；
- 想一想，如果你被抓到，那么会发生什么，会有什么后果（比如，停学、被判重罪）；
- 思考你想要或需要做什么（比如，走开、建议一个替代方案、摆手拒绝）；
- 检查可能的后果，并将它们从 1（最少）到 10（最多）排列；
- 决定做什么来维护你的最大利益；
- 向他人解释你的需要和愿望（比如，我需要保持正直；我想避免麻烦）。

技术 256　拒绝同伴压力的技术

咨询目的：在抵制同伴压力时变得自信。

描述：针对同伴压力的"一句话"清单可以包括以下内容：

- 编造一个常规借口，比如，"那时候我得去上班"；
- 使用拖延战术，比如，"我还没准备好"；
- 走开，避免这种情况；
- 推卸责任，努力让施压团体感到内疚；
- 装作对如何做某事一无所知；
- 找出目前更重要的其他事情；
- 尽快摆脱目前的局面；
- 控制局面，比如，"我不想这么做"；
- 问他们为什么你应该做他们想让你做的事，比如，"这对我有什么好处"。

技术 257　处理恐惧和焦虑

咨询目的：评估恐惧和焦虑的来源。

描述：想一想是什么导致了恐惧或焦虑。

- 情况在你的控制之中吗？是否有其他解决办法？
- 这种情况是否威胁生命？去问问其他人，看看他是否同样感觉不舒服？
- 与人交谈，离开这个情境，或逐渐接近这种情境。
- 采取措施以减少你的恐惧或焦虑，可以问自己以下问题：
  - 这真的很重要吗？
  - 这比我之前处理的情况更糟糕吗？
  - 两个星期后再看，目前的这件事还重要吗？
  - 有可能发生的最糟糕的情况是什么，我能应付吗？

技术 258　沟通以增进关系

咨询目的：找出能够增进人际关系的沟通技术。

描述：为了增进关系，请尝试以下策略。

- **有话直说**。告诉同伴你想要的东西。比如："我想在星期六和你一起去看比赛。"
- **区分需求和渴望**。需求是关系存在的最低要求，渴望是能增强关系的东西。
- **积极、专注地倾听**。保持一种可以分享感受、希望和梦想，而不必担心受到谴责的关系。
- **公平竞争**。使用"我陈述"来表明自己的感受，学习如何自信回应，比如，"我想"或"我感觉"。
- **关注行为，而不是性格**。具体地描述问题行为。
- **避免作茧自缚**。不要把你所有的伤感和敌对情绪积攒起来，让它们累积成一个爆炸性事件。在发生重大问题时要及时处理，活在当下。提起过去的不体面，只会带来更多麻烦。努力让双方共赢，持久的关系需要日常维护和微调。

技术 259　积极肯定

咨询目的：提高个人内心的幸福感和自尊心。

描述：许多人会被他们的消极思维（比如，"我不能"或"我不值得"）限制，消极信念是积极行动的障碍。有时候，你必须有意识地努力保持良好的自我感觉。提醒自己，每天的生活都会有起伏。

以下是积极肯定的准则。

- 以"我是"开始。
- 在誓词中写上你的名字。
- 包括积极的感受词，比如，"热情""了不起""伟大"。
- 用现在时态来表述。
- 语句要简短。
- 将你的优点融入你的肯定中。
- 选择行动词。
- 选择积极的词语。
- 用一个感觉词激励行动，例如，"收到赞美时，我很高兴"。
- 一旦构建了一个肯定句，就请闭上眼睛，至少重复三次，注意它创造的内心画面。如果创造的画面与你所期望的结果相吻合，你的肯定语就是有效的。

技术 260　糟糕倾听和良好倾听的特点

咨询目的：识别消极倾听和积极倾听的特点。

描述：

糟糕倾听（消极倾听）的特点举例如下：

- 插嘴；
- 看钟表；
- 通过谈论自己来转移话题的焦点；
- 表现无聊；
- 姿势不佳；
- 开玩笑，或试图用另一个故事打断这个人。

良好倾听（积极倾听）的特点举例如下：

- 保持眼神交流；
- 复述对方所说的话；
- 询问相关问题；
- 点头；
- 使用显示出兴趣的肢体语言。

技术 261　使用"我陈述""你陈述"和"我们陈述"

咨询目的：根据需要表达的内容，选择不同的陈述方式。

描述："我陈述"表达思想、感情、愿望、需求和期望。举例如下：

- 我认为詹妮弗是这份工作的最佳人选；
- 你落后了，我感到失望；
- 要是没有及时收到信息，我就会处于不利地位；
- 关于联系不上你，我希望你能给我一个解释；
- 我需要你的帮助；
- 当你和某人换班时，我希望你告知我；
- 我更希望你和我谈谈，而不是只是给我写一张字条。

"你陈述"可以表达对他人困境的同情或理解，并对他人行为进行共情式描述。举例如下：

- 你感受到了巨大的压力；
- 你的立场有一些积极的地方；
- 你很好地处理了这场冲突。

"我们陈述"表达了选择、妥协和共同解决问题。举例如下：

- 我们有三个选择，分别是边吃午饭边工作、晚上加班到很晚，以及早上早点来；
- 我们如何以双方都满意的方式解决与团体的冲突；
- 我们决定不吃早餐了，只吃午餐。

技术262 确认对他人的人际直觉

咨询目的：理解对他人的人际关系和感受。

描述：你认为某人对你的看法以及你对他的看法，是决定你们将如何相处和互动的重要决定因素。以下人际关系技术可能会对你有帮助：

- 如果双方对对方的看法不一致，就请保留判断并多观察对方的行为；
- 如果你觉得被误解，就试着改变别人对你的理解，让他看到你的另一面；
- 试着改变你的行为；
- 试着改变对方的行为，或帮助他做出想要的改变；
- 试着改变你对他人的看法；
- 更加了解自己的需要和渴望；
- 发起一次互动，以便更好地被人理解。

技术 263　澄清与反思

咨询目的：通过澄清和反思来理解别人的感受。

描述：为了向另一个人澄清和反映情况，请记住以下缩写词。

- FAT：感觉（feelings），行动（actions），想法（thoughts）。
- CPR：澄清（clarify），改写（paraphrase），反思（reflect）。

技术 264　积极倾听

咨询目的：倾听言语背后的感受。

描述：你可以根据以下几点来倾听言语背后的感受：

- 识别行为差异；
- 总结目标问题；
- 利用沉默来鼓励他人做出回应；
- 解释所说的要点；
- 获取认知与现实的反馈；
- 反映行为和思想的相似性；
- 检查所提出问题的准确性；
- 提出问题，以获得更好的澄清。

技术 265　坚定的回应

咨询目的：沟通需求更加自信，减少攻击性。

描述：步骤如下。

- 第 1 步："当……"（具体描述对方的行为）
- 第 2 步："影响是……"（客观描述对方的行为对你的影响）
- 第 3 步："我觉得……"（准确描述你的感受）
- 第 4 步："我喜欢……"（提出你希望看到的情况）

示例

第 1 步："当你早上接我上班迟到的时候。"

第 2 步："我总是迟到，这可能会影响老板对我的评价。"

第 3 步："你让我感到受伤和愤怒。"

第 4 步："我希望我们可以制订计划，这样我就不会再迟到了。"

技术 266　支持

咨询目的：帮助他人自我感觉良好，消除不必要的压力。

描述：支持是一种沟通技术，通过舒缓和减少紧张，帮助人们更好地了解自己。方法如下：

- 积极倾听对方传达的信息（即倾听言语背后的感情）；
- 尝试与对方的感受产生共鸣（即尝试站在对方的立场上思考）；
- 复述一个与对方的感受相一致的回答；
- 如果可能，就要向对方表示你愿意帮助他、支持他。

示例

比尔："我已经参加五次面试了，但我还没有找到工作。"

吉尔："我能理解你的失望，你真的很努力。咱们来练习一下面试环节吧，我会把它录下来。然后咱们回放一遍，看看你在面试中的表现。"

技术 267　描述感受，共情

咨询目的：向他人有效传达你的需要和渴望。

描述：描述感受是把你的情绪状态用言语表达出来，以便别人能够理解你的观点。

- 觉察你目前正在体会的感受，并准确识别它们，比如，愤怒、尴尬、无助、疲惫、孤独；
- 承认这些感受；
- 确保你对别人的陈述包含你的感受；
- 分享你的感受和行为反应。

示例

"当你取消与我的约会时，我感到被拒绝和孤独。"

共情是指能够识别他人的感受，并把它视为对自己的感受做出回应，可以按照以下方式来做：

- 积极倾听对方所说的话（即理解言语背后的感觉）；
- 试着回忆或想象你在同样的条件或情况下会有什么感觉；
- 用适当的情感语言回应，分享你对他人处境的敏感。

示例

比尔："在布拉德肖先生的课上，我觉得自己很笨；除了我，每个人都能通过他的德语词汇测试。"

吉尔："是的，我能理解，这是一种非常无助的感觉。也许我们可以下次相互测试？"

技术 268　自我表露

咨询目的：适当的自我表露可以建立更亲密的关系。

描述：自我表露是与别人分享自己的个人感受、想法和经验。个人分享如果能得到回应，就能与他人建立起关系。朋友和他人的接受会增加你的自我接纳，使你更有觉察力、更外向、更信任他人、对他人更积极。

告诉朋友一些关于你的家庭、工作、学校或爱好的事实。确定风险等级，在1~10的范围内，你向别人披露的这些信息风险有多大？

如果合适，就进入更深层次的自我表露，鼓励对方也向你表露（比如，"对科恩先生的课，你有和我一样的感觉吗？"）。注意：

- 不要对一个不太熟的人进行亲密的自我表露；
- 只有在对方回应的情况下，才继续自我表露；
- 了解和分享个人信息的方式不同，人们对表露的态度也不同。

示例

在被逼着尝试一些致幻剂时，比尔回答："你认识我的继父，但不认识我的生父。我的生父因为贩毒和吸毒正在服刑，我不想落得和他一样的下场。"

自我表露应包括以下四种明确的陈述：

- 我是这么看的……
- 我的结论是……
- 我觉得……
- 我喜欢……

技术 269　"关怀面对"（面对自我挫败的行为）

咨询目的：以关怀的方式面对自我挫败或威胁生命的行为。

描述：人们需要听到你关心他们的幸福。如果关怀有效，那么它必须是一种真正的关心；因此，一个更好的术语是"关怀面对"。

示例

"我之所以很担心你，是因为我关心你和我们的关系。我在乎你，不能放任不管，也不能对我看到的事情只字不提。"

接着，陈述你的行为和感受，然后重申你的关心和在意。

其他准则如下。

- **保持冷静**。简单直接，不要回避问题或行为。说重点，不要情绪化，表达你的感受是没问题的，但你的愤怒不应该针对个人。
- **紧扣主题，内容具体**。谈论问题和它对人的行为产生影响的具体方式。
- **对承诺、借口和反诘做好准备（尤其是在面对饮酒行为时）**。可能会出现抵抗和拒绝接受帮助的情况。
- 承认问题并面对它。
- 找到可靠信息的良好来源并了解它。

技术 270　共情倾听

咨询目的：要理解字里行间的感受。

描述：共情是一种可以通过实践获得的技能。它包括倾听对方是谁，以及他对自己或状况的感受。它包括以下四个步骤。

- **听取感受**。包括言语线索和非言语线索。
- **承认他的感受**。识别你看到的或听到的。比如："你听起来很烦躁、生气、困惑。"
- **澄清感受**。使用短语，比如，"我听到你的感觉是像……"，或"你能给我举个例子吗"。
- **检查它**。转述，比如："让我看看我是否明白，你所说的是……"

技术 271　复述

咨询目的：为了向另一个人传达你对他所说的内容的理解，就要用你自己的话转述你听到的内容。

描述：复述的步骤如下：

- 积极仔细地听；
- 暂停一下，确定信息对你意味着什么；
- 用你自己的话重述你从信息中领会的意思；
- 从对方那里获得确认，你所传达的意思正确。

示例

比尔："化学老师刚为明天的考试布置了三章内容，我计划今晚学习。"

吉尔："如果我理解得没错，就是你对要做的事情感到有压力，有些不知所措。"

技术 272　意向陈述

咨询目的：表达承诺、期望和限制。

描述：意向陈述可以让别人更多地了解你近期或长期的承诺或期望。意向陈述是一种存在方式，直接表达你愿意或不愿意为自己做什么，或者你想或不想做什么。意向陈述以下列词语开头：

- 我想……
- 我想要……
- 我打算……

示例

1. "我今天想和你在一起，但我不想把咱们在一起的时间都花在购物上。"
2. "我下午想安心学习，晚上去看比赛。"
3. "我很想和你在一起，但我今晚也想和家人在一起，因为今天是我哥哥的生日。今天下午我想在图书馆写论文。"

技术 273 面质指南

咨询目的：温和地让别人注意到某种行为需要改变。

描述：要点如下。

- 对面质的结果要有灵活合理的预期。要求对方为自己的行为道歉，而不是改变对方性格，比如："最重要的是让他知道，他给我带来了多大的不便。"
- 在正确的时间和地点面质是成功面质的关键。除非你担心发生肢体冲突，否则在私下通过彼此方便的途径往往能提升效果。
- 直接与你要面质的人交谈，比如："我的确需要告诉你一些与我有关的重要事情，咱们能谈谈吗？"
- 清楚而平静地交谈。如果对方听不进去，就等他处于更容易接受的情绪状态时再沟通。
- 直接提到问题，比如："还记得咱们上个星期六约好在商场见面吗？"
- 使用"我陈述"，解释这个人的行为如何影响你，比如："你让我等了这么长的时间，我感到沮丧和不耐烦。"
- 积极倾听对方的观点，并试着设身处地为他着想。
- 要求合作和开放。这将检验一个人对改善或改变的灵活性和接受能力，比如："你会听我说吗？""你愿意改变你对待我的方式吗？"
- 总结双方需要做什么来解决问题，比如："我需要知道你会想办法避免再次迟到。"

技术 274 "内部语言"论断

咨询目的：提升表达困难感受的能力。

描述："内部语言"论断有助于表达困难的负面感受，它包括以下四部分的陈述：

- 客观描述对方的行为或干扰你的情况；
- 描述对方的行为或情况具体是如何影响了你的生活的（比如，让你花费了额外的时间、金钱或精力）；
- 描述你自己的感受；
- 描述你希望对方做什么（比如，提供解释、改变行为、道歉、提供解决问题的建议，或对所说的话做出反应）。

示例：

"你只提前几个小时通知取消会议，我没有足够的时间做其他安排，我只有片刻的休息时间。这让我感到烦躁、低效。我们需要在最后一刻更改会议并做出其他安排。"

技术275　"我想"陈述

咨询目的：澄清各方在某种情况下想要什么。

描述："我想"陈述帮助你向自己和他人澄清你真正想要的东西。它给对方提供了必要的信息，以了解如何达成你的愿望。它使你从想要但不敢要求和担心对方是否会做你想要的事情的冲突中解脱出来。

当你说"我想做这个"或"我想让你做这个"时，使用"我想"陈述，同时提到一个具体的行为。

示例

"我想知道，我做了什么让你这么生气，但我不想让你骂我。"

"我想"陈述可以使用以下框架。

- "我不想去电影院看电影，只想待在家里投屏看电影。"
- 用1~10的等级给你的需求打分："我想去电影院看电影。这是一个强烈的想法，大概可以打8分。"
- 陈述"我想"这句话代表什么和不代表什么。"我想在未来两个星期找个时间去电影院看电影。我只是和你说说，如果你不能跟我一起去，那么也不要有压力。"

技术276　共情断言

咨询目的：坚定地传达共情的理解。

描述：共情断言可以用来表达对一个人的某种敏感性，它包括两个部分。第一部分陈述你对他人的认可，这只是表明你看到、听到、承认并意识到对方的处境、感受、愿望、渴望或信念。举例如下：

- 他的情况（比如，压力、困难、缺乏认识）；
- 他的感受（比如，悲伤、疯狂、愤怒、害怕）；
- 他的愿望（比如，获得更高的分数或更好的工作）；
- 他的信念（比如，他受到了不公平的待遇或被孤立）。

共情断言的第二部分是描述你的情况、感受、愿望或信念，描述你所理解的东西。

示例

"我能理解你对我的不满，所以你现在可能没心情跟我讨论这个问题。等你准备好的时候，我希望和你谈谈。"

技术 277　镜映

咨询目的：理解抱怨的想法和感受。

描述：镜映是一种有效的情感倾听方法，是指在一个人提出怨言时，另一个人用自己的语言复述一遍，且复述时不仅要抓住思想，还要抓住与之相关的感觉。然后，双方进行核对，以确保复述的内容准确。如果不准确，就再试一次，直到准确为止。

技术 278　以不指责的方式交流感情

咨询目的：提高谈判技术。

描述：谈判语言举例如下。

- 当你说了 _____ 或做了 _____ 时，我觉得 _____。你能告诉我你的意思吗？
- 我想要的是 _____。
- 我们如何才能解决这个问题？

技术 279　解释性面质

咨询目的：更好地觉察自己。

描述：解释性面质可以提供对内心的觉察力，这是心理健康的重要组成部分。如果信息的传达有技术、完整且具有共情性，解释就可以促进个人成长。

解释性面质有以下特点。

- **共情**。理解对方行为和生活方式的核心问题。
- **时机**。面质的时机应该是防止接收者变得防备。
- **相关**。面质应该与双方所处的情况相关。
- **简洁**。面质应该简明扼要、切中要害。

- **真诚**。面质的人必须能够真诚地关心和关注对方的幸福。
- **试探**。解释是对他人行为的一种建议,而不是绝对的事实。

技术 280　通过自我对话保持镇定

咨询目的：用积极的自我对话来管理压力。

描述：在情况发生之前、期间和之后,应该产生积极的自我对话并内化它。

- **之前**：花一分钟时间使自己更加聚焦于"我想做的是什么"。
- **期间**：花点时间呼气,一步一步地做事情。"人们会生气,仅此而已。清楚地说出你想要什么,注意不要提高声音。"
- **之后**：用1（最低）~10（最高）分来评价这次经历。例如："我给这件事打7分。每次尝试,我都会变得更好。"

技术 281　在发生错误时克服失望

咨询目的：在发生错误时做出最好的决定。

描述：你需要意识到,错误是你试图完成某些事情的证据。将错误视为改变的机会,而不是危机。许多人都是在偶然中发现了新机会,接受错误,学会原谅自己。只纠结于你本可以做什么或应该做什么是很浪费精力的。不妨对你的成本与收益进行一次个人盘点,即你花费的精力是否超过了它的价值？

技术 282　以同情心回应

咨询目的：原谅、接受和降低期望。

描述：重要的是要认识到,如果我们没有期望就不会失望。以同情心回应某人需要理解、接受和宽恕。你可以问问自己以下问题。

- 这个人想通过他的行为满足什么需求？
- 什么样的个人信念影响了他的行为？
- 什么痛苦、伤害或其他感觉影响了他的行为？
- 我是否因为自己的期望而评判某人？

你可以选择放手并原谅这个人的行为,也可以保持愤怒,并破坏这段关系。

技术 283　复述反应

咨询目的：深入了解他人的感受。

描述：复述的意思是用你自己的话陈述对方实际说过的话,可以使用一个引子,比如,"我听到你说的是""换句话说""你基本的感觉是什么",或"让我了解一下你那边发生了什么"。复述在关系中有以下好处：

- 人们非常喜欢被倾听的感觉；
- 复述可以缓和愤怒、危机；
- 复述可以阻止错误的沟通、假设和理解；
- 复述可以帮助你记住所说的内容；
- 复述可以抑制对倾听的阻碍。

技术 284　将"你陈述"变成"我陈述"

咨询目的：表达被压抑的感受和情绪。

描述：压抑或否认感受和情绪会导致以下问题：

- 易怒和与他人发生冲突的增加；
- 难以解决人际关系问题；
- 认知扭曲。

"我陈述"不评判、指责或威胁，主要是澄清你的感受，它与"你陈述"的对比见表9–2。

表9–2　　　　　　　　　　"你陈述"与"我陈述"的对比

"你陈述"	"我陈述"
责怪 "你让我很不爽。"	"我生气了。"
评判和贴标签 "你是个傲慢的混蛋。"	"你批评我，我感到很受伤。"
指责 "你不关心任何人。"	"我感到自己被忽视了。"
命令 "你闭嘴。"	"在你大喊大叫时，我感到很受伤。"
争论 "你什么都不知道。"	"我觉得这个选择可以的。"
威胁 "你最好这样……"	"如果你愿意，我就会很高兴。"
道德化 "你应该……"	"我认为这将是……"
分析 "你不忍心离开的。"	"你不愿意离开，我对此感到失望。"

心理教育生活技能干预技术

心理教育生活技能干预技术（the psychoeducational life skill intervention technique，P.L.S.I.M.）提升了社会、情感和认知技能。情绪缺陷的指标为暴力、自杀和凶杀事件的增加；社交缺陷表现为不良的同伴关系、无法解决冲突和控制愤怒；认知缺陷使来访者在学业上处于不利地位，减少了他们的职业选择，使其更容易受到犯罪的影响，因为他们不具备在全球经济中有竞争力的市场技能。

心理教育生活技能干预技术遵循这个学习模型：指导（教授）、示范（展示）、讨论技能（可能促进或阻碍实施的事情）、角色扮演（练习）、反馈（强化），以及"个人任务"（在小组环境之外应用该技能）。这个模型被用于强化期望的行为。之所以使用"个人任务"而不是"家庭作业"一词来加强个人对行为改变的责任，是因为"家庭作业"往往让人与"独自做苦差事"联系在一起。心理教育生活技能干预技术是一种更全面、更系统的方法，用于补救和提高人际和自我效能感。这种全面的技能提供系统强调心理教育生活技能的促进和提高模式，其中：咨询师或治疗师提供帮助；来访者的困难被视为知识或经验上的差距，而不是通过缺陷视角被视为不良行为；来访者积极设计自己的生活技能发展和管理计划。该技术减少自我挫败行为最成功的做法是，它采用体验式的团体取向，而不是一对一的说教方法。心理教育生活技能干预技术源于社会学习理论。社会技能主要是通过学习获得（例如，通过观察、示范、排练和提供反馈），并通过社会强化（例如，来自个体的社会环境的积极反应）得以最大限度的提升。行为排练和指导可以强化学习。

心理教育生活技能干预过程

在心理教育团体中，治疗师承担了指导者、教师、示范者、评估者、鼓励者、激励者、促进者和保护者的角色。心理教育生活技能干预技术中的角色扮演提供了以下机会：在安全的环境中尝试、排练和实践新知识；发现新行为可以使人舒适；评估哪些替代行为效果最好；通过现实测试、实践和重复新知识。角色扮演是自我发展和人际交往学习的基本力量。

实施心理教育生活技能干预技术的步骤

在以下步骤中，治疗师需要根据应该说什么和做什么来帮助来访者将社会、情感和认知技能纳入其行为范围中。

第1步：介绍社会、情感或认知技能的概况

在这个过程的指导部分，治疗师将通过介绍一个小故事（用5~10分钟）来教来访者社会、情感或认知技能。向来访者介绍提升该技能在人际关系方面的好处，以及如果不提升技能可能存在的隐患。以下是一个面向团体的、关于主张社会技能的指导性教学概述。

示例

社会文化技能：了解你能主张的权利

我们都有以下权利：

- 决定如何过我们的生活；
- 表达思想、行动和感受；
- 拥有自己的价值观、信念、观点和情感；
- 告诉别人我们希望如何被对待；
- 说"我不知道"或"我不明白"；
- 寻求信息或帮助；
- 尊重思想、感受和权利；
- 被倾听、被听见、被认真对待；
- 要求得到想要的东西；
- 犯错误；
- 要求提供更多信息；
- 不会因说"不"而感到内疚；
- 决定是否参与；
- 坚定不移，无怨无悔。

社会文化技能：自信的组成部分

具有攻击性的人往往不具备能自信地表达自己的人际技能。从本质上说，自信具有以下六个特征。

- **自我意识**。对自己的目标、愿望、人际关系和个人内部行为及其原因的深入了解。觉察哪里需要改变，相信自己的权利。
- **自我接纳**。承认自己独特优势和弱点的自我觉察。
- **诚实**。言语和非言语的思想、感受、行动和意图之间保持一致。
- **共情**。对他人的感受、行为和行动的敏感和接纳，也就是站在他人立场上的能力。

- **责任**。对思想、情感、行动、需求、目标和期望承担所有权。
- **平等**。平等地接受另一个人，并愿意与他的需要、愿望或欲望谈判。

概述之后，可以用一个问题帮助团体成员用他们自己的话来定义这项技能，比如：

- 谁能定义自信？自信对你来说意味着什么？
- 自信和咄咄逼人有什么不同？

然后，对技能示范后的内容做出陈述：

- 在看到该技能的例子后，我们来谈谈如何使用这项技能。

分发技能卡，要求团体成员大声朗读行为步骤，并要求他们在技能示范时跟随每个步骤。

第2步：按照挂图或黑板上列出的步骤示范行为

进入体验部分，治疗师为团体成员示范他认为需要掌握的技能，从而让团体成员直观地了解这一过程。这个模型既可以是现场演示，又可以是模拟媒体演示。然后，让团体成员确定并讨论这些步骤。

示例

社会文化技能：自信

缺乏自信是引发人际关系冲突的原因之一。人与人之间应促进理解和合作，而不是增加怨恨和抵抗。

- **要直接**。直接与和你有冲突的人沟通，而不是通过他人（避免"他说"陷阱）。
- **对你的信息拥有掌控权**。用你的观点解释自己的信息。使用个性化的"自我陈述"，比如，使用"我不同意你的观点"，而不是"你错了"。
- **尽可能具体陈述你的愿望、想法和感受**。在陈述时可以使用以下语句：
  - 我有一个需求；
  - 我想……
  - 你会考虑……吗；
  - 我有不同意见，我认为……
  - 我不希望你……
  - 由于这些原因，我有不同的反应……

示范如下。

第1步：具体描述对方的行为。"当你早上接我使得我上学迟到时……"

第 2 步：客观描述对方的行为对你的影响（效果）。"我总是在第一节课上迟到，我也总是因此被留堂。"

第 3 步：准确描述你的感受。"我感到受到了伤害，我很生气。"

第 4 步：提出你希望看到的情况。"我希望我们可以制订计划，这样我就不用再迟到了。"

- **寻求反馈意见，纠正任何错误的看法。** 鼓励别人提供清晰、直接、具体的反馈。比如："我说得清楚吗？""你如何看待这种情况？""你想怎么做？"

第 3 步：请大家讨论所示范的技能

询问团体成员："你观察到的情况是否提醒你必须使用这项技能？"鼓励团体成员之间就技能的使用和实施障碍进行对话。

第 4 步：组织两名团体成员进行角色扮演

指定一名成员作为行为演练者，他需要整合特定的社交、情感或认知技能。以下是关于角色扮演的一些要点。

- 角色扮演为人们提供了一种问题行为的视角。
    - 它是一种使特定技能及其后果成为焦点的工具。
    - 通过演练一种新技能，演练者将能够感受到一些相同的反应，当该行为在团体之外的真实情境中发生时，这些反应将会出现。
- 角色扮演的目的是让演练者在练习技能、讨论和识别有效和无效的行为方面获得经验。
- 角色扮演练习能提升演练者在现实生活中的信心和舒适程度。
- 演练者在角色扮演练习中越真实、情感投入越多，就越能学到新东西。
- 现实生活情境使演练者可能会尝试各种方法处理情况，而不至于在方法失败时承担任何严重后果。

请演练者选择一个伙伴，即选择在团体中让令他想起最可能与之使用该技能的人。比如，治疗师可以这样问演练者："团体中的哪位成员让你想起了那个人？""你觉得你和团体中的哪位成员一起做角色扮演练习最舒服？"如果演练者对团体成员没有这样的感受，那么可以请其他团体成员报名与演练者一起排练技能。

随后，治疗师需要为角色扮演搭建舞台，包括布景、道具和家具。如果有必要，那么还要问一些问题，比如："你将在哪里演讲？""在一天中的什么时间？""你将做什么？"

与演练者一起回顾，他在角色扮演过程中应该说什么和做什么，比如："技能的第一步是什么？""如果你的伙伴做了……，你会怎么做？"

向演练者和他的伙伴提供最终指示如下。

- 对演练者说："尽量按照步骤来做"。
- 对他的伙伴说："试着尽力扮演好这个角色，把注意力集中在你认为当演练者按照步骤练习时你会做什么之上。"

指导团体的其余成员作为这个过程的观察员，让他们在练习结束后为演练者和他的伙伴提供反馈。在角色扮演开始时，可以请一名团体成员站在黑板或挂图前，为作为观察员的团体成员们指出每一个步骤。必要时，还可以指导并为演练者提供提示。

第5步：练习结束后，从团体成员和过程中获取反馈信息。

将慷慨的赞美与建设性的建议相结合，避免指责和批评，其重点应该是演练者可以如何改进。建议应该通过实践去实现。给予建设性反馈的社会文化技能是每个心理教育生活技能干预技术的组成部分。就另一项社会文化技能提供建设性反馈的对话，建议如下：

- 征得同意，即询问对方是否愿意得到一些反馈（如果不愿意，就请等待更合适的时间；如果愿意，就请继续）；
- 在提供敏感信息之前，与对方说一些积极的话；
- 描述该行为；
- 关注来访者可以改变的行为，而不是来访者的个性；
- 对行为进行具体描述，并确保这些信息可以核实（其他人是否抱怨过）；
- 包括一些改进的建议；
- 慢慢来，真正的行为改变会随着时间的推移而发生。

在反馈过程中，需要重点考虑以下因素。

- 演练者需要认真倾听伙伴处理他的角色、感受自己对行为排练成员的反应，以及各位观察者的看法。观察者还需要指出他们认为演练者在各行为步骤的执行情况如何，以及他们对演练者和其扮演角色的好恶及评论。
- 与演练者一起处理团体意见。要求演练者回答他在各行为步骤的执行情况。例如："在1（最低）~10（最高）的范围内，你对执行这些步骤的满意程度如何？"

第6步：用个人任务鼓励演练者跟进并将学习迁移到其他社会、情感或认知环境中去。

这个步骤很关键，演练者需要将新开发的生活技能迁移到与自己生活相关的场景中。演练者被分配个人任务，以便在现实生活中练习和应用该技能（个人任务就像家庭作业一样，是分配给演练者的任务，让他在课程之间去尝试）。

个人任务

团体成员被指派寻找与下一次团体会议中可能与角色扮演的技能有关的情况。在下一次团体会议之前，询问演练者如何、何时、与谁一起尝试这些行为步骤。为演练者布置个人任务报告（样例参见后续讲解的表9-4），这是演练者对尝试新技能的书面承诺，并让他在下次团体会议中向团体汇报。让演练者与团体成员共同探讨演练者可以如何使用，以及在何处使用这项技能。设定一个具体的目标，让他在团体之外也能使用这项技能。

分配个人任务是为了强化会谈工作，并使演练者了解自己希望提升的生活技能。有效的咨询要求来访者在结束所有干预和访谈时，对他做什么事以及成为一个功能更全面的人有一个坚定的信念。最终目标是让他在各种自然环境中实践新行为。个人任务将改变的责任放在演练者身上，他必须自己解决问题。以下是适当的个人任务安排示例。

- **体验/行为任务**。在会谈之间安排执行具体的行动。一种针对缺乏自信的行为任务可能是，指导演练者对他人的不合理要求说"不"。
- **人际关系任务**。通过写下与他人不愉快的对话来进行沟通困难的任务。这些对话可以在下次会谈中回顾，以显示某人如何在无意中引发他人的拒绝、批评和敌意。
- **思考任务**。诸如列出一个有助于思考的事物清单，并在一天之中练习思考这些新想法。可以指导一个自卑的人花时间思考自己最自豪的成就。
- **写作任务**。诸如写日记之类的作业，可以帮助来访者在结束会谈时宣泄自己的感受。日记可以列出每天练习的新行为的频率。
- **寻求问题解决方案的任务**。针对会谈中所识别的问题，积极寻求解决的任务。演练者可以通过谈判或解决冲突来寻求人际关系问题的解决方案。

示例

心理教育会谈

教授社交技能：保持冲动控制

1. 指示

- **问题**。你如何定义冲动控制？冲动控制是指在你承诺做某件事情之前，学会先停下来看看行为的后果。它是一种能力，让你停下来思考还有谁会受到你行为的影响、后果会是什么，以及这样做是否值得。

- 模拟。

    雪莉经常因为冲动而过度承诺。她不会说"不",也不会在她感到舒服的范围内工作。当被要求做某件事时,即使她没有时间或资源来完成这项任务,她也会答应。在浏览秋季课程表时,她看到了一门貌似很有趣的课就报名参加了。她上了 15 个研究生课时,每个星期工作 20 个小时。由于课程负担过重,雪莉感到极度紧张,她不确定自己能否按时完成作业。我们可以为她提供什么帮助?

- **失去控制的迹象**
    - 冲动行事会消耗大量的精力和资源。
    - 你感到被驱使、被逼迫,别的什么都不想。
    - 你觉得这个决定是唯一可能的答案,它占据了你所有理性的思考。

- **控制策略**
    - 问问自己,还有谁会受到这种行为的影响?
    - 你的行为对他们产生了什么影响?
    - 延迟行动。给自己一些时间来思考这个决定,以便你能看到后果和替代方案。记住,选择很重要。
    - 想办法争取时间,从而有时间思考你的行动。
    - 回想一下过去,回顾你因为过于冲动而需要摆脱的处境。

2. 示范

- **自助策略**
    - 每当你停下来思考问题而不是冲动行事时,就要奖励自己。
    - 通过写日记记录你对所做决定的感受,以及你是否冲动地做了那些决定。
    - 为自己写一份"权利法案",当你准备做决定时就读一读它。

- **警示自己**
    - 拥有选择至关重要。它允许你有行动或不行动的自由。它使你对自己负责。
    - 如果你总是做你一直在做的事情,那么你将总能得到你一直得到的东西。

- **冲动行事的后果**
    - 冲动行事的后果是混乱、自我厌恶和失控感。
    - 冲动行事的结果是,你花了大量的时间去解决冲突、修补关系,或平衡时间和金钱。

3. 角色扮演

雪莉：我刚刚在秋季课表中看到这门课程很棒。

贝丝：你已经上了多少个小时的课了？

雪莉：15个小时，但这门课听起来很有趣，我真的很想上。

贝丝：我知道你很想上这门课，而且听起来很有趣，但你现在应付得了工作和学业吗？

雪莉：这意味着要应对更多的家庭作业和熬夜，但我认为我能做到。

贝丝：你还记得上学期你在准备期末考试时的压力吗？你想再经历一次吗？

雪莉：不，但我真的想上这门课。

贝丝：你可以看看你的"正负率"。这对你有什么好处？对你的家庭有什么影响？

雪莉：这丰富了我的常识，但对我的学位没有帮助。我还没有考虑我的家庭。

贝丝：你可以明天再做决定吗？这样的话，你就可以和布莱恩以及孩子们商量一下了。

雪莉：我想我可以，但如果到那时已经满员了呢？

贝丝：那又如何？你仍然可以毕业，你能不能晚点再考？

雪莉：你说得很有道理。我会和布莱恩商量，再考虑一下。

4. 反馈

按照前面的流程，向团体成员寻求反馈意见。关注角色扮演成员的行为，而不是他的个性。

5. 个人任务安排

让雪莉完成决策–平衡矩阵（见表9-3），并让她观察她生活的各个方面，使她了解一旦承担更多课程作业就会给她带来什么影响。

让雪莉填写生活技能个人任务表格（见表9-4），并分析课程要求的时间承诺：每堂课会留多少篇研究论文，每堂课会布置多少读物及特别专题。将这些承诺与家庭和工作责任融合。底线是，每个星期有足够的时间来让她完成她所要做的一切吗？个人任务有助于在两次会谈之间强化技能的行为演练。

表 9–3	决策 – 平衡模型	
对自己和他人的个人时间承诺		
	积极结果（+）	消极结果（-）
社会和家庭关系		
学术责任		
工作和职业责任		
闲暇时间的追求		
宗教信仰 / 社区义务		

表 9–4	生活技能个人任务表格

姓名：

设定日期：

完成日期：

说明： 你的社交、情感或认知技能，个人任务是根据所学课程完成作业。你需要和其他人一起练习五次社交技术。在每个练习的样例中，写下对事件、时间和地点的描述，且不仅要记录你说了什么、做了什么，还要记录对方说了什么、做了什么。

行为定义

发生了什么：

什么时候发生的 _____

在哪里发生的 _____

你说了什么、做了什么　　对方说了什么、做了什么

心理教育团体中的个人任务不同于学术领域中的作业。在一个心理教育团体中，个人任务可能更关键，它可以为其他社会环境提供推广、转移和强化，从而把成功带回团体加以分享。表 9–5、9–6 和 9–7 说明了所有来访者都需要的社交、情感和认知技能。

表 9–5　　　　　　　　　　　　　　　社交素养技能

DESCA 的灵感 *	更有效地倾听	如何道歉
观念检查	应对他人的愤怒	在公共场合应对愤怒
调解过程	处理团体成员之间的冲突	同辈压力拒绝技能
记录对某件事的概括	为对事物的概括编索引	回应赞美
给予建设性批评	对社交负责	给予并接受赞美
发起谈话	保持对话	变得更外向
约人出去	利益冲突的协商步骤	传统的仲裁
你的自信权利	自信的组成部分	自信与冲突
变得更自信、更不具攻击性	自信	改变某人的不当行为
问题解决	公正且非暴力地处理冲突	问题解决缩略语
愤怒管理	在拒绝的同时不伤害友谊	协商
化解愤怒	社交技术家庭作业表	解决冲突的规则
积极倾听的公式	发送有效的沟通信息	使用"我陈述"改变行为
通过他人反馈而自我认识	"关怀面对"	同伴调解过程
给予建设性反馈	协商	自信和谈判
自信的俏皮话	提升友谊技术	瞬间延迟
糟糕和良好的倾听特征	使用"我陈述""你陈述"和"我们陈述"	寻求社会支持
说服他人接受你的想法	确认你对他人的人际交往的预感	如何赢得他人的合作
人际关系技术	澄清和反思	积极倾听

* DESCA 的灵感是指 D= 尊严交流（dignity）；E= 能量（energy）；S= 自我管理（self-management）；C= 社区（community）；A= 意识（awareness）
资料来源：Rosemary Thompson (2006).*Nurturing Future Generations: Promoting Resilience in Children and Adolescents Through Social, Emotional, and Cognitive Skills*. New York, NY: Routledge.

表 9–6　　　　　　　　　　　　　　　情感素养技能

在心中在处理你的感受	在心中处理他人感受	在心中处理同辈压力
处理恐惧和焦虑	处理最后期限障碍	改变内在信念
加强人际关系技术	克服对公开演讲恐惧的步骤	应对压力的自我谈话
积极的肯定	改变内在信念	有效处理压力的九种方法
处理谣言和错误的指控	支持	为困难的谈话做准备

续前表

在心中在处理你的感受	在心中处理他人感受	在心中处理同辈压力
描述感受和共鸣	自我表露	面对自我挫败的行为
如何让某人知道他在打扰你	设身处地地倾听	解释某人所说的内容
做出意图声明	做出行动声明	面质准则
如何处理言语上的攻击	增加你对挫折感的容忍度	公平战斗规则
3R策略①	应对愤怒反应的想法	积极的自我陈述声明
为潜在的冲突做准备	面对冲突	应对不知所措的感觉
应对激动的情绪	处理冲突和愤怒的七种技术	使用"我语言"论断
使用"我想要"的陈述	感同身受的断言	面质性断言
估计逻辑后果	停止行动/接受感受	通过转述避免冲突
重定冲突	处理戏弄	当你生气时该怎么办
应对抱怨的XYZ公式②	镜映	批评的艺术
公平的战斗规则	以不责备的方式沟通感情	与他人划清界限，为自己负责
适当管理愤怒的策略	解释式面质	自我谈话以保持镇定，更有效地处理各种情况
保留你的个人权力	不要把它当作个人的事	脱离决斗的关系
当你犯错时，你要克服失望	使用自我控制技术	攻击性控制方法
写下愤怒反应的学习记录	三个快速问题，抑制或表达愤怒	心理力量阻碍了智能决策
12个令人痛苦的情绪迷思	面对非理性的想法	七个认知扭曲的解决方案
解决焦虑的具体步骤	改变思维模式和"内部对话"	焦虑公式：已知性与重要性
行为公式：接受、选择、行动	阻止不快乐想法的ABC理论	减少非理性思维的日常活动
与非理性信念辩论（DIBS）	与非理性信念争论（A-FROG）	理性的自我分析
解释对他人的回应	拒绝请求的不同方法	将"你陈述"变成"我陈述"

资料来源：Rosemary Thompson (2006).*Nurturing Future Generations: Promoting Resilience in Children and Adolescents Through Social, Emotional, and Cognitive Skills.* New York: Routledge.

---

① 见技术310。——译者注

② 见技术322。——译者注

表 9–7 认知读写技能

图形组织者	同意/不同意策略	分析偏见
假设	属性网	打赌
头脑风暴	总结	线索
聚类	鹰鸽博弈	绘制
事实/观点图	流程图	意象
推论	报纸模型	人群搜索
铅笔排名	问题解决	规则
蹦跳	科学方法	顺序思考模型
目标锁定	思考树	维恩图
减少考试焦虑	把学习的消极想法变成积极想法	康奈尔大学笔记法
考试和测验的规则	记忆装置	教学策略
记笔记的蓝图	做高质量的笔记	使用分析的高阶思维技能
综合运用高阶思维技能	使用评估的高阶思维技能	使用应用程序的高阶思维技能
运用批判性技能的高阶思维技能	高阶思维技能：偏见分析	分析假设
从证据中得出结论	对人格化的分析	对思考的教学
创造性地解决问题	学术成长团体和指导	解决问题的策略和态度
对思考有帮助的缩略词	个人缩写系统	参加多项选择测试
特定测试的提示		

资料来源：Rosemary Thompson (2006). *Nurturing Future Generations: Promoting Resilience in Children and Adolescents Through Social, Emotional, and Cognitive Skills.* New York: Routledge.

小结

以人为中心疗法出自卡尔·罗杰斯之手，是由他雄心勃勃的工作所构思、培养和阐明的。治疗师和咨询师在所有的咨询流派中都加入了共情、一致和无条件积极关注等概念。它们是治疗关系的根本基础，是真正的"存在方式"。此外，心理教育生活技能模式是一种最全面的方法，用于在整个生命周期的所有阶段补救和提升人际效能，具有互动性和教导性，是一种适用于儿童、青少年和成人的能最有效地减少自我挫败行为的方式。

第 10 章 改善与环境的关系：冲突解决和压力管理技术

在原生家庭中目睹或经历过过多冲突的来访者（比如，在虐待、功能失调或酗酒的家庭中的人），特别容易将冲突视为破坏性的。他们要么在解决冲突时变得好斗，要么完全回避冲突情境。当冲突具有破坏性时，它会：

- 导致人既不做决定，又不采取新的应对方式，但问题仍然存在；
- 让人将精力从更重要的活动和问题上转移开；
- 破坏个人或团体的精神面貌；
- 强化糟糕的自我概念；
- 让人更加分裂，使团体两极分化；
- 做出不负责任的行为。

当冲突具有建设性时，它会：

- 促进每个受冲突波及的人参与其中；
- 开诚布公地讨论问题，从而澄清困惑；
- 确定替代方案；
- 推进最终的问题解决；
- 释放被压抑的情绪、焦虑和压力；
- 在团体成员之间建立凝聚力；
- 有助于个人和团体成长，并让他们将所学内容应用到未来的冲突解决中。

梅因和罗克（Main & Roark，1975；Roark，1978，p402）提出了解决情绪过剩的人际冲突的五步法。

- **步骤 1：每个冲突者从各自的角度描述情况**。冲突者需要把他们对情景的描述局限为认知描述，严格避免情绪化表达。这个步骤的目的是，将冲突者对冲突情景的描述作为解决冲突的起点，让冲突者达成共识和相互理解。

- **步骤2：让每个冲突者描述他对冲突的感受。**重要的是避免用指责的态度"翻旧账"，从而引发冲突升级。这一步骤的目的是，让冲突者理解彼此的感受和需求。
- **步骤3：让冲突者制定和描述一个所有人都能接受的情况。**这个步骤的结果应该是：冲突者对冲突的看法达成一致；理解彼此对冲突的感受；针对冲突显著减少后的情况达成一致。
- **步骤4：针对期望改变的情况达成一致。**在这个关键步骤，所有冲突者需要列出各自愿意做出的改变，同时还要用言语表达并理解对方愿意做哪些改变。
- **步骤5：制定详细的方案，包括后续计划和完成所有任务的具体日期。**表10-1描述了词语在多个方面的细微差别。这个步骤，冲突者需要使用大量的情感词汇来描述自己具体的感受或指代的东西。

表10-1　　　　　　　　　　　　情感词汇表

不悦的词	颓丧、低落、悲伤、抑郁、低落、失落、忧郁、悲哀、忧思、平淡、无趣、沮丧、阴郁、黯淡、可怕、凄凉、空虚、严峻、凄惨、无望、哀伤、绝望、无聊、乏味、愁闷、失望、疼痛、悲怆、倒霉、贫瘠、可怖、催人泪下、糟糕
感情的词	爱、友好、关心、喜欢、喜爱、尊重、钦佩、信任、亲密、倾慕、奉献、尊敬、温柔、依恋、向往、渴望、迷恋、友谊、吸引、偏爱、优秀、珍视、倾倒、珍贵、热情、追求、尊敬、珍惜、崇拜
内疚的词	责备、后悔、羞耻、尴尬、错误、应受谴责、过错、懊悔、糟糕、恶劣、羞辱、不可原谅、屈辱、羞愧、可耻
愤怒的词	怨恨、生气、愤怒、狂怒、烦恼、恼怒、大怒、气急败坏、不悦、憎恶、震怒、义愤、气恼、愠怒、愤慨、愤愤不平、怒气、仇恨、火冒三丈、怒火、骚动、拌嘴、赌气、怒发冲冠、生闷气、噘嘴、皱眉、焦躁、强压怒火、怒火中烧、暴怒、冒犯、激怒、惹恼、衔恨、格外生气、十分愤怒、怒不可遏、不爽、气炸了、可恶、心存报复、疯狂
担心的词	胆小、羞怯、焦虑、担心、忧虑、疑虑、怀疑、不安、犹豫、恐惧、恐怖、震惊、灰心、恐慌、惊愕、惊惧、紧张、坐立不宁、惶恐、颤抖、战栗、畏惧、怯场、冷汗、担忧、泄气、毛骨悚然、哆嗦、寒战、畏缩、害怕、脆弱、心思不宁、提心吊胆、发愁、不安、不确定
困惑的词	困惑、疑惑、慌乱、不知所措、混乱、骚动、困惑不解、思绪不宁、紊乱、杂乱、不确定、未定、矛盾、优柔寡断、难住、被困住、左右为难、纠结、崩溃、支离破碎、疲于应付、淹没、受挫
快乐的词	满足、欢乐、狂喜、高兴、愉快、欢快、乐观、希望、活跃、活泼、愉悦、兴奋、快活、满意、舒适、生气勃勃、振奋、兴高采烈、备受鼓舞、鼓励、清爽、感激、热情、幸福、激动、逗乐、绝妙、极好、欣快、热烈、热情洋溢、整洁、良好、美好

续前表

伤害的词	被忽视、奚落、被拒绝、被贬低、被蔑视、被利用、被批评、被轻视、被打倒、被抛弃、失望、失落、摧毁、羞辱、遭背叛、被伤害、尴尬、被欺骗、被敲竹杠、大失所望、被嘲笑、被剥削、被诈骗
力量的词	负责、自信、充足、有力、确定、肯定、高效、重要、能干、有效、优越、应付、强大、能行、头脑清晰、适应性强、坚强、奏效、敏锐、有影响、成长、前进、有活力

资料来源：Martin, D. G (2011). *Counseling and therapy skills*. Long Grove, IL: Waveland Press. 经许可转载。

技术 285　DESC 脚本

咨询目的： 制定解决冲突、谈判和自信的方案。

描述： 鲍尔（Bower, 1976）为处理人际冲突提供了以下技术或指导方针。它由四个关键元素组成，分别是：描述（describe）、表达（express）、指定（specify）、选择结果（choose consequences）。这四个关键元素的英文首字母缩写为 DESC。

- **描述**。在对话开始时，尽可能具体、客观地描述让你感到困扰的行为或情况。使用具体的措辞（比如，描述具体的时间、地点和行动频率）。要描述行为，而不是动机。
- **表达**。说出你对这个行为的感受和想法。解释这个行为对你的影响。理解对方的感受，然后平静地表达出来。用积极的方式表达你的感受，比如，与要实现的目标联系起来。
- **指定**。要求一个不同且具体的行为，或说明在特殊情况下你喜欢或需要什么行为。每次只提出一到两个改变。确定你想要停止和继续做的具体行为分别是什么。你需要考虑在不给对方带来巨大损失的前提下，能否满足你的需求。具体说明（如果情况合适）为了达成一致，你愿意改变什么行为。
- **选择结果**。具体且简单地说明，如果没有满足你的偏好，你能承受的积极和消极后果是什么。明确后果。对期望方向的改变给予积极的奖励。选择一些令人满意和有强化作用的奖励。然后，考虑这些后果对自己和相关人员的影响。有时，我们必须明确不遵循改变的负面后果。

示例

杰西卡的父亲试图给她建议（甚至到了唠叨的程度），告诉她在学校应该做什么，她应该和谁约会、和谁交朋友。杰西卡喜欢也尊重父亲关心她，但她想自己做决定，不被父亲不断唠叨和干涉。杰西卡决定勾勒出一个 DESC 脚本，用来处理和父亲的关系。

- **描述**。描述应该简明、准确、聚焦，措辞谨慎、客观、不带指责。

杰西卡可以这样对父亲说："你一直在给我详细的建议，比如，你觉得我在学校应该学什么，你觉得我应该如何选朋友，我应该和什么样的人约会……"

- **表达**。表达你的感受，要积极、关注共同的目标，不要引发负罪感。

  杰西卡可以这样对父亲说："我知道你希望我过得好，你的心意很好。不过，我觉得你还在把我当小孩看待。我现在长大了，可以独立思考了。"

- **指定**。指定一种替代行为。

  杰西卡可以这样对父亲说："请不要再给我建议了，除非我明确要求你帮我出主意。请相信我可以对自己负责，并允许我自己学习。"

- **结果**。让对方知道你打算如何坚持你改变行为的要求。结果包括两部分：一是如果他同意你的要求，就会得到奖励；二是如果对方不同意，就会受到惩罚。

  杰西卡可以这样对父亲说："如果你给我更多自由、让我自己做决定，我们就会相处得更好，你也会为我的责任心感到骄傲（积极结果）；如果你继续在我没有要求的情况下给建议，我就会温柔地提醒你我们第一次的约定，如果你之后还这么做，我就会转身离开房间（消极结果）。"

大多数情况下，如果你准备好了 DESC 脚本，并能用清晰、冷静的话语陈述出来，对方就会倾听，并可能做出积极的回应。如果脚本没有达成预期的结果，那么也可以让来访者按照另一种替代方案进行，而不会感到沮丧或无助。

技术 286　找到能引发攻击性反应的"临界点"

咨询目的：帮助来访者停止诱发攻击性行为的内部进程。

描述：记录攻击性行为的一种方法是写日记。在日记中，来访者需要注意以下事项：

- 攻击性的言论或行为；
- 准确描述对方在攻击发生前做了什么或说了什么；
- 除了愤怒，其他还有什么感受；
- 思想与内心对话；
- 攻击性反应前的肢体语言。

技术 287　引导冲突意象

咨询目的：促进来访者对处理冲突的全局认识；研究应对冲突的方法。

描述：让来访者感到舒服，闭上眼睛放松，与自己保持联结。引导冲突意象如下。

第 10 章　改善与环境的关系：冲突解决和压力管理技术

你走在一条长长的走廊上，你注意到迎面走来的人看起来很熟悉。你突然意识到，这是和你冲突最多的那个人。你意识到你必须迅速决定该如何回应这个人。在他离你越来越近的过程中，你的脑海中闪过许多选择。现在，请决定你要做什么，然后想象会发生什么。

（暂停，给来访者留下大脑形成画面和反应的时间。）

现在，一切都结束了，那个人已经走了。你感觉如何？你说了什么？你对交流的进展有多满意？你对自己说了什么？

（暂停，让来访者处理和识别内部对话。）

回到当下。逐渐意识到你身体中的任何紧张感……你的呼吸……房间里的声音……当你觉得准备好了，就睁开眼睛。

要求来访者（或团体成员）花五分钟写下：他考虑过的其他行动方式、他选择采取的行动方式、他对选择结果的满意程度（从低到高用 1~10 打分）。

技术 288　当言语不够用时

咨询目的：鼓励通过戏剧化表演来打开改变角色冲突或个人性格两极化的大门。

描述：可以参考以下引导语：

花一分钟闭上双眼，深呼吸，集中精神。想象一下，你正在与某人或自己的某一部分进行"拔河比赛"。你看到了什么？谁在拉谁？在说什么？有人在旁观吗？旁观者看到了什么？你能转换角色，想象自己现在位于另一边吗？花点时间，看看正在发生的对话（Levy, 2014, p.7）。在你准备好了之后，请睁开眼睛。

让来访者花点时间，写下这些内容：他在和谁拔河？在和谁交战？谁是旁观者？他对结果的满意程度如何？

还有一种方法是，拿一根两端打结的绳子，让来访者面对一个冲突的情景，拉动绳子的一端，描述他性格中有能力的方面；然后拉动另一端，讨论可能阻碍他实现目标的某些障碍。

技术 289　以合作方式解决冲突

咨询目的：协助冲突中的来访者表达情感和人际冲突。

描述：让两个因与对方发生冲突而生气的来访者促膝而坐。引导他们在交谈时看着对方的眼睛，直接和对方交流，而不是谈论对方。让每个人都陈述自己的观点和感受。然后，由一个人先来陈述他所看到的问题，并说出他的感受："当你＿＿＿＿＿＿（描述行为）时，我感觉＿＿＿＿＿＿（描述感觉）。"此时，另一个人不能分享他的观点，只能重复自己听到的内容。人在重复问题和感受时是在向对方确认,自己所复述的一切都是基于对方刚刚的讲述。接下来,另一个人也有同样的机会陈述问题。

治疗师需要鼓励双方做以下任何一件事:求同存异、妥协并找到解决办法、错了就寻求原谅、受了委屈就原谅,或接受对方的观点。

技术 290　为选择和行动承担责任

咨询目的:转移主要责任或问题的所有权。

描述:先引导来访者回想令他感到愤怒或怨恨的一件事,这件事现在仍然让他耿耿于怀。写作时,把这件事描述得好像是别人造成的一样,责怪他们,明确指出这是他们的错。然后,让来访者重写事件,就好像是他独自负责开始、发展和解决这个问题。让来访者充分考虑,他本可以做些什么来避免这个问题。接下来,治疗师需要与来访者一起处理来访者可能受到的指责、承担的责任和受到的伤害。

技术 291　厌恶、期待、欣赏

咨询目的:处理两极化和人格分裂,增加对双方的觉察;意识到对他人的期望和复杂的感情。

描述:让来访者列出他最亲密的三个朋友。让来访者回想每个人做的令自己厌恶的一件事、希望对方改变的一件事,以及让来访者欣赏的一件事(见表10–2)。让来访者学会如何在厌恶的同时欣赏一个人,学会如何意识到他可能对别人产生复杂的感情,学会如何整合对立的想法或感受。

表 10–2　　　　　　　　　　厌恶、期待、欣赏记录表

我讨厌(厌恶)	我希望(期待)	我欣赏(欣赏)
你总是食言	你能遵守诺言	你很随和

技术 292　如何处理言语攻击

咨询目的:在冲突中保持镇定。

描述:在内心处理以下事情。

- 弄清楚对方的想法。
    - 你有什么感受?
    - 你想让我知道什么?

- 我能为你做些什么?
• 探究对方的力量。
  - 你看起来很沮丧,因为我听到/看到……
  - 我听到你说的是……
• 抓住这种力量,鼓励它离开你,不让它接近你。
  - 你想让我听到,你因为 Z 对 Y 有 X 的感受吗?
• 如果失败了,就一言不发地走开。
  - 安静一会儿。如果不能走开,就保持冷静,直到你能在另一个人的支持下说出来。
  - 简单地说:"我们改天再谈。"

技术 293　应对愤怒

咨询目的: 保持自我控制。

描述: 首先,接纳你的情绪,试着评估你的个人状况(接纳你的心烦意乱)。然后,停下来让自己冷静,试着通过放松恢复镇静(从 1 数到 10)。接着,思考你选择的情绪表达方式。最后,做一些能表达紧张情绪的事情。

技术 294　在心中处理他人的感受[①]

咨询目的: 用共情解决冲突。

描述: 要点如下:

• 观察对方的行为举止;
• 暂停手边的事情,认真倾听对方的讲述;
• 认同内心的自我对话,以及你体验到的对方的感受(比如,你的自我对话是"他一定会感到很尴尬");
• 在心中列出你认为对方正在经历的具体感受;
• 决定你是否需要做感知核查,以验证他的体验;
• 运用反思技术来验证对方的感受,以表明你理解了。

技术 295　缓和激烈的言论

咨询目的: 化解潜在的冲突。

---

① 同技术 254。——译者注

描述：当人们愤怒和情绪化时，他们往往会用强烈、消极的情绪来谈论一个人。为了创造一种更平静的状态，使用更中性的语言重申信息会有帮助。

示例

"我讨厌吉姆，他让我感到恶心。他从来都不做决定，还总是在员工会议上斥责同事。"

重申："吉姆让我生气，因为他优柔寡断，有时还对别人吹毛求疵。"

技术 296　愤怒管理的步骤

咨询目的：保持对行为的控制。

描述："我可以保留自己的权力。我可以决定自己的想法和行为。我要对自己的每一天负责。和平从我开始。"

- 觉察到你在生气；
- 接纳你的感受；
- 停下来，做一个安静反应（quieting response，QR）放松练习；
- 想好表达愤怒的方式；
- 准备；
- 问题解决；
- 计划；
- 评估结果；
- 识别并制定替代方案；
- 想象成功，而不是侮辱；
- 选择最好的方式；陈述你的感受；协商；
- 用一种有益的方式表达愤怒。

技术 297　增强人际关系技术

咨询目的：找出建立健康关系的阻碍。

描述：要点如下：

- 问题可以仔细地界定和思考；
- 问题不同于人，人们的问题也不同；
- 可以消除沟通障碍；
- 借助特定技术能有助于消除冲突：使用"我陈述"、有益的批评、问题解决、头脑风暴、愤怒管理和自信。

第 10 章 改善与环境的关系：冲突解决和压力管理技术

友善有助于减少冲突、改善关系。

技术 298　处理谣言和诬告

咨询目的：消除行动和意图之间的不一致。

描述：

- 承认有谣言的存在。它是否准确？
- 它是为了伤害你还是帮助你？动机是建设性的还是破坏性的？
- 保持镇定。评估是否有人散播谣言。
- 考虑如何不表现出防御或愤怒的回应指责。你可以：
  - 否认并走开；
  - 表达你对谣言的看法，解释自己的行为；
  - 他人持有的正确看法；
  - 维护自己；
  - 为发生的事情道歉；
  - 表达你的遗憾，并提出弥补所发生一切的措施；
  - 回顾你的选择，并根据情况选择最好的一个。

技术 299　为艰难的对话做准备

咨询目的：预见冲突导致的行动。

描述：

- 准备好你要说的话，把它写下来。阅读并订正它的语气和内容。
- 想想你在谈话过程中的感受（比如，紧张、不安、害怕）。
- 计划你的自我对话（内心对话）。你会对自己说些什么来保持冷静和镇定？
- 考虑对方的感受（比如，生气、冷漠、冷淡、漫不经心）。
- 练习你想说的话。
- 想想对方可能会对你说的话。
- 想想在谈话过程中可能会出现的其他问题。
- 选择你最好的方法去做。

技术 300　如何让别人知道他在打扰你

咨询目的：向别人解释你的需求。

描述：你可以参考以下内容。

- 保持严肃的面部表情和笔直的姿势。保持眼神交流。用严肃的语气说话。
- 询问你是否可以和那个人谈谈。
- 先说一些积极的话，比如："我喜欢＿＿＿＿＿。"
- 用"我陈述"方式，告诉对方困扰你的事情。比如："当你做＿＿＿＿＿（具体行为）时，我感觉＿＿＿＿＿（情绪），因为我＿＿＿＿＿（后果）。"
- 对方回应（可能是防御性的或否认问题）。
- 积极倾听，即让对方知道你听到了他说的话：
  - 复述，即用一种稍微不同的方式重复他说过的话；
  - 反映感受，即说出你觉察到的他的感受（比如："你看起来真的很生气。"）；
  - 询问更多信息（如何、什么、何时、何地）；
  - 检查你对他说的话的理解程度（比如："你的意思是……吗？"）；
- 询问对方是否理解你的意思，如果不理解，就再解释一遍。
- 解决问题，给对方改变的建议。建议要具体，要求他在行为上做一点小小的改变。努力达成妥协。
- 给对方一个改变的理由。告诉对方如果他同意，那么会带来什么积极后果；如果他不同意，那么会带来什么消极后果（可选）。不要做出威胁或提供你不能或不想给的奖励。
- 感谢对方的倾听。

技术 301　撰写意向声明[①]

咨询目的： 撰写声明，让别人更多地了解你近期或长期的承诺或期望。

描述： 意向声明是一种直接表达你自己想要什么或不想要什么的方式。意向声明往往以下列词语开头：

- 我要；
- 我会；
- 我打算；
- 我需要。

示例

1. "我今天想和你在一起，但我不想把咱们在一起的时间都花在购物上。"
2. "我下午想安心学习，晚上去看比赛。"

---

① 该技术与技术 272 相似。——译者注

3. "我很想和你在一起，但我今晚也想和家人在一起，因为今天是我哥哥的生日。今天下午我想在图书馆写论文。"

技术 302　行动陈述

咨询目的：行动陈述就是向他人描述你的行为——你已经做了什么、正在做什么，以及将要做什么。

描述：行动陈述用一种简单、陈述性的方式描述你的一些行为。行动陈述指的是你在过去、现在或未来的行动，用"存在"动词（比如，"是""将"）表示。这是一种技能，因为它要求人能够：

- 觉察自己的行为；
- 觉察这种行为可能对他人造成的影响；
- 记得去做。

关于未来的行动陈述特别重要，因为它们涉及做或不做某件事的承诺。

承诺行动的陈述以"我将"而不是"我可能"开始。

示例

1. "我今天早上将给你打电话。"
2. "我将在星期五之前做这件事。"
3. "我将在下午六点准时到那里。"

技术 303　面质指南[①]

咨询目的：对期望和行为更加自信。

描述：要点如下。

- 对面质的结果要有灵活合理的预期。要求对方为自己的行为道歉，而不是改变对方性格，比如："最重要的是让他知道，他给我带来了多大的不便。"
- 在正确的时间和地点面质是成功面质的关键。除非你担心发生肢体冲突，否则在私下通过彼此方便的途径往往能提升效果。
- 直接与你要面质的人交谈，比如："我的确需要告诉你一些与我有关的重要事情，咱们能谈谈吗？"
- 清楚而平静地交谈。如果对方听不进去，就等他处于更容易接受的情绪状态时再沟通。

[①] 同技术 273。——译者注

- 直接提到问题，比如："还记得咱们上个星期六约好在商场见面吗？"
- 使用"我陈述"，解释这个人的行为如何影响你，比如："你让我等了这么长的时间，我感到沮丧和不耐烦。"
- 积极倾听对方的观点，并试着设身处地为他着想。
- 要求合作和开放。这将检验一个人对改善或改变的灵活性和接受能力，比如："你会听我说吗？""你愿意改变你对待我的方式吗？"
- 总结双方需要做什么来解决问题，比如："我需要知道你会想办法避免再次迟到。"

技术 304 公平竞争

咨询目的：以更具建设性的方式解决冲突。

描述：公平竞争的过程顺序培养了更好的人际关系技术。

- 允许吵架。比如，杰西卡说："瑞恩，我想和你分享一件让我非常心烦的事。"
- 提出一个具体的抱怨。比如，杰西卡说："你不带我一起去购物中心，我真的很生气。"
- 向对方寻求反馈。比如，瑞恩回应："好吧，我知道你因为我没带你去商场而感到很生气。"
- 感谢对方倾听并理解你的感受。比如，杰西卡说："谢谢你听我说这些。"
- 对行为的改变提出具体的要求。比如，杰西卡说："下次我希望你能问问我想不想去购物中心，而不是想当然地认为我不想去。"
- 向对方寻求反馈，确保对方理解你的意思。比如，瑞恩说："好的，杰西卡，下次我会问的。"
- 重申你的感激之情。

技术 305 协商利益冲突

咨询目的：评估一段关系中的冲突程度。

描述：当为同一个目标而奋斗时，有时会出现利益冲突。咨询师以伙伴的身份而不是以对手的身份来解决冲突。以下是协商利益冲突的六个步骤：

- 描述每个人想要什么；
- 描述每个人的感受；
- 交流各自的立场依据；
- 理解对方的观点；
- 创造互惠互利的选择；
- 达成明智的协议。

第 10 章　改善与环境的关系：冲突解决和压力管理技术

技术 306　传统仲裁

咨询目的：增进调解过程。

描述：调解是谈判的延伸；咨询师协助争议双方，通过谈判达成建设性的解决方案。相比之下，在仲裁中，是由外部人士（仲裁员）来做判断的；仲裁员是不协助争议双方改善矛盾的。来访者则把决定权交给咨询师，由咨询师听取双方意见，然后做出决定。它的要点如下。

- **双方同意遵守咨询师的决定**。协议基于这样的假设：在争议双方各自陈述了他们的冲突后，咨询师将做出公正的裁决。咨询师应该熟悉冲突的主题事项，并能够接触到所有可用的文件和证据。
- **每个人都存在问题**。争议双方都有机会表达自己对冲突的看法。
- **每个人都陈述自己的观点，并有书面证据支持**。任何一方都不允许打断对方。
- **每个人都有机会反驳对方的观点**。在一方陈述完后，另一方可以试图反驳。双方都有机会向咨询师展示对问题的不同观点。
- **咨询师做出决定**。在双方各自陈述了观点并反驳了对方的观点，总结之后，由咨询师决定怎么做。结果往往是一方赢、另一方输的局面。重要的是让双方公平地表达意见，输赢是次要的。

技术 307　谈判

咨询目的：概述在一段关系中谈判的过程。

描述：以下适用于谈判。

基本规则

- 每个人轮流说规则：
  - 没有中断；
  - 不骂人；
  - 要诚实；
  - 努力解决问题。

定义问题

- 定谁先发言；
- 第一个人讲述发生了什么，第二个人重述并询问第一个人的感受；
- 第二个人讲述发生了什么，第一个人重述并询问第二个人的感受。

寻找解决方案

- 第一个人给出了一个解决方案；
- 第二个人同意或给出另一种解决方案；
- 每个人都继续给出解决方案，直到达成一致（对于问题的每个部分都必须有解决方案）；
- 每个人都给出解决方案；
- 每个人都要努力防止问题再次发生。

技术 308　在解决冲突的情况下保持和平

咨询目的：创造双赢局面。

描述：遵循"RESOLUTION"（"解决"的英文）原则。

- R：**尊重**（respect）对方不同意的权利。
- E：**表达**（express）你真诚的关心。
- S：**分享**（share）共同的兴趣爱好。
- O：**接受**（open up）不同的观点。
- L：专注地**倾听**（listen）。
- U：**了解**（understand）主要问题。
- T：**考虑**（think about）所有的后果。
- I：**研究**（investigate）替代方案和解决方案。
- O：**提供**（offer）一个妥协方案。
- N：为互惠互利**协商**（negotiate）。

技术 309　了解何时、何地和如何解决冲突：自我评估

咨询目的：为冲突情况做准备。

描述：当你计划如何处理让你心烦的情况时，你需要进行自我评估。

- 选择一个双方都可以自由讨论的时间和地点。
- 问问自己："我有没有试着去了解对方对冲突的观点和感受？"然后，通过问对方一些问题来了解他的观点。设身处地地为别人着想，理解将开始取代愤怒。
- 问问自己："我有没有让对方听我的观点？"具体而准确地使用"我陈述"陈述对方所说的话和所做的事中让自己不开心的内容："当你因为……而……时，我感觉……"
- 问问自己："我是否向对方明确表达了我想要与众不同的地方？"你是否明确表示过你也愿意改变？

- 问问自己："我有没有让对方确切地陈述他希望我做什么不同的事情？"（不要向他暗示，你会去做他想要你做的事情。）
- 双方是否就相互都能接受的解决方法达成了一致？你确定他知道你的想法吗？你知道他对这个计划的想法吗？你是否应该把协议以书面形式写下来？
- 双方是否有计划在一段时间后互相核查，以确保妥协方案有效？
- 双方是否对对方做出的积极改变表示赞赏？

技术 310　3R 策略①

咨询目的：消除长久以来的愤恨。

描述：这种结构化的技术在长期存在分歧和不喜欢的情况下很有用。3R 策略包括三个步骤：愤恨（resentment）、请求（request）、认可（recognition）。

- **愤恨**。每个人陈述他不喜欢对方的地方，并概述所有导致愤恨的事情。
- **请求**。每个人告诉对方该怎么做才能解决问题。
- **识别**。双方协商他们愿意满足哪些要求。以双方陈述他们喜欢或欣赏的对方品质结束会谈。

当来访者对彼此积累了大量愤恨时，使用这种策略能有效地消除误会。使用这种策略时，咨询师需要坚定地管理来访者表露出来的情绪。

技术 311　应对愤怒反应的想法

咨询目的：在回应别人的愤怒时的内在技术。

描述：

- 做好愤怒反应的准备：
  - 这可能会让我心烦，但我知道该如何处理；
  - 我必须要做什么？
  - 我可以制订一个计划来处理这件事；
  - 如果我意识到我不高兴，那么我知道该怎么做；
  - 试着不要把事情看得太严重；
  - 这可能是一个棘手的情况，但我相信自己；
  - 深呼吸，放松自己；

---

① 请注意，该技术与技术 194 不同。——译者注

- 慢慢来，记得保持幽默感。
● 发生冲突。
    - 保持冷静。继续放松。
    - 只要我保持冷静，一切就都在我的掌控之中。
    - 我不需要证明自己。
    - 生气没有意义。
    - 我不会受到影响。
    - 看到积极的一面：我不会做最坏的打算，也不会妄下结论。
    - 没有必要怀疑自己。别人说什么不重要。
    - 就算我生气也改变不了别人；我只会让自己心烦意乱。
    - 情况在我的掌控之中，我能控制局面。

技术 312　为潜在的冲突做好准备

咨询目的：避免冲突。

描述：以下的自我对话可以帮助你准备和避免冲突。

● 你必须做什么？
● 你可以为处理这件事制订一个计划。
● 你能处理好这种情况。你知道如何控制自己的愤怒。
● 如果你发现自己心烦意乱，那么你会知道该怎么做。
● 没有必要争吵。
● 深呼吸，感觉舒适、放松、自在。
● 这可能是一个棘手的情况，但你相信自己。

技术 313　应对冲突

咨询目的：解决冲突。

描述：以下内容有助于你解决冲突。

● 保持冷静。继续放松，深呼吸。
● 只要保持冷静，一切就都在你的掌控之中。
● 不要往心里去。
● 专注于你需要做的事情。
● 你不需要证明自己。

- 生气没有意义。
- 不要让这种情况占据你的上风。这一切都会过去。

技术 314　应对焦虑

咨询目的：内化应对技巧。

描述：焦虑是生活的一部分。处理焦虑能提升你的幸福感。以下内容可能会对你有所帮助。

- 你的肌肉开始感到紧绷，是时候放松下来了。
- 生气于事无补。
- 生气是合理的，但要控制住。
- 深呼吸。
- 你的愤怒是关于你需要做什么的信号。是时候说服自己不要激动了。
- 尝试合作的方式。也许你和对方都是对的。

技术 315　处理冲突和愤怒的技术

咨询目的：获得对局势的控制。

描述："RETHINK"（"重新思考"的英文）方法是七种处理愤怒和冲突的技术的英文首字母缩写，能有助于你控制局面（National Institute of Mental Health）。

- R：识别（recognize）。
  - 你什么时候会愤怒。
  - 什么会让你的父母、老师、朋友和兄弟姐妹生气。
  - 什么时候愤怒会成为诸如恐惧、压力、焦虑、尴尬、羞辱或羞耻等其他情绪的幌子。
- E：共情（empathize）。
  - 试着去理解他人的观点；站在对方的角度思考问题。
  - 学会使用"我陈述"："我感到……是因为……"
- T：思考（think）。
  - 愤怒来自我们对情况或事件的感知。
  - 思考你如何理解他人的话语。
  - 你能告诉自己你有什么感受吗？
  - 你如何处理自己的沮丧和失望？

- 你能改变自己的观点吗?
- 你能重新审视形势并找到建设性的解决方案吗?

- H:倾听(hear)。
  - 倾听对方在说什么,以理解他的出发点。
  - 通过眼神交流和给予反馈,来表明你在倾听。

- I:整合(integrate)。
  - 在表达愤怒时,融入爱和尊重。例如:"你让我很生气,但我希望我们还是朋友。"

- N:注意(notice)。
  - 在你生气时,注意自己的身体反应。
  - 注意如何控制自己的行为,如何让自己平静下来。

- K:保持(keep)。
  - 将你的注意力集中在此时此地。
  - 不要提起过去,这是不尊重的。
  - 关注导致困难的行为,而不是涉及的性格。

技术 316　面质性断言

咨询目的:让别人遵守他们的承诺。

描述:当你之前已经表明了自己的立场,且对方同意改变他的行为,但他并没有遵守协议时,使用面质性断言会有帮助。你需要指出矛盾之处,而不是去对抗个人。当一个人的言语和他的行动或行为相矛盾时,适合使用这项技术。面质性断言分为三个部分:

- 客观地描述对方要做的事情;
- 描述对方实际做的事情;
- 表达你期望的。

示例

"在把这篇文章送到排字工那里之前,我本打算先审阅一下的。在我们说话时,我看到排字工正在工作。在他完成之前,我想再看一遍这篇文章,并更正一些我认为需要修改的地方。以后,我希望在交给排字工之前,我能有机会把文章再看一遍。"

技术 317　停止行动 / 接受感受

咨询目的：遏制敌意行为的爆发。

描述：当遇到敌意行为的爆发时，要迅速采取行动：

- 停止行动；
- 不要情绪化；
- 接受感觉；
- 如果可能，那么还可以建议其他的行为。

技术 318　用复述避免冲突

咨询目的：澄清观点。

描述：在冲突调解中，复述澄清对问题的看法和感受。重要的是要用心倾听，并使用以下技术进行准确总结。

- 复述事实并总结事件。遵循复述规则：设身处地地为别人着想；用自己的话表述对方的想法和感受；使用"你陈述"（比如，你想要、你感觉、你认为）；通过非言语行为（比如，语气、面部表情、手势、眼神交流和姿势）来表示理解和接受。
- 反映感受。注意每个人立场中的情绪因素。可以使用这样的句式："你感觉_____（说出这种感觉），是因为_____（解释为什么）。"
- 给出替代方案。
- 达成妥协。
- 就解决方案达成一致。

技术 319　重构冲突

咨询目的：重构人与人之间的认知。

描述：重构意味着从另一个角度思考冲突和对方的行为。重构认知的方法有很多种。

- 将冲突视为需要共同解决的问题，而不是一输一赢的局面。
- 改变视角。
- 区分行动的意图和行动的实际结果。
- 继续区分个人兴趣和推理。寻找关于他人推理的信息，构建一个新"框架"。
- 探索任何一种行为的多重含义。问自己："这个行为还可能意味着什么？"

技术 320　应对戏弄

咨询目的：缓解戏弄或欺凌行为。

描述：取笑他人的原因有很多，比如愤怒、报复、权力、关注或感觉自己很重要。应对戏弄的方法如下：

- 使用"我陈述"；
- 准备好答案；
- 走开；
- 去朋友或成年人身边；
- 不要取笑别人；
- 不要反应过度；
- 不要和别人一起开玩笑；
- 不要害怕帮助被取笑的人；
- 用积极的肯定改变你内心的对话。

技术 321　生气时该怎么做

咨询目的：识别和处理愤怒的情绪。

描述：可以参考以下内容。

- 认识愤怒情绪。识别你身体的感受。
- 通过以下方法试着让自己冷静下来：
    - 做三次深呼吸；
    - 慢慢倒数；
    - 想一些愉快的事情；
    - 告诉自己保持冷静，这么做不值得；
- 大声说话来解决问题。
- 稍后再考虑一下情况：
    - 到底是什么让你生气？
    - 你能控制局面吗？是否超出了你的控制？
    - 你对自己的行为满意吗？
    - 你是否可以采取不同的做法？
    - 在当时的情况下，你尽全力了吗？

技术 322　应对抱怨的 XYZ 公式

咨询目的：建设性地描述冒犯行为（Goleman，1999）。

描述：批评通常是个人攻击而不是抱怨，人们会因为感觉受到不公平对待而产生一种防御或被动的抵抗。这样的批评代表了对它会在接收批评者身上引发的感受的无知，对这些感受将对一个人做事的动力、精力和信心产生毁灭性影响的无知。

示例

1. "当你做 X 时，它让我感觉 Y，我宁愿你做 Z。"
2. "当你没有打电话告诉我这次聚餐你会迟到时，我感到不被尊重，很生气。我希望你能提前打个电话告诉我你会迟到。"

技术 323　巧妙的批评

咨询目的：指定行为改变。

描述：巧妙的批评如下。

- **具体**。挑一个需要改变的具体事件。把注意力集中在细节上，说出这个人做得好的地方、做得不好的地方，以及如何才能改变。
- **提出解决方案**。指出解决问题的办法。
- **在场**。面对面地私下发表批评意见。
- **敏感**。利用共情来构建你说的话和说话方式产生的影响。

技术 324　用不责怪的方式交流感受

咨询目的：表达感受并协商改变。

描述：协商表达的过程如下：

- 当你说或做……时，我感觉……
- 你能告诉我你的意思吗？
- 我想要的是……
- 我们怎么解决这个问题？

技术 325　与他人设定界限

咨询目的：为可行的行为设置边界。

描述：设置边界的内容如下：

- 我有权说"不""我不知道"或"我需要考虑一下"；
- 我有权在无须借口或理由的情况下采取行动；
- 我有权改变我的想法；
- 假如我觉得合适，我就有权把自己放在第一位；

- 我有权犯错并为此负责；
- 我有权忽略别人的建议；
- 我没有预见他人需求的责任；
- 我有权寻求帮助或情感支持；
- 我有权询问信息。

技术 326　更适当的管理愤怒的策略

咨询目的：使用更适当的方法来管理愤怒。

描述：愤怒是一种强烈的情绪，需要以适当的方式表达出来。愤怒管理是一种应对愤怒情绪的生活技能。以下是一些有用的策略。

- 承认自己在生气。
- 与你的感觉和身体感觉保持联结。
- 做几次深呼吸，试着用一些自我陈述来让自己平静下来：
    - 我能控制住自己，我能处理好；
    - 我能保持冷静，我可以放松；
    - 不要发脾气；
    - 随遇而安。
- 想办法压抑或表达愤怒：
    - 你是否反应过度？
    - 你能放松点吗？
    - 你从对方的角度看问题了吗？
    - 当你对自己很生气时，你会责怪别人吗？
    - 你会为了给自己时间冷静下来，而推迟你的愤怒反应吗？
- 用这个公式以一种有益的方式来表达你的愤怒："当 X 发生时，我感觉到了 Y。如果 Z 发生了，我就会感觉好一点。"

示例

"当我和你说话时你在看书，我觉得你没有在听我说话。如果我和你说话时你看着我，我就会感觉好一点。"

第 10 章　改善与环境的关系：冲突解决和压力管理技术

技术 327　解释性面质[①]

咨询目的：了解自己，促进个人成长。

描述：解释性面质可以提供对自己的洞察——这是心理健康的一个重要组成部分。如果信息的传达有技术、完整且具有共情性，解释就可以促进个人成长。

解释性面质有以下特点。

- **共情**。理解对方行为和生活方式的核心问题。
- **时机**。面质的时机应该是防止接收者变得防备。
- **相关**。面质应该与双方所处的情况相关。
- **简洁**。面质应该简明扼要、切中要害。
- **真诚**。面质的人必须能够真诚地关心和关注对方的幸福。
- **试探**。解释是对他人行为的一种建议，而不是绝对的事实。

技术 328　通过自我对话保持镇定[②]

咨询目的：保持自我控制。

描述：在情况发生之前、期间和之后，应该产生并内化自我对话的语句。

- **之前**。花一分钟时间使自己更加聚焦于"我想做的是什么"。
- **期间**。花点时间呼气，一步一步地做事情。"人们会生气，仅此而已。清楚地说出你想要什么，注意不要提高嗓门。"
- **之后**。用 1（最低）~10（最高）分来评价这次经历。比如："我给这件事打 7 分。每次尝试，我都会变得更好。"

技术 329　保持个人力量

咨询目的：识别个人的愤怒反应。

描述：当你被朋友奚落要打架的时候，要保持你的个人力量并不容易。通过回答以下问题，学会识别你的个人愤怒反应成分。

- 他们在做什么让我生气（评估环境触发因素）？
- 我的内心感觉如何（留意愤怒的生理感受）？
- 我在对自己说什么（认知方面——保持冷静，他会成为傻瓜）？
- 我要做什么（行为方面——保持距离，但保持眼神交流）？

[①] 同技术 279。——译者注

[②] 同技术 280。——译者注

- 这会在下个星期有所不同吗?

技术 330　不要往心里去

咨询目的：更好地控制自己思考问题的方式。

描述：有时候，调整你的认知设定（你思考情况的方式）能有助于你更好地控制自己的感受。假如环境需求无法控制，愤怒管理就需要聚焦于改变你的认知设定，以便你能更容易忍受这种情况。

问自己以下问题：

- 她有什么需要促使她对我说那些话?
- 什么样的价值观可能会影响他说的话?
- 她的背景如何影响她对待我的方式?

通过自我陈述来保持冷静：

- 你可以接受他说的任何话;
- 除非你允许,否则她无法接近你。

技术 331　从竞争关系中走出来

咨询目的：将自己从错综复杂的关系中解脱出来。

描述：有时，你会出于善意陷入你所关心的两个人的需求中。你可以在不损坏与他们之间关系的情况下试着拯救他们。优雅地离开一段三角关系，减压、化解、解脱、远离会对你有所帮助。

- **减压**。你和每个人在一起都会有压力吗？你的焦虑程度提升了吗？也许是时候做个决定、走出这段三角关系了。
- **化解**。面对另一个人所说和透露的内容，你是否在一直做反应？你的精力是否在不必要地消耗？也许是时候冷静下来，停止对双方需求做出情绪化的反应了。退后一步，做一个倾听者和观察者。
- **从这种关系中解脱**。你在试图解决问题吗？你想控制别人吗？把你的注意力从三角形的另外两边转移开。考虑你自己的情感需求、你自己的重要性，以及你个人的成长机会。
- **远离**。离开关系，获得情感上的距离来分离和重组你的位置。做好心理准备，你的心弦会再次被拉回到事情的中心。

技术 332　使用自我控制技术[1]

咨询目的：保持冷静和镇定。

描述：保持自控是一项需要花一些时间学习和练习才能学会的技能。在怒火中保持风度并不容易。以下是一些自我控制技术的技巧：

- 记录你过去在哪里发怒，以此来避免令人沮丧的情况；
- 有意识地花时间关注其他更被动的情绪，避免使用侵犯性武器，减少你的愤怒；
- 冷静地回应侵犯者，带着共情或使用非挑衅性的话语，或是根本不回应；
- 如果生气，就去关注争斗会带来的不良后果；
- 告诉自己，你不会让他们因看到你心烦意乱而心生满足；
- 回顾你目前的处境，试着理解对方的动机或观点；
- 学会感同身受，学会宽容，学会容忍差异。

技术 333　攻击控制法[2]

咨询目的：控制愤怒。

描述：学习可以预防和控制愤怒的方法。

- 减少你的挫败感。尽量避免谈论令你恼火的话题或个人观点。
- 减少会激发攻击性反应的环境设置。避免咄咄逼人的亚文化、帮派、敌对的朋友、电视中的暴力或其他形式的媒体暴力（比如，电影或音乐中的暴力）。
- 结交不易怒、不敌对、不偏见、不煽动人心的新朋友。
- 在表现得粗暴或无礼之前，透露你的焦虑情绪。诸如"我今天心情不好""我压力很大"或"我很难过"等句子可以改变语境，软化你的言论。
- 通过压力管理、问题解决、使用"我"信息或积极的自我对话来控制愤怒。
- 停止创造敌意的幻想。专注于令人沮丧的情况会增加愤怒。你需要摆脱这种情况或是使用思维停顿的技术。

技术 334　写一份愤怒反应的学习史[3]

咨询目的：评估愤怒反应的程度。

描述：用两个星期的时间，系统仔细地记录引起愤怒的原因，意识到引起你情绪反应的

---

[1] 同技术 155。——译者注
[2] 同技术 156。——译者注
[3] 同技术 157。——译者注

那些常见且微妙的触发因素，以及如何避免未来的冲突。撰写愤怒反应的学习史应包括以下内容：

- 记录引发反应的具体情形；
- 记录你的愤怒的性质，强度如何；
- 记录你在发怒前和发怒时的想法和感受；
- 列出你使用过的自我控制方法和效果；
- 记录你的情绪反应会带来什么后果，以及其他人的反应；
- 评估你从愤怒中得到的回报，向自己澄清攻击的目的，放弃一些对你来说不健康的回报。

技术 335　用三个快速问题来压制或表达愤怒

咨询目的：控制愤怒的反应。

描述：来访者是否问过自己以下问题：

- 这值得我注意吗？
- 我生气有道理吗？
- 我能在不伤害任何人的情况下做点儿什么吗？

如果可以，就去表达你的感受并试着做些什么；如果不可以，就通过冥想，或使用思维停顿或积极意象等方式，关注其他事情来抑制你的感受。

技术 336　愤怒管理的自我控制技术

咨询目的：增加控制感。

描述：管理愤怒有两种截然不同的方法：预防或控制。以下策略可能会有所帮助。

- 记录你曾在何时、何地生气，以避免令人沮丧的情况。
- 花点时间关注你快乐的情绪，避免使用攻击性方式，关注其他事情，以此来减少你的愤怒。
- 对攻击者做出冷静的回应，或者根本不做任何回应。
- 如果你内心的愤怒开始升级，就把注意力集中在攻击性的不良后果上。你可以对自己说"为什么要让他知道我很生气"或"这不值得"。
- 试着去理解对方的动机，对差异要宽容，对人性的弱点要敏感。

技术 337　如何让一个愤怒的人平静下来

咨询目的：帮助他人保持克制。

描述：美国国家精神卫生研究所（National Institute of Mental Health）提供了一份简短的

策略清单，能让愤怒的人平静下来：

- 降低噪声；
- 保持冷静；
- 降低你的音量；
- 承认生气的人被冤枉了（如果是真的），或不予评判地承认他的感受；
- 请他解释一下情况，这样你就可以委婉地纠正错误了；
- 倾听他的抱怨，不要反击；
- 用不责备的"我陈述"来解释你的感受；
- 表现出你的关心，但不要使用暴力（比如，"我想和你一起解决这个问题，但如果你控制不住自己，我就会叫保安。"）。

技术 338　如何对付欺凌

咨询目的：避免成为受害者。

描述：暴力受害者常常会使用糟糕的"生存策略"，比如，否认虐待（"事情没有发生"）、将行为最小化（"没关系，我没事"），还有自责（"都是我的错"）。反复的虐待会让受害者更加无助、更愿意接受指责。随着虐待循环的升级（比如，受虐妇女），受害者可能会杀死施暴者（通常是在受到生命威胁的情况下）。

如果有人严重威胁你，就请立即保护自己。

你可以按照以下方式应对欺凌。

- 避开这个人。
- 要坚定地说："如果你继续骚扰我，我就会通知（人力资源部、经理、警察）。"
- 找到一个支持网络，共同面对欺凌者，要求他停止。
- 练习自信的社交技术。
- 参加与自我防卫相关的课程来建立自信和力量。

技术 339　如何在不伤害关系的情况下表达愤怒

咨询目的：学习以可控的方式表达愤怒。

描述：公平的冲突策略可以让人们清楚且直接地表达愤怒，而不会伤害双方关系。

- 确定冲突存在，明确"我想要改变什么行为"。
- 安排一个具体的时间来公平地争取改变，比如："我想在课后花点时间分享我的感受，看看我们是否能做出一些改变。"

- 明确表述你希望改变的问题行为，比如："我想讨论一下关于 300 美元账单的问题。"
- 用"我陈述"表达当前感受，并为此时此地的感受承担责任。
- 说明你希望发生哪些具体的、现实可行的行为改变，比如："不要把账单开得这么高。""试着多使用电子邮件。"
- 说明要求更改的原因和后果。给出你想要做出改变的理由。同时，表达你的感受，以及如果不做出改变你会怎么做。"我们的预算负担不起这么高的月度账单。如果你继续在打电话方面花费这么多，我们就没钱去得州度春假了。"
- 协商达成妥协，确保双方都能理解协议。倾听的一方做出回应，提出他自己的改变或条件，以便达成一个公平可行的协议。
- 让这件事成为过去。对彼此以及为改变所做的努力表示感谢。

技术 340　攻击性和自我主张 1

咨询目的： 了解参与者如何处理自我主张和解决冲突。

描述： 大家轮流描述以下情况之一：

- 顾客在一家餐馆抱怨食物不好；
- 顾客向理发师抱怨，他的头发被剪得很糟；
- 员工来到人事部门要求加薪；
- 电话推销员试图推销分时度假房；
- 列车员发现一名乘客的车票过期了；
- 父亲因女儿回家晚了，对她大吼大叫；
- 失业的儿子向父母要零花钱；
- 父母抓到女儿吸大麻；
- 一群十几岁的女孩在试图从商店偷东西时被抓住；
- 一个女孩被她兄弟的一些朋友纠缠；
- 一群男孩欺负一个比他小很多的男孩；
- 几个人因为想看不同的电视节目发生了争吵；
- 两名司机轻微碰撞，他们为此争论不休，一些目击者也加入其中；
- 有一家人因为找不到前门钥匙了发生了争吵。

讲述冲突是如何解决的。是否有人会为了维护自己的利益而不考虑他人？是否有人会牺牲自己的利益？他们妥协了吗？他们是如何表达自己的需求的？是客观中立、清楚明白、充满幽默、伤人感情，还是带着愤怒？

技术 341　攻击性和自我主张 2

咨询目的：观察大家如何实现他们的目标。

描述：大家分成两组规模相同的团体，面对面、背靠着墙站立。在给定的信号下，第一组成员要尽力触碰到对面的墙，第二组成员们则需要阻止他们。

处理这一体验。第一组成员如何单独或携手尝试着触碰到对面的墙，第二组成员如何阻止他们？

技术 342　攻击性和自我主张 3

咨询目的：明确自己的利益，在团体中坚持自己的立场。

描述：除一人外，所有成员手挽手，围成一个紧密的圆圈。不参与围圈的成员站在圆圈中间，试图冲出去。处理这个成员试图冲出去的体验，他是用令人信服的论点、"行贿"，还是使用武力方式？

技术 343　人体机器

咨询目的：观察攻击性和自我主张。

描述：这个团体需要生产一台机器。大家需要选出一名对如何制造机器有想法的发明家、一名工程师，还有几名工人。这些被选中的成员根据发明家的指示制造机器。

机器开始运转后，成员伴随着机器运动，用噪声来打断。最后，由一名成员摧毁机器。

回应体验。谁选择摧毁机器？他是如何做的？团体成员如何应对破坏？他们是保护自己还是共同努力，抑或是允许被破坏？

技术 344　互相推搡

咨询目的：观察攻击性和自我主张。

描述：两名选手面对面地站着，两人手掌贴合，手指相扣。在听到信号后，他们需要试着把对方向后推，远离自己站立的地方。两人可以随时停止推搡。在这个过程中需要观察以下几点：

- 为什么推搡会中断——是因为疲惫、满足、自卑，还是听天由命？
- 放弃的成员感觉如何？
- 胜利者的表现如何？

小结

美国的文化日趋多元化。日益增加的多样性往往会助长不宽容，以及民族和种族定性。预计到 2050 年,只有不到 50% 的人口是盎格鲁血统(Anglo ancestry)。此外,技术的进步提高了每个人和文化背景与自己迥然不同的人交流的能力与可能性。要了解美国有多少不同的亚文化,就必须考虑到亚文化是根据性别、社会经济地位、年龄、种族、宗教、民族传承和性取向而存在的。许多亚文化群体的困难在于,如果他们没有与主流文化相同的身体特征、价值观、习俗或信仰,他们的文化就会被贬低,成员甚至可能会受到主流文化结构性的压迫或征服。

压力和减压技术

生活压力和精神病理学之间的联系

美国国家精神卫生研究所指出,"生活压力"与精神病理的联系在文献中得到了很好的支持。不过,当前的探索是描述生活压力如何损害了一个人的健康和幸福。作为一个概念框架,克勒曼和魏斯曼(Klerman & Weissman,1985,p.56)提供了压力及相关术语的工作定义。

- **压力**:假设的心理、情感或身体变化,它是压力源导致的结果。
- **压力源**:压力环境的变化,尤其是需要改变模式、惯例或互动的情况。
- **应激反应**:在试图应对、适应或生存的过程中,来访者经历的行为、心理、情感、身体或认知反应。
- **不利的健康后果**:对身体疾病或情绪障碍的易感性增加。

据估计,一个普通的美国人的一生将花 3 年时间开会,5 年时间排队,用 17 000 多个小时打电话,4000 个小时等红灯,并用一生……试着放松下来。然而,没有一点压力的生活可能会非常乏味和无聊。有太多刺激的生活可能会变得不愉快和疲劳,最终损害你的健康和幸福。压力太大会严重影响你有效工作的能力。压力管理的艺术是保持一定程度的刺激,给人带来健康,成就和愉快。

压力源成为原因性或调节性因素,与个人性格和社会环境中的因素相互作用(Dohrenwend & Dohrenwend,1985)。压力管理、压力减少和压力缓解程序是可行的干预策略。个体精神病理风险会因为存在衰弱性压力和身体缺陷而加剧,但如果他有可靠的应对能力、积极的自我感受,并能意识到当前环境中存在社会支持,这种风险就会降低。从来访者

第 10 章　改善与环境的关系：冲突解决和压力管理技术

的角度来看，可以借助情绪或行为障碍等式（见表 10-3）来评估健康。还有一个以环境为中心的等式——人群情绪障碍的可能性等式（见表 10-4），它关注的是人群中存在着的精神病理的风险（Albee，1982）。

表 10-3	情绪或行为障碍的发生率等式[①]
情绪或行为障碍的发生率 = 压力 + 身体、情感、社交和认知脆弱性	
应对技术 + 社会支持 + 自尊	

表 10-4	人群中出现情绪障碍的可能性等式
人群中出现障碍的可能性 = 压力源 + 环境中的风险因素	
社会化实践 + 社会支持资源 + 联系的机会	

假如社会化实践能教授和提升社交能力，在环境中有可用的支持性资源，人们就有机会与社会主流形成建设性的积极纽带和身份认同，精神病理就不太可能发生了。这两个等式相互依存，反映了与压力相关的多维度干预措施的首要需求（Elias，1989）。表 10-5 列出了一些压力症状。

表 10-5	压力症状	
神经抽搐	肌肉疼痛	食欲增加或减少
吸烟更多	睡眠障碍	排汗增加
口吃或结巴	恶心或胃肠道不适	磨牙
头疼	皮肤疾病	哭啼
便秘或腹泻	性欲减退	高血压
口干	易怒	嗜睡或疲劳
感冒、手心出汗	抑郁	恐惧、恐慌或焦虑
不安	其他应对表现	

治疗工作的压力

心理治疗常常给从业者带来压力。根据赫尔曼、莫里森和阿布拉莫维茨（Hellman，

[①] 作者并没有解释表 10-3 和表 10-4 的等式关系，大概是上一行减下一行，即 ×× 障碍的发生率/可能性 = 消极因素总和 - 积极因素总和。——译者注

Morrison, & Abramowitz, 1986）的说法，心理治疗中压力最大的方面包括，怀疑自己的有效性、日程安排问题、过于投入工作、精疲力竭，以及难以管理与来访者的关系等。来访者的以下五种行为会给治疗师带来最大的压力：自杀威胁、阻抗、负面情绪表达、被动攻击行为和精神病理行为。

专栏

在多重压力源下，我们的感受和行为方式部分取决于我们在特定情况下的想法（自我陈述，如"应该""应当"），以及他人对我们行为的看法。应激反应包括以下主要因素：增强的身体唤醒（心跳加快、呼吸急促或肌肉紧张）、焦虑的想法（比如，无助感），以及因不堪重负而产生的恐慌或逃避的欲望。一些治疗师称之为"战斗或逃跑"（或"战斗、逃跑或僵住"）。既然行为和情绪是由内心的想法或期望习得和控制的，那么对它们施加控制的最佳方法就是吸收适当的技能（比如，渐进式放松或认知重组）来改变感觉、情感和思维。

另一方面，少量的压力可以是一种非常积极的生命力量，它是成长、改变和适应的动力。为了缓解日常生活的负面压力，可以利用现有的专业和个人网络组建支持小组。有时，使用同伴网络或支持团体来分享想法、分散压力或获得个人成长的机会是非常有帮助的。

- 如果你感到社交孤立，就请试着与同伴网络或其他你信任的咨询师分享你的担忧、经历或情况。
- 如果你感到不被认可或不被欣赏，就列出过去一年你所取得的成就。认清自己的优势和成功。与你的知己分享，获得反馈和确认。
- 如果你感到情绪过度紧张、孤立无援或负担过重，就努力让自己参与更多与工作无关的活动。
- 如果一切似乎都不受控制，就把你生活中顺利的事情列个清单，包括那些值得你感激的事情。多想积极的事情，重新审视自己的生活。
- 如果你的智力停滞不前或缺少激发，就去参加学习班、研讨会或跨学科课程，或参加企业管理或园艺课程。
- 如果忧虑和担心让你夜不能寐，就试着在睡觉前写下你所担心的事情，并告诉自己你会在第二天解决这些问题。你的大脑会被鼓励放下这些想法，知道它们已被写下，不会被忘记。

- 如果你有影响力，但几乎没有改变事物的能力，就找出你实际拥有的正式和非正式的网络和影响力，并留意积极的变化。
- 如果你在工作中不被重用，就去找一两个可以倾诉的同事，一起讨论如何做出积极的贡献。
- 压力会引发个体对脂肪、盐和简单碳水化合物的渴望，也就是在自动售卖机里可以找到的那些食物。不要带零钱或钞票去上班。用水果和蔬菜代替那些食物。
- 学会对负担过重的义务说"不"。如果你感到筋疲力尽或被你的承诺压垮了，就要采取措施，卸下尽可能多的东西，为自己的幸福投资，重新获得内心的平静。
- 尽可能改变自己；尽量避免，剩下的就通过调整自己去尽力适应。

在日常生活中融入一些减少压力的策略
- 每天计划休息时间或汇报时间。
- 拿一个文件夹（最好是空的），定期离开办公室。别人不会打扰你，因为你手里拿着文件夹，看起来就像在执行一项重要任务。
- 避免在清晨、午餐前或一天结束时，和那些令人恼火、争强好胜的人打交道。
- 每个星期至少有三天，在午餐时谈一些与工作无关的事情。
- 设计日程安排，这样你就有机会每天至少做一件让你感觉成功或能完成目标的事了。

支持小组应该建立在倾听、分享问题、提供帮助、承认错误和建立信任关系的意愿和能力的基础上。

其他减压策略还可以包括以下几点。
- 每天至少与能让你开怀大笑的同事互动一次。尽量避免和那些经常生气、悲观、恐吓或挑剔的人相处。努力设定界限，减少压力互动的数量和频率。
- 学会计划一个自由的周末来放松，至少一个月一次。
- 在每个月的课程中，与每个家庭成员进行一次小规模但深入的一对一活动。这有助于恢复亲密的人际关系。
- 工作之余培养一种休假态度——把你的家当成你的度假屋。
- 和朋友、配偶或孩子一起参加一项可以教会你新观念、新技能或新过程的活动——有机会学习一项不相关的工作技能，这本身就令人耳目一新。
- 为自我保护确定日期。定期提前计划，并在日历上标记出你与自己或重要他人独处的时间。把这些计划好的场合视为真正的会面。让自己远离他人的需求和操纵。练习说"我有个约会"或"对不起,我已经有其他计划了",将它们作为一种不感到内疚的拒绝方式。

- 用积极的肯定来减少消极的想法,比如:
  - 我可以做这个;
  - 我能实现我的目标;
  - 我就是我,大家会喜欢我;
  - 我的生活我做主;
  - 我从错误中学习,它们增加了我可以借鉴的经验;
  - 就我自身而言,我是一个优秀而有价值的人。

总是听命于他人的需求往往会带来挫折、分裂、过度扩张和倦怠。这种健康的时间表会让你感到专注,重新控制你的时间,也就是说,界限对你的健康很重要!最终,当你为自己计划一些有价值的时间时,你将更有可能平静地面对挑战。

你需要对身心健康有一个全面的态度。体育锻炼能让你感觉更好,为你提供能量,尤其是在充满压力的一天的开始或结束时。将你的大脑像肌肉那样去对待,经常锻炼它。

采纳自己的建议:使用引导意象来减轻压力

用想象来追踪焦虑背后的原因,并帮助你对不合理或不必要的要求说"不"。拉扎勒斯(1993)指出,你会把精力集中在你通常会答应某人提出的任何不必要或不合理的要求上,尽管你想拒绝。练习时,要设定具体的任务,然后想象你委婉但坚决地拒绝。当你想象自己说"不"的时候,你可能会意识到一些紧张的感觉。把注意力集中在这些紧张的情绪上,看看会出现什么其他的画面。为了缓解这种紧张,想象一下你的家人、想象一下如果你没有过度劳累,那么你和他们之间的关系会有多么轻松。

把压力留在办公室的策略

一天结束的时候,你需要尽可能平静、平稳地离开办公室。养成离开前半小时放松一下的习惯。把未完成的工作留在办公桌上。每天把工作带回家(进入你的家庭空间)是一个坏习惯。问问自己:这个项目紧急吗?能等到明天吗?可以委托别人吗?

如果你觉得晚上会一直担心未完成的事情,就试试这个练习——列一份未完成的工作清单。想象一下,当每一项任务都完成得令你满意时你的成就感,然后把它忘掉,直到第二天早上。

第 10 章 改善与环境的关系：冲突解决和压力管理技术

你在试图控制你无法控制的事情上浪费了多少光阴？列清单可以缓解你担心忘记某件事的压力，能帮助你更有掌控力。当你开始划掉清单上的项目时，你能注意到进展的满足感，这是一种内在的奖励。如果你是一个强迫型的人，就可以试着使用红色、绿色和黄色的三个文件夹（最好是高科技塑料）。红色代表需要现在关注的"热门"项目；绿色代表正在进行、需要每天关注的项目；黄色代表即将需要你关注的项目。在每个文件夹外面贴一张便利贴，标出必须完成的优先事项。三种颜色（红、绿、黄）的小清单会让你感到一切尽在掌控之中。当你需要的时候，你可以"信手拈来"。

把走在回家路上的时间当作减压时光。作为治疗师，你会被情绪和信息过载所压倒。不要听广播里的新闻或摇滚乐，因为它们很容易过度刺激你的感官；相反，你需要让这段时间安静下来，让一天的想法从脑海中过滤出去。可以听一些新世纪音乐①或有声书。

在家里，花几分钟的时间，换件衣服或快速淋浴，把你的烦恼冲洗干净。不要把晚餐（或孩子的家庭作业）变成一种负担。关掉电视，打开答录机。学会保持健康的心态。尽管这一天发生了最糟糕的事情，比如，你因为吊桥而迟到、咖啡洒在电脑上、担心自己在一个重要的报告会中的表现，或一个你鄙视的人开了一个小时的会，那么这的确很糟糕。你本可以穿着两只不同颜色的鞋子来上班，直到中午，你那些精疲力竭的同事才有可能会注意到。

最后，鼓励内部和外部的幽默。"幽默是严肃的事情。"它可以成为人们防止压力积聚、改善沟通、增强动力和士气、建立关系、鼓励创造性地解决问题、为组织变革铺平道路、让研讨会变得有趣的有力工具。

幽默减少了人际关系中的问题，增加了参与者的倾听和注意力，减少了人们追求完美的压力，提升了留存率和他人的舒适度。由此产生的积极态度可以极大地促进成就，提高效率。幽默让你更容易听到反馈和新信息。幽默让我们从不同的角度看待问题，帮助我们摆脱问题，找到可能的解决方案。对治疗师来说，这是一项非常重要的技能。

共情疲劳：过分关心的职业责任

鉴于助人领域的专家的专业就是关心他人，在听了别人充满恐惧、痛苦和煎熬的故事后，他们也会感到类似的恐惧、痛苦和煎熬。在所有的治疗和机构环境中，助人专家都特别容易出现共情疲劳，这些人包括紧急卫生保健工作者、专职学校咨询师、教师、

---

① 新世纪音乐是介于电子音乐和古典音乐之间的新样式，又被译为"新纪元音乐"。——译者注

学校管理人员、精神卫生专业人员、神职人员、倡议志愿者和人类服务工作者。根据美国心理学会的研究，那些承受他人痛苦并感同身受的专业人士，正在经历共情疲劳。

我们需要理解以下定义：倦怠、继发性创伤应激、共情疲劳。

倦怠或累积压力是指一种身体、情感和心理的疲惫状态，它来自我们对日常生活中持续的压力源反应所引发的能力枯竭，从而使来访者无法应对自身的环境（比如，工作、家庭、社区）的需求（Maslach，1982），出现诸如疲惫、沮丧、愤怒、抑郁和自我治疗等典型的倦怠表现（Thompson，2012，p.482）。底线是，吃好喝好（不要过量）。

继发性创伤应激是指暴露在他人直接经历的极端事件中，并被这种继发性创伤暴露所压倒。举个例子，如果你因为自己的工作（比如，在急诊室、儿童保护服务机构工作，或在学校担任心理咨询师）而暴露在他人的创伤事件中，这就是继发性暴露。症状通常快速发作，与特定事件有关，可能包括焦虑或害怕、睡眠困难、想象事件的反复出现的景象，或回避让人想起某个特定事件的东西。

共情疲劳是一种持续数个星期甚至数年才会显现的情况。从本质上说，这是一种低水平和长期晦暗的关怀和关爱他人的状态。随着时间的推移，因为过度使用表达同情的种种技能，使来访者感受和关怀他人的能力被削弱。当咨询师在听到来访者遭受的痛苦和创伤后，变得情绪枯竭，就会出现共情疲劳。共情疲劳可以影响这几个方面：认知、情感、行为、精神、个人关系、身体、工作表现。共情疲劳的常见症状包括：士气低落、注意力不集中、内疚、食欲改变、不宽容、精力耗尽、失眠、免疫系统受损、冷漠、抑郁、消极、孤立、完美主义、僵化、倒退、普遍感到绝望、失去目标、质疑生命的意义、震惊、对亲密和性兴趣减退、愤怒和情绪波动。

照顾自己和他人的策略

一是自我意识和自我照顾，包括以下几点。

- 了解自己的情感或心理"诱因"和脆弱之处。学习如何以建设性的方式化解或转移它们（比如，锻炼、和一个特别的朋友聊天，或学习一项新的休闲活动）。
- 认识并解决你与他人的个人或人际问题，觉察你对他人的痛苦和苦难的反应。
- 对作为治疗师的回报和局限性有现实的期望。你不可能对所有人都面面俱到。挑战你的非理性想法和信念。为自己和他人设定界限。
- 平衡你的工作和其他专业活动，提供积极成长和个人更新的机会。

二是毫不犹豫地接受其他专业同事的帮助，包括以下几点。

- 在一个支持性的环境中，找机会跟你信任的同事一起，承认、表达和克服困难。定期汇报，建立健康的支持小组。
- 在适当的时候，把日常工作的责任委派给他人，寻求帮助。
- 建立一个健康的支持系统，保护自己免于进一步的疲劳和情绪衰竭。

三是强调健康的生活和平衡的生活，包括以下几点。
- 吃有营养的食物，定期锻炼、休息、冥想，照顾好自己。
- 在工作中设定并保持健康的界限。可以问问自己："如果我请假一天，学校/公司会崩溃吗？"
- 如果你从来没有拒绝过一个请求，那么请你思考你的"是"有多大的价值，尤其是在你已经让自己超负荷时。
- 为你的未来寻找情感和精神更新的途径。
- 培养并奖励幽默感。让自己置身于幽默的情景中（比如，看喜剧节目或搞笑视频）。学会对错误一笑置之，看到解决方案而不是问题，享受生活，保持健康的人际关系。

四是照顾好自己以防出现共情疲劳的策略，包括以下几点。
- 花时间独处。学习正念冥想是一种好办法，能让你扎根于当下，防止你被各种想法拉向不同的方向。与精神源头重新建立联结的能力，也能帮助你实现内心的平衡。
- 每天给自己充电。有规律的锻炼可以减轻压力，帮助你达到外部平衡，保留精力与朋友和家人在一起。
- 每天和你关心的人进行一次专注、有联结、有意义的对话。和家人或亲密的朋友在一起，可以补充耗尽的能量。遗憾的是，在面对压力时，它常常会成为我们生活中最先被切断的东西。

五是共情疲劳中重要的"不"，包括以下几点。
- 不要立即做出重要决定。共情疲劳的咨询师在身体、情感、认知和精神都恢复之前，不要试图做出任何重大的生活决定。诸如辞职、离婚、婚外情或花钱等行为，从长远来看只会使问题复杂化。
- 不要试图责怪别人。责怪管理部门、教职员工、主管、支持人员或"系统"是没有效果的。敌对只会造成进一步的疲惫，阻碍需要发生的愈合和前进。
- 不要把精力浪费在抱怨上，这会适得其反。此外，避免与不满足或不满意的同事共情。经历共情疲劳时，人们很容易屈服于抱怨的倾向，但这只会让事情变得更糟。还有其他更具建设性的环境来分享和表达感受。认识到每个人都在经历同样的情绪或感受，这种普遍性本身就可以成为一种宣泄。因此，支持小组也有帮助。
- 不要尝试权宜之计。共情疲劳往往很容易让人上瘾。许多患有共情疲劳的咨询师试图通过更长时间、更努力的工作来应对来访者。还有一些人借助食物、酒精或处方药自我治疗。不要成为权宜之计的牺牲品，因为这总是会使本已负担过重的生活变得更复杂，促使情况恶化，最终导致精疲力竭和抑郁。

资料来源：Thompson，*Professional School Counseling*，pp.473–483.

改善与环境的关系管理压力的技术

渐进式肌肉放松训练（progressive muscle relaxation training，PMRT）、生物反馈、自我催眠、有节奏呼吸、正念和锻炼等技术都可以引发放松反应。放松训练可以减少生理唤醒，削弱慢性压力的影响。人们研究了各种旨在治疗的冥想技术（Benson，1974；Goldman，1976；Goldman & Schwartz，1976；Heider，1985；Maharishi，1972）。

技术 345　冥想

咨询目的：减轻来访者压力；使他们能够控制自我挫败行为，这些行为会促成慢性压力；通过冥想唤起放松技术（Devi，1963，p.126）。

描述：让来访者用一根蜡烛作为注视点，然后按照以下步骤练习。

- 目不转睛地盯着火苗。
- 有节奏地呼吸。
- 闭上眼睛，试着保留火焰的印象。你可以清晰地想象它，保持画面。如果你的脑中没有呈现这样的画面，就睁开眼睛再注视一会儿。
- 再次闭上双眼，看看这次你的脑海中是否能呈现出火焰的画面。重复这个过程，直到你的脑海中能够呈现并保持这样的画面。

如果还是不成功，那么第二天再重复同样的步骤，继续尝试，直到成功。不要急于求成，也不要强求（即不要过度尝试）。记住，保持内心放松和平静最重要。

技术 346　哈佛冥想放松法

咨询目的：使用哈佛冥想技术唤起放松反应（Benson，1974）。

描述：让来访者做以下事情。

- 找一个不会分心或不被打扰的安静的环境。
- 在一天中，选择两个你能有 10~20 分钟不会受到打扰的时间段。对一些人来说，最好的时间段是早餐前或晚餐前，这在你承受压力时是一个特别好的时间。
- 找一把舒服的椅子，或坐在一个令你感到放松的位置。
- 松开任何让你感到束缚的衣服，脱下让你感到不舒服的鞋子或衣物。
- 闭上眼睛。依次想象你的脚、腿、躯干、身体、手臂、脖子和头部获得了放松。
- 用鼻子呼吸，意识到自己的呼吸。
- 呼气时，对自己说一个简单的单音节或双音节单词。几乎任何单词都可以。有些人喜欢用 gohum、carim、shaim 或 sharin 等这些没有意义的单词，效果最好。
- 轻松自然地呼吸。在你冥想的时候，忽略烦恼、想法或焦虑。不断重复你的话。冥想结束后，闭上眼睛静静地坐一分钟，然后睁开眼睛。

技术 347　增强感官意识

咨询目的：提高感官意识。

描述：让来访者做以下事情。

- 去一个你觉得舒服的地方，最好是户外。
- 视线集中在一个物体上（比如，一棵树、一块石头、一幅画），就像你从未见过它一样。
- 注意它的大小、形状、颜色和质地。
- 让它逐渐消失，让背景成为焦点。
- 对其他物体重复这个动作。或者如果你很平静，就待在那里，让大脑和感官休息。
- 把注意力集中在倾听周围的声音上。哪些声音是持续的？哪些声音是间歇的？要注意它们的强度、音高和节奏。

试着每天重复这些实验至少 10 分钟。选择不同的环境与对象凝视。积极的观察和倾听让来访者变得更能感知气味、味道和质地。提高来访者的感官意识是冥想的一种形式，它不仅能帮助人放松，还能让人更充分地欣赏自己周围的世界。

技术 348　自发地唤起放松技术

咨询目的：自发地唤起放松技术。

描述：在使用自生放松（autogenic relaxation）或自我导向的放松技术时，敦促来访者通过说他感到平静、放松或温暖来缓解紧张。指导来访者运用自己的创造性意识，并在他感受和体验深度放松时重复自我陈述。

下面的自我陈述大纲是针对来访者的整个身体的，从腿和手臂开始。每一条至少重复两次。

- **缓慢呼吸**。比如："我慢慢深吸一口气。"
- **轻微的紧张，然后放松**。比如："我感觉到脚上有轻微的紧张，现在我完全放松了。"
- **感觉温暖而沉重**。比如："我的脚感觉又热又沉。"
- **流动的温暖**。比如："温暖从我的手臂流向我的胸部。"
- **心跳的速率**。比如："我的心跳平静而有规律。"
- **安静的心**。比如："我的心很平静。"
- **脱离环境**。比如："我把我的思想从我的环境中抽离出来。我感到平和、静谧、安宁。我的思想完全转向了内部。"
- **和平与和谐**。比如："我的身心处于完美的和谐之中。"
- **停止语句**。比如："我现在很平静，很安静，充满了活力。"

自生放松可以用于心理训练（Zilbergeld & Lazarus，1993）；释放紧张情绪，改善睡眠；管理压力和提高效率（Carrington，1977）；治疗神经症、强迫症和抑郁症（Romen，1981）；达到最佳健康状态（Pelletier，1980）。

技术 349 通过生物反馈进行自我管理

咨询目的：通过生物反馈整合自我管理。

描述：生物反馈是指对思维和情绪变化所带来的身体反应变化的持续性听觉和视觉反应（Marcer，1986）。在足够频繁地向来访者提供关于身体状态的信息之后，他们就可以学会识别思维、感觉和身体反应之间的联系。自我管理是一种能让来访者把破坏性的习惯或低效的应对方式转变为积极的行为，且感觉变得好的技术。

从本质上说，这是一个循序渐进的自我控制过程，使用了许多行为治疗师使用的相同技术。生物反馈包括向来访者提供一些他们通常可以意识到的生理过程信息。借助这些信息，人们可以学会随意控制可能对他们的健康有害的生理状况。生物反馈训练可以被认为是一个三步学习过程：

- 增强对身体状态的觉察；
- 学习对这些状态的自主控制；
- 学习在日常生活中使用这些新技能。

目标是让来访者最终学会在不使用生物反馈技术的情况下进行自主控制，这样他们就可以将新获得的技能应用到日常生活中，从而控制自己的应激反应。从这个角度来看，生物反馈基本上是把个人健康的责任返还给个人，而不是返还给照顾者。

在焦虑状态、糖尿病、紧张性头痛和偏头痛的治疗中，生物反馈和放松训练技术得到了广泛应用，效果良好。生物反馈和放松技术也被应用于治疗高血压、心律失常、卒中、癫痫、哮喘、牛皮癣、慢性疼痛和失眠等。

技术 350　渐进式肌肉放松训练

咨询目的：通过 PMRT 唤起放松反应。

描述：PMRT 可能是所有认知行为干预中应用最广泛的。它是一种通过让来访者意识到主要肌肉群紧张和放松的感觉，以增强其学习放松能力的过程。伯恩斯坦和博尔科沃（Bernstein & Borkover, 1973）提出了渐进式放松的步骤：

- 确保不会被打扰；
- 平躺在舒适的床上或沙发上，双臂放在身体两侧，双腿不要交叉；
- 在 3~4 分钟内逐渐闭上眼睛；
- 用几分钟来觉察肌肉的紧张；
- 不要通过收缩肌肉来放松；
- 不要移动你的位置或试图保持静止，放轻松。

如果某个步骤对你来说有困难，那么很可能是因为你的某个部位的肌肉处于紧张状态。如果你适当地放松，感觉就应该会消失。放松的肌肉通常一开始会感到温暖，随后可能会感到凉爽、刺痛，或者没有任何感觉。

注意，在放松肌肉之前先训练和绷紧肌肉并不是渐进式放松。在渐进式放松中，来访者首先在肌肉上施加足够的紧张，使他能够识别并学会何时放手。肌肉放松是被动的，释放所有紧张。

技术 351　紧张 – 不注意放松技术

咨询目的：通过紧张 – 不注意技术来唤起放松的反应。

描述：紧张 – 不注意放松技术的步骤是由怀特和法迪曼（White & Fadiman, 1976）开发的。来访者可以通过 3~4 次练习掌握这项技术，并能在日常情况中为其带来帮助。

在做以下六个练习时，请坐在床边或地板边，并全程闭着眼睛。

练习 1

- 让肩膀和脖子尽可能地放松；

- 按顺时针方向慢慢旋转头部四次，让肌肉更放松；
- 反方向，逆时针旋转头部四次。

练习 2

- 躺下，右脚抬高约 12 英寸；
- 让腿部肌肉尽可能地僵硬和紧张；
- 想象从脚趾到臀部的肌肉，并将注意力集中在它们上面，尽量让它们紧绷疲劳。
- 尽可能长时间地抬起你的腿，直到再也抬不起来；
- 在快速下降的过程中，让腿部肌肉变得完全柔软和松弛。

练习 3

- 抬起左腿，将所有的注意力转移到左腿上；
- 重复练习 2 的各个步骤。

练习 4

- 抬起右臂，握拳呈敬礼姿势；
- 僵硬、收紧肌肉；
- 把意识放在这只手臂上；
- 当手臂完全累了时，放下来。

练习 5

- 立即抬起左臂，重复练习 4 中的各个步骤。

练习 6

- 想象你头顶的天花板上有一个直径约 4 英尺的圆；
- 闭上眼睛，以顺时针方向，慢慢地按照这个圆圈的轮廓转四圈；
- 反方向，逆时针方向绕圈；
- 想象一个正方形而不是一个圆；
- 围着这个圆每个方向转四圈；
- 躺几分钟，享受放松；
- 想些愉快的事情，把注意力从眼睛上转移开。

这项技术已被证明在治疗失眠、哮喘、紧张、头痛、肌肉紧张、高血压、心率加快、慢性焦虑和恐惧症方面均有效。

技术 352　通过瑜伽获得放松

咨询目的：通过基础瑜伽获得放松。

描述：瑜伽是印度的一种练习，有五种形式：

- **王瑜伽**[①]：对普遍真理的沉思冥想；
- **智瑜伽**[②]：对自我本质的冥想；
- **业瑜伽**[③]：为他人服务的积极瑜伽；
- **善者瑜伽**[④]：通过祈祷和诵经进行冥想；
- **哈他瑜伽**[⑤]：在西方世界流行最广，它更多的是被用于一种锻炼形式，以促进人们的健康、缓解压力、激发活力、放松身心。

梅特兰（Maitland，1975）对练习基础瑜伽提出了以下建议：

- 让这些动作压缩或扩张你的肺部；
- 每个动作重复做 1~3 次；
- 沿着顺时针和逆时针两个方向移动；
- 把注意力集中在紧张的肌肉上；
- 保持姿势，直到肌肉伸展；
- 在练习过程中保持对身体的持续关注。

技术 353　通过可视化创造体验

咨询目的：利用可视化在一种或多种感官模式中创造体验。

描述：可视化利用想象力来创造体验。利用可视化可以减少大脑的分析活动，让潜意识中的想法、情绪或见解浮现出来。这类可视化的一个经典例子是，在安静状态下想出一个复杂问题的解决方案。主动可视化的工作原理是赋予思想以形式（Gwain，1982）。主动可视化的一个例子是，创造一份新工作或成功度过某个压力时期的形象。反复的可视化能改变一个人对自己的看法。最有力的可视化是具体有形、反复发生、自我奖励的。

[①] 王瑜伽（raja yoga），又被称为胜王瑜伽、罗阇瑜伽等。——译者注
[②] 智瑜伽（jnana yoga），又被称为智慧瑜伽、智识瑜伽、杰恩瑜伽、思辨瑜伽等。——译者注
[③] 业瑜伽（karma yoga），又被称为行动瑜伽等。——译者注
[④] 善者瑜伽（bhaki yoga），又被译为奉爱瑜伽、爱心瑜伽等。——译者注
[⑤] 哈他瑜伽（hatha yoga），又被称为传统瑜伽。——译者注

技术 354　通过肯定来增强一个人的思想、行为和信念

咨询目的：通过积极的肯定来引导来访者的思想、行为和信念。

描述：从本质上讲，存在于一个人头脑中的信念会产生影响行为的情绪，而行为又会影响一个人的人生观，人生观又会培养消极或积极的自我对话。结果或对一个人生活的影响的强度将与信念的深度和感觉的强度成正比（Helmstetter，1986；Robbins，1986）。将消极的信念和自我对话转变为积极的信念和自我对话可以改变来访者的生活环境。用积极的肯定（比如，"我配得上这个、配得上更多"）来取代消极的否定（比如，"我将一事无成"）。

意象技术

意象提供了一种与潜意识沟通的方式。当一个人在脑海中"看到"一个意象时，就是意识和潜意识之间的合作。他所看到的意象永远都与别人所看到的是不同的，因为意象是根据人的记忆和经历形成的。意象就像一个有自己的个性、由情感所引导的梦。每个人都有使用意象的能力，但和其他技能一样，它必须经过练习才行。意象不仅仅是视觉化，它还包括其他感官（味觉、嗅觉、听觉和触觉）。科学家发现，大脑其实是通过控制免疫系统来帮助人维持平衡的。当正常的平衡被干扰时，人对疾病的易感性就会增加。意象有助于创造和维持这种平衡，同时减少压力。许多科学家认为，当人想象自己身体的问题时，潜意识会触发身体的自然防御。

作为一种咨询技术，意象可以作为评估、干预和增强人类潜能的主要心理工具。在过去的 20 年中，意象作为一种有效的治疗手段，被运用于各种心理疾病：揭示情感障碍或抑制它们（Anderson，1980）；减少焦虑；提高记忆力和成就；提升自尊（Lazarus，1977；Sheikh & Sheikh，1985）；缓解失眠（Sheikh，1976）、抑郁（Schultz，1994）、肥胖（Bornstein & Sipprelle，1973）、性功能障碍、慢性疼痛（Jaffe & Bresler，1980）和心身疾病（Shorr，1974；Lazarus，1977；Simonton，Mathews Simonton，& Creighton，1978）。

目前，随着范式从严格心理咨询与治疗的流派转向了更综合的认知行为方法，人们对作为咨询工具的意象重新产生了兴趣。此外，当代大脑研究和健康心理学的发展使得非传统方法获得了合法性（Kom & Johnson，1983）。意象是人类思维的一种自然功能，不需要被教授。

威特莫和扬（Witmer & Young，1985，p.187）概述了意象可以用来扩展人类可能性的领域：

- 增强自我和他人的意识；
- 未来规划和职业或生活方式的发展；

- 控制不良行为；
- 治疗疾病；
- 提高学习、技能发展和表现；
- 减轻压力，增进健康；
- 在日常生活中提高创造力和解决问题的能力。

谢赫和乔丹（Sheikh & Jordan，1983）概述了将意象作为治疗干预工具的临床应用。

- 意象可以作为未来行为的动力来源。引导意象可以产生新的数据和解决方案。在治疗过程中，通过意象演练的目标和解决方案，更容易运用于治疗环境之外。
- 意象可以帮助人们了解生命早期发生的重要事件。早期回忆是阿德勒视角的一种治疗成分，以确定来访者的态度、信念和动机。
- 意象提供了一个焦点，可以揭示非常激烈的情感状态或情绪反应，通过将讨论转移到更有意义的层面来促进更有效的交流。它还有助于表达更困难的感受。通过意象，我们可以发展共情和人际关系技能。
- 意象可以通过规避言语障碍中可能出现的防御或抑制来解决困境，也可以在治疗师没有任何解释或来访者没有认知觉察的情况下促进治疗性改变。

威特莫和扬还概述了一些意象发展的先决条件，以提高效果。

- **准备**。一个没有干扰的安静的环境、一个舒适的位置、一个可以作为焦点的心理载体（比如，声音、单词、短语，或一个可以凝视的地方）都会有帮助。所有的意象练习都应该从在来访者的意象世界中创造一个安全的地方（比如，一片温暖的海滩、一个特别的房间、一条安静的小路）开始。如果意象变得太令人焦虑或不舒服，来访者就可以回到他的安全场所，处理或修改有威胁的意象。
- **生动**。一定程度的生动性是创造意象的必要条件。当多重感官体验（比如，视觉、声音或情感成分）被体验时，效果最好。
- **可控性**。如果意象可控，就能确保治疗效果。一种有助于控制意象的技术是暗示，即给人一套指令集，聚焦于期望的结果或过程。一旦结果意象建立起来，大脑就能直观地创造一个脚本或场景来实现想象的结果了。

考特拉和麦卡洛（Cautela & McCullough，1978）总结说，控制可以进一步提升，只要向来访者强调：意象属于他们——他们不仅创造了它，还可以自由改变它；想象期望的反应可以抑制不想要的反应；记录下引发紧张情绪的事件和伴随意象，使他们能够识别或修改后续意象。

技术 355　智者练习

咨询目的： 使来访者能够通过想象体验与智者的对话（Witmer & Young，1987，P.8）。

描述： 来访者在想象中呈现的智者形象可能是一个陌生人、一个朋友，或一个精神存在。放松，放下所有紧张和忧虑。允许一个非常智慧且有爱心的人的脸或身影出现。来访者可以提一个问题。倾听和接受任何事情。来访者可能想进行对话。智者可能有一个特别的消息给来访者，告诉他某些他没有问及的东西。

来访者若愿意接受这个，就告诉智者，等待智者回答。

来访者要允许自己从智者的角度来看待问题。现在，看看这对来访者的生活有什么意义。是时候离开智者了。你可以随时回来，找到指引和力量。

技术 356　身心放松的可视化

咨询目的： 使来访者通过可视化获得身心放松（Witmer & Young，1987，p.9）。

描述： 向来访者提出以下建议：

- 用布娃娃的形象来想象你放松的身体；
- 想象你最喜欢的安静之处；
- 吹走坏的感觉和想法，就像泡沫破裂或漂走一样；
- 想象太阳的光温暖地照进你的身体，流到身体的各个部位，带来放松；
- 想象一次旅行和大自然的场景（比如，山脉、海滩、森林、田野或小溪）；
- 使用能引起厚重、温暖和内心平静的短语。

技术 357　感官扩展意象

咨询目的： 用意象加深注意力和深度放松。

描述： 在达到放松状态后，练习以下意象。

森林场景

在一个美丽的夏日，你正穿过一片松树林。天空湛蓝，你感受着阳光照在脸上的温暖。风吹过松枝，发出轻柔、低沉的沙沙声。蓝松鸦在树枝间飞来飞去，发出响亮、高亢的咯咯声。

你伸手去摘一根松针，然后把它掰成两半，一滴汁液从断裂处滴到你的手掌上。它闻起来有点苦，有着松树的味道。你舔了一下，尝尝松树的苦味。

现在，你来到了森林的边缘，随后走进了一个苹果园，阳光下深绿色的叶子映衬得

第 10 章　改善与环境的关系：冲突解决和压力管理技术

苹果红彤彤的。你摘了一个苹果，然后从口袋里掏出一把折叠刀，把苹果一分为二，苹果汁在刀片上闪闪发光。你闻了闻苹果香甜的香味，然后小心地舔了一下苹果汁，有着甜甜的苹果味。

接着，你走进了一片柠檬树林，黄绿色叶子上的黄色果实，在夏日的阳光下闪闪发光。你摘了一个柠檬，削了皮，闻了闻果皮，有着酸柠檬的香味。你咬了一口柠檬，酸柠檬汁喷进你的嘴里。你吮吸着酸柠檬汁，你的脸颊皱起，口水流了出来。

然后，你继续往前走，走出柠檬林，来到沙滩上。耀眼的绿松石般的海水一望无际。你闻着空气中的盐味，舔了舔嘴唇，可以尝到海水喷涌而出的咸味。

你在炎热干燥的沙滩上走啊走，慢慢靠近波光粼粼的大海，站在溅起水花的地方。你脱下了鞋袜，光着脚感受被海水浸得又湿又冷的沙子。

你走回沙滩上，躺下来。沙滩很温暖，微风吹起的沙子慢慢覆盖了你。感觉它又干又轻……你就像是在一个温暖的茧里，安全、可靠，被保护着。

现在，太阳正落在海面上。天空是悸动的橙色，在地平线上变成火红色。在太阳沉入水中后，你被笼罩在深紫色的暮色中。仰望夜空，这是一个灿烂的星夜。海浪的声音、盐的味道和气味、大海、天空，还有你。你觉得自己被向上、向外带进了太空，与宇宙融为一体。

（Fezler，1990，pp.99-100）

技术 358　确定一个人的感官形态

咨询目的：使来访者能够探索他的感官意象。

描述：心理意象可以是视觉、听觉、本体感觉（感觉和皮肤感觉）、动觉（身体动作），或者嗅觉和味觉（气味和口味）。虽然对大多数人来说，视觉意象占主导地位，但许多人更容易对听觉、动觉或嗅觉意象做出反应。维因霍尔德（Weinhold，1987，p.9）开发了以下练习来确定人的感觉方式。

- 视觉。

  - 闭上眼睛，想象一盒颜料或蜡笔中的所有颜色——粉色、橙色、黄色、紫色、棕色、白色、红色、绿色等。
  - 闭上眼睛，想象自己走在或开车穿过一条熟悉的街道。注意你看到的一切。
  - 闭上眼睛，在你的房子中旅行，留心你在每个房间所看到的一切。

- 本体感受。

- 闭上眼睛，想象当你洗澡或淋浴时水落在身上的感觉；想象一个鸡蛋在你手中破碎，感受它的湿滑；想象你的手握住一只雪球；想象风刺痛了你的鼻子和耳朵。

- 听觉。
  - 闭上眼睛，想象教堂的钟声响起；想象一个管弦乐队或一个合唱团正在演奏或演唱一首受人欢迎的曲子；想象紧急警报的声音。

- 动觉。
  - 想象你在操场上荡秋千，或在旋转木马上转圈圈。
  - 想象你背着背包爬山。
  - 想象你在跳舞或运动。

- 嗅觉和味觉。
  - 想象你准备坐下来，吃感恩节晚餐。
  - 想象你品尝蜂蜜、香蕉或牙膏。
  - 想象你闻到了你最喜欢的香水的味道。

引导意象对培养认知灵活性、想象力和创造力最有帮助。齐尔贝格尔德和拉扎勒斯（Zilbergeld & Lazarus，1987）发现，他们的来访者在使用可视化处理压力情境和完成目标方面取得了成功。它还可以用来让来访者对事件进行心理排练，想象另一种未来，综合事实，想象康复。

技术 359　最喜爱的安静之处

咨询目的：帮助来访者学习如何通过想象来放松。

描述：向来访者重复以下内容：

无论你在哪里，你总能去到你脑海中的一个特别的地方。在你的脑海中浮现一个地方，无论是真实的还是想象的，你都会在那里感到安全、平静和快乐。闭上眼睛，去那个地方，然后看到了你在那里可以自由地做任何你想做的事。注意你周围的一切。听听这些声音，感受你的身体发生了什么。享受这种感觉。你可以去这个地方休息、思考、独处，你感觉很好。慢慢回到你身体所在的地方，轻轻地睁开眼睛。那个地方会一直在那里，等着你回来。

技术 360　创造性地解决问题

咨询目的：通过可视化发展解决问题的策略。

第10章 改善与环境的关系：冲突解决和压力管理技术

描述：向来访者重复以下内容：

试着把你的大脑想象成电影或电视屏幕。你同时是制片人、演员和观众。你可以让图像自发地出现在这个屏幕上，而无须有意识地渴望或控制它们。

第一步：放松。闭上眼睛或凝视你面前的一个地方，开始让你的大脑摆脱干扰。从头部到脚趾，放松身体。注意你的呼吸，深吸一两口气，每次呼气时都要释放你的紧张感。让你的头脑平静、清晰。你做好了准备，把自己的注意力转移到了心灵屏幕上的画面上。

第二步：自发想象。让画面浮现在你的脑海中，让它们来去自如。现在想象一个让你困惑的问题或情况。不要强迫自己去寻找答案，只需对情况或问题有一个清晰的认识即可。敞开心扉，寻找可能的答案和解决方案。让它们来去自如。不停地想象问题和解决办法，然后等待。你将知道其中一幅画面是否符合你的问题或情况。它会让你感觉正确，你会有一种满足感。它可能是一个问题的答案。

第三步：定向意象。继续保持放松和安静的感觉。现在由你来指引画面，由你来负责把问题或情况显示在屏幕上。在你的脑海中，探索你可能会如何回答屏幕上的问题。注意故事如何结束，然后创造另一个有着不同结局的故事。你在尝试用不同的方法来找到一个解决方案。你看到自己在做一些事情，看看它们是否有效。请把这些图像储存在你的记忆中，以备以后使用。如果没有任何想法或答案出现，那么你要为自己能够描绘问题而感到满足。答案可能在以后才会出现。把你的想法写下来、画出来，或告诉别人，这样你就能记住了。

在处理的时候，答案偶尔会立刻出现，但它们通常可能需要几天或几个月后才会出现。然而，所有的问题和疑问都必须加以探索，这样大脑才能考虑潜在的其他解决办法。

问题的解决方案常常会受到抑制，因为狭隘或收敛的思维强调寻找规定的对错，以及现成的答案。想象自己尝试一个解决方案，并考虑所有可能的后果，可以鼓励思考可能性或发散性思维。

（Witmer & Young，1987，p.46）

技术361 压力管理–安静反应

咨询目的：提供一个系统的计划来消除或大大减少压力源。

描述：安静反应是一种系统而实用的技术，可随时使用。它让来访者在事件发生后几分钟内控制压力反应。指导来访者做以下事情。

- 学习和练习以下步骤：
  - 认清你的压力症状（比如，呼吸急促、心悸、心跳加快、喉咙哽咽、胃打结）；
  - 想象你的脚底有一个洞，缓慢吸气（Byrum, 1989）；
  - 呼气；
  - 放松下颚和舌头；
  - 允许温暖的空气从你想象的脚底的洞流出；
  - 当热气从你的脖子、肩膀、手臂和胸部下降时，想象温暖和沉重同时伴随着呼出。
- 解释为什么安静反应是一种有效的减压方法，以及如何在日常生活中使用它。
- 比较不同肌肉群紧张和放松的感觉；用安静反应来启动放松状态。

当然，有时候这些技术无法使用，但我们应该尝试在可能的情况下，逐渐将它们融入生活，以下是一些日常减压技术。

- 每天给你的生活添加一些美丽的东西（比如，鲜花）。
- 尽可能做一些有趣的活动。
- 以轻松的节奏散步、工作和吃饭。
- 饭后休息，放松一下。
- 如果可能，每天至少出去一次，留意一些简单的事情（比如，天气和风景）。
- 白天，只要你记得，就请留意你身体的任何紧张（包括下巴、脖子、隔膜、肩膀等）。深呼吸，轻轻拉伸和放松任何紧张的部位。
- 如果你注意到自己的大脑在飞快运转，担心过去或未来，就花一分钟时间深呼吸，轻轻地把注意力集中在当下的事情上（比如，你的呼吸、风景或鸟）。
- 在工作日休息放松一下。
- 尽可能穿舒适、宽松的衣服，尽可能脱鞋。
- 不要日复一日地压抑自己的感觉，而是找一个安全的地方去感受、表达和拥抱它们。

你可能会发现，自己会不时地陷入过度紧张中，这很正常。你只需以一种不加评判的方式注意到这个变化，然后回到促进健康生活方式的减压实践和提示上。

技术362 排解——挫败感管理练习

咨询目的：增强参与者的放松反应（Glasgow, 1999）。

描述：步骤如下。

- 让参与者（多人）绷紧肌肉，吸气。

- 保持五秒钟的紧张。
- 从头部开始放松，向下移动到脚，同时呼气。
- 重复前三个步骤几次。
- 一旦参与者掌握了诀窍，就让他们回想令自己生气的人，或令自己沮丧的事。
- 让他们紧张起来，想着愤怒或沮丧。
- 在他们放松的时候，告诉他们，愤怒正在从他们身上排解——所有的情绪都从他们的脚趾尖流出来，现在就在他们脚下的水坑里。
- 一旦他们耗尽了愤怒，他们就应该站到一边，离开水坑，把愤怒抛在脑后。
- 与团体讨论确定什么时候排解合适；让他们描述自己的感受，讨论什么时候远离愤怒或沮丧是明智的。

技术 363　借助铅笔缓解压力

咨询目的：使用一个物体来缓解压力（McKay & Fanning，1999）。

描述：让来访者闭上眼睛，找一个舒服的姿势。

当局部区域的高压空气遇到低压空气时就会产生一股旋风，将泥土和垃圾吸到一起，席卷整个地区，传播混乱和破坏。

当高压的生活方式遇到能量水平的低谷时，情感的旋风会使一切有价值的东西（比如，爱人、事业、希望和梦想）变得像碎片一样漫无目的地旋转。在情绪失控、混乱和破坏蔓延之前，花点时间放松一下，集中注意力。

当生活看起来像一阵旋风时，平静中心的意象很重要。

在旋风的正中心，有一片完全平静的空气。自我对话应该包括以下内容：

我是旋风的平静中心。我可以花点时间来调整自己，回到中心。在我的内心深处有一个平静的地方，它不会随每一阵风而改变。

矛盾的是，一旦你占据了平静中心的位置，旋风就会减缓。待尘埃落定后，你的生活似乎更有秩序、更可控了。

仅用一支普通的铅笔就可以帮助你找到平静中心。这件事可以在你处理账单或做家庭作业的办公桌或书桌上完成，每当需要迅速返回平静中心、尽快着手工作时，你可以按照以下步骤来做。

- 倒着拿起一支铅笔，用拇指和食指的指尖轻轻地握住铅笔前端，让铅笔末端的橡皮擦垂在距桌面上方几英寸的地方。用另一只手托住头部，尽量让自己舒服。
- 慢慢呼吸，集中注意力。

- 当你完全放松的时候，铅笔就会从你的手指中滑落。这是完全放手的信号，请保持放松和平静两分钟。
- 想象一下旋风的平静中心。听着冷风在除了平静中心外的任何地方呼啸。阳光灿烂，你感到温暖和安全；想象所有的担心和忧虑都在消退。这股旋风就会扩张并减速。平静中心会扩张，变得更放松。
- 继续缓慢呼吸，想着平静和放松所有紧绷的肌肉。如果有担忧或疑虑闯入心中，那么你可以这样想："没关系。我可以暂时不去管它，放松一下。我会坐在这里，冷静而专注，非常非常放松。"
- 继续享受平静的几分钟，然后重新精力充沛地回到手头的工作中，感觉平静、放松和专注。

小结

我们能为来访者和我们自己做的最重要的一件事，就是实施管理压力的方法，理解共情疲劳（这是一种过度关心的职业责任）。压力是生活不可避免的后果。幸运的是，压力管理在很大程度上是一种可以学习的技能。意象和可视化可以减少压力影响。平静的思考也能让人放松。在想象一个宁静的地方时，来访者会从紧张的想法中转移注意力，这种关注包含了认知行为心理学的基本前提，即感受和行为主要是由信念引起的。管理压力的最好方法是学会将焦虑转化为关切。关切意味着来访者有能力和动力去处理生活中的实际问题，避免恐慌和焦虑。在很大程度上，改变感受是要学会识别和改变令人不安的想法，这些想法是引起不安情绪的直接原因。

第 11 章 创伤、丧失、悲痛和创伤后应激任务报告策略

当今社会，随着暴力、自杀率、药物滥用、抑郁、自残和创伤后应激障碍（PTSD）等问题持续增加，治疗师需要越来越多地协助来访者处理因自杀、杀人、预期丧失或意外死亡等突然丧失的行为所产生的情绪和心理压力。在这些事件中，来访者经历了突然丧失的直接影响，以及重大丧失残留的长期影响。如今，危机管理、危机干预、应激反应、灾难准备、灾难事件、悲剧、创伤事件、重大事件和随机的暴力行为已成为普遍现象。除了地震、飓风和火灾等自然和人为灾害之外，来访者还会经历与朋友和重要成年人的自杀或突然死亡有关的暴力和猝死、帮派活动、欺凌、骚扰、强奸、谋杀和恐怖主义威胁。

在过去 10 年中，美国的暴力行为增加了一倍多，人们感到更加危险和猝不及防（CDC，2013）。遗憾的是，在这种情况下，一些来访者会产生严重的情绪反应，比如，恐惧、悲伤、责备、愤怒、内疚、抑郁、焦虑、急性应激障碍、PTSD，以及孤立。在某些事件中，这样的经历和其他事件会威胁儿童或青少年的价值感和幸福感，从而引发一种强烈的个人混乱，导致儿童和青少年想到伤害自己或他人。如今，帮派暴力、关系攻击、自残、网络欺凌、自杀意念和其他自我毁灭或自我挫败行为的增加都证明了这一点。

生活中没有什么比失去朋友或亲人更让人痛苦了。尽管大多数人经历了不同程度的丧失，但悲痛的循环直到接近内心才被完全理解。当突如其来的死亡来不及预料，许多额外的感受就会卷入悲痛的过程。这通常会更持久、更孤独、更能削弱持久的情绪稳定，因为当身边某个人突然或毫无意义地被带走时，来访者就会经历强烈的痛苦。悲痛的过程不是一系列症状，而是一个痛苦的过程，标志着从旧生活方式到新生活方式的转变，并伴随着不时出现的麻木、否认、愤怒、抑郁，最终恢复。创伤后丧失报告提供了一种治疗结构，以修通与创伤性损失和伴随的压力有关的经历。在一个安全的环境中谈论死亡和相关的焦虑是一种修通的方法，也能有助于防止破坏性的幻想构建。然而，鉴于丧失在情感上如此痛苦，我们的自然倾向（个人或职业上）是避免或拒绝接受丧失的。从本质上说，丧失是一个随时间延伸的过程，往往会产生终生的影响。

哀悼和悲伤咨询的任务

严重或反复的创伤，或长期创伤，和/或受害者没有与同情自己的他人一起处理的创伤，其后果都可能会导致来访者在理解世界、保持与他人联系、以成熟方式满足需求方面的不健康适应，以及核心心理假设（认知模式）和记忆加工的中断（Nicholas & Forrester, 1999, p.323）。哀悼和悲伤咨询包括以下任务。

- 接受、面对丧失和死亡现实。最初的否认和回避会被对丧失的认识所取代。
- 体验哀伤的痛苦。必须承认和克服这种痛苦，否则它将通过自我挫败的行为表现出来。
- 适应死者不在的环境。幸存者必须面对死者在其生命中所扮演的诸多角色的丧失。
- 收回情感能量，投入另一种关系中。对丧失最初的哀伤反应可能是和自己达成协议，不再爱。一个人必须对新的人际关系和机会敞开心扉。
- 在处理对死者的记忆时，要接受丧失的痛苦。
- 公开表达悲伤、敌意和内疚，并能够公开哀悼。
- 了解与丧失相关的强烈悲伤反应。比如，认识到包括不安、躁动和焦虑在内的惊吓反应等症状，可能会暂时干扰一个人启动和维持正常活动模式的能力。
- 接受愤怒，这种愤怒通常因死去的人而产生，指向自我或他人。
- 重新引导责任感，以某种方式防止死亡。

处理丧失的策略

自杀造成的突然意外死亡或因意外死亡而带来的突然丧失，通常会令幸存者引发一系列典型的心理和生理反应。当人们暴露在自杀或突然丧失等创伤事件中时，往往会表现出这样的应激反应：易怒、睡眠障碍、焦虑、惊吓反应、恶心、头痛、注意力难以集中、困惑、恐惧、内疚、戒断、愤怒和抑郁（Thompson, 1990, 1993）。PTSD 由以下三类事件引起：（1）自然灾害（比如，洪水、火灾、地震、飓风、龙卷风等）；（2）事故（比如，车祸、爆炸或枪击等）；（3）人类行为（比如，强奸、抢劫、袭击、绑架或虐待等）。

戈登森（Goldenson, 1984）将应激障碍描述为一种由不常见的、极度紧张生活事件（比如，袭击、强奸、军事战斗、洪水、地震、飓风、死亡集中营、酷刑、车祸或头部创伤等）产生的焦虑障碍。其特征包括：（1）在痛苦的回忆、反复的梦或噩梦中再次经历创伤；（2）对重大活动不感兴趣，反应减弱（情绪麻醉或精神麻木），感觉对人冷漠和疏远；（3）出现诸如惊吓反应加剧、睡眠紊乱、难以集中注意力或记忆减退、因他人死去自己独存而内疚（即幸存者内疚）等症状，以及回避会唤起创伤事件记忆的活动（p.573）。

在创伤事件发生后不久，个体通常会伴随着出现情绪麻醉或精神麻木，并对当前环境的反应减弱。应激反应有时会在创伤事件发生后立即出现，或在几个星期或几个月后发生延迟反应。对于急性创伤后应激，咨询的目的是帮助来访者尽快恢复充分的活动，特别是回到创伤发生的场景或环境中。

对于慢性创伤后应激障碍，焦虑和抑郁也很普遍。每个幸存者情绪反应的特定模式和反应类型都会有所不同，这取决于与死者的关系、死亡周围的环境，以及幸存者的应对机制。格林斯彭（Grinspoon，1991a，b）为咨询师应对患有PTSD的来访者提供了17条建议：

- 为来访者应对创伤性事件提供一个安全的环境；
- 将情绪和认知上的事件与症状联系起来；
- 恢复身份和个性；
- 在听可怕的故事时，保持冷静；
- 预测自己的感受或反应和应对技术——恐惧、厌恶，对来访者或伤害过他们的人感到愤怒、内疚，或对提供足够的帮助感到焦虑；
- 避免过度承诺和冷漠；
- 避免认同来访者或把自己视为拯救者；
- 告诉来访者，改变可能需要一些时间；
- 介绍创伤的主题，询问可怕的经历和具体的症状；
- 当来访者克服创伤记忆时，适度地重温和否认极端体验；
- 提供同情、鼓励和安慰；
- 尽量限制对来访者的外部要求；
- 在来访者麻木和退缩期间，多注意创伤事件本身；
- 帮助来访者以任何可能的方式（包括梦境、联想或幻想）唤起记忆；
- 检查照片和旧病历（对于儿童来说，可以使用游戏疗法、洋娃娃、涂色书和绘画）；
- 采用特殊技术（比如，系统脱敏疗法和内爆疗法）来消除唤起来访者记忆情境的条件性恐惧，实现宣泄；
- 促进团体治疗。

专栏

关键事件压力管理

关键事件压力管理（critical incident stress management，CISM）是由埃弗利和米切尔（Everly & Mitchell，1999）开发的一种综合性多要素危机干预系统，并通过定量分析和对照调查进行了实证验证。关键事件是一种突然的强大事件，它超出了普通经验的领域，有可能会压倒个人或团体的应对技能。学校/社区环境中的重大事件包括：在学校、社区或工作环境中的青少年或成年人死亡；事故或极不寻常的伤害；随机的暴力行为（比如，枪击、刺伤、帮派暴力或恐怖主义行为）。关键事件压力管理是对经历过创伤或极度压力事件的青少年或成年人进行有意和有结构化的干预，旨在减少关键事件并加速康复过程。关键事件压力管理将是危机应对小组与受影响的来访者一起使用的策略。咨询通常需要一个半小时到三个小时，以加速恢复过程，包括七个阶段。

- **简介阶段**。这个阶段阐明了过程，并为任务汇报设定了基本规则和期望。保密是入门阶段的一个关键组成部分，必须加以澄清。治疗师必须记住，青少年属于未成年人，其父母或监护人有权了解关于他们的任何信息，尤其是当信息关系到他们的健康或福祉时。
- **事实阶段**。提供有关事件的事实及一般信息。这么做的目的是控制谣言，停止破坏性的幻想建构，尤其是对于青少年而言。每个来访者都要分享他们自己的经历。发生了什么？你看到、触摸到、听到了什么？你还记得最近的一件事是什么？这样做的目的是重新获得记忆，对事情进行重新梳理。
- **思考阶段**。回顾每个人在事件发生时和事件发生后的想法。事件发生后，你在想什么？你脑海中最突出的是什么？
- **反应阶段**。回顾每个人在事件发生时和事件发生后的反应。这次活动最糟糕的事情是什么？如果你能只抹去或改变一件事，那么这件事会是什么呢？这就开启了关于潜在的内疚、遗憾或错过的机会的讨论，这些本可以阻止暴力事件的发生。比如，许多青少年会在课堂论文中或社交媒体网站上留下线索。
- **症状阶段**。这个阶段的目的是识别认知（集中和思考）、身体（疲劳和头痛）、情绪（恐慌和焦虑）、行为（远离家人和朋友）和精神（质疑信仰）方面的个人痛苦症状，并对身体和心理事件进行检查。这些症状与PTSD的症状相似，但持续时间相对较短。来访者需要知道，这些都是对异常事件的正常反应。
- **教学阶段**：教授正常反应和适应性应对机制（比如，鼓励压力管理），并强化来访者所经历的是对异常事件的正常反应。提供有关具体事件的信息和讲义,并提供咨询和治疗的资源。

- **重新进入阶段**:澄清任何未提出、未解决的模糊信息。询问是否遗漏了什么。来访者往往会让未完成事务浮出水面,特别是当他们意识到任务汇报即将结束时。提供一份总结性声明,并准备结束会谈。来访者可能会开始做一些计划,比如纪念活动。治疗师应该留意,过早地计划纪念活动可能表明悲伤的过程已经结束。一些来访者可能还没有准备好离开这里。在这种情况下,纪念可能还为时过早。

文献来源:Thomspon,*Professional Counseling*,pp.425–428.

专栏

关键事件压力管理的七个阶段

- **简介**:明确时限;保密。
- **事实**:每个人简要陈述他们与死者的关系和他们所听到的情况;分享相同的故事,阻止来访者建构破坏性幻想。
- **思考**:他们如何听到这件事以及围绕事件的情况。
- **感受**:通过询问"你当时感觉怎么样,你现在感觉怎么样"来表明情况正在好转。
- **症状**:探索来访者对创伤性事件的身体和情绪反应(比如,睡眠困难、侵入性梦境、无法集中注意力、事件的闪回)。
- **教学**:教授症状是对异常事件的正常反应。
- **重新进入**:如释重负;借助给家人写笔记或卡片等活动;纪念物等(评估需要转介资源的来访者)。

关键事件压力管理汇报特别适合受到直接重大事件或损失影响的团体来访者,以及所在社区、学校和工作场所暴力事件频发的来访者。所有这些事件都是个人福祉的障碍,需要有组织地、及时地解决。如果不处理损失或暴力事件,就会向他人传达这样的信息:受害者的生命不重要或不被重视。它不是治疗,只是一个结构化的汇报程序,以还原恢复过程和恢复正常。

改进式家庭汇报模式

"改进式家庭汇报模式(adapted family debriefing model,AFDM)是专门为遭受校

园枪击或恐怖主义等暴力的儿童和青少年来访者及其家庭制定的一种评估和干预方法（Juhnke & Shoffner，1999）。它是从关键事件压力管理的单一小组经验演变而来的，为儿童和青少年来访者提供的改进式家庭汇报模式需要两种独立的汇报经验：第一次任务汇报经验是只与儿童和青少年来访者的父母打交道；第二次经验是与儿童和青少年来访者及其父母共同进行汇报。此外，与使用非专业、成人同伴主持人的关键事件压力管理过程不同，针对来访者的改进式家庭报告模式需要有训练有素的专业人员，他们需要具备儿童和青少年的发展需求和对创伤事件的反应的知识。"（Thompson，2012，p.427）

任务汇报小组的角色

在改进式家庭任务汇报模式中，有三个主要的团体成员：（1）带领者；（2）联合带领者；（3）守门员。带领者解释汇报过程，创造一个支持性的环境，识别那些经历了情绪过度不适的人，并对心烦意乱的学生或家长进行干预。此外，带领者还会与家长和学生讨论了以下儿童和青少年所经历的常见症状：

- 个体曾经历过恐怖主义行为或因此类行为而遭受损失（比如，祖父母、父母、兄弟姐妹或其他亲属因恐怖主义或暴力而死亡等）；
- 从媒体中看到了关于恐怖主义行为的报道（比如，经历了替代性创伤）；
- 了解持续发生恐怖主义行为的可能性；
- 经历多种恐怖主义行为的累积影响。

带领者试图使家长所表现出的症状正常化（即，这些是对异常事件的正常反应），并鼓励他们认识到孩子有更严重的症状，这可能需要额外的咨询（比如，反复发作、持续的愤怒爆发、长期的过度警觉或倒退的行为）。联合带领者在会议期间添加相关意见和支持信息，即时帮助情绪低落的学生和家长。守门员阻止非参与者（比如，自私自利的新闻记者、政客或其他让事件更为轰动的人）进入会谈，并将他们引向其他会议时间。守门员还可以防止严重心烦意乱的学生或家长提前离开课程。

分别为家长和孩子汇报

家长与儿童和青少年有不同的需求，需要不同类型的信息，所以第一次会谈只与家长进行。保持较少的家长人数（比如，少于12人）很重要。家长通常对自己没有足够的能力保护孩子免于恐怖主义行为和其他形式的暴力行为伤害而感到沮丧和愤怒。许多人会认为这种情况是"无望的"和"失控的"。这种无力感破坏了家长对保护和充分照顾孩子的内在需要。因此，团体必须让家长专注于关注孩子的即时需求。还要提醒家长本次会谈有以下目标：

- 了解他们的孩子可能出现的症状；
- 在需要时获取可用的转介资源；
- 学会验证和规范他们对孩子的担忧。

在亲子联合汇报过程中会形成两个圈子。不超过 5~6 名年龄相仿的儿童或青少年，与朋友或带有类似担忧或恐惧的同龄人坐在一起。家长应该坐在孩子的身后，让孩子感觉稳定、团结和支持。以下七个步骤遵循了关键事件压力管理中概述的类似步骤。

- **简介步骤**。在这个步骤，带领者介绍团体成员，并建立任务汇报经验的规则。保密是这个过程的一个关键组成部分，并以儿童和青少年可以理解的方式加以解释。鼓励与会者在会议结束后，不要在汇报室外讨论会议中的内容。带领者需要声明，会议的目的是帮助儿童和青少年更好地了解他们对具体恐怖主义行为的感受，并提高他们应对未来潜在恐怖主义或暴力威胁的技能。

- **收集事实步骤**。作为整个过程的第二步，带领者将要求儿童和青少年报告他们的恐怖主义或暴力行为的经历。鼓励每个儿童和青少年谈论自己的经历。如果任务汇报与儿童和青少年通过媒体报道间接观察到的恐怖主义或暴力行为有关，那么带领者可以先询问他们在电视及其他媒体渠道或社交媒体上观察到的情况。鼓励发言的人陈述他们第一次看到或听到恐怖主义或暴力行为时做了什么。重点放在讲述每个儿童和青少年所遇到的事实上，努力观察所观察到的差异，并分享相同的故事。应该建议父母限制儿童和青少年观看媒体中的内容。

- **思维步骤**。这个步骤能帮助来访者从认知领域过渡到情感领域。带领者提出了与恐怖主义或暴力爆发的想法有关的问题。在这个步骤中，至关重要的是继续验证和规范每个儿童和青少年报告的思维和感知。

- **反应步骤**。思维步骤可以很快进入更情绪化的反应步骤。在这方面，重点应始终放在参与者对恐怖主义的反应上。通常情况下，带领者会先问这样一个问题："2001 年 9 月 11 日，你在看到飞机撞入双子塔时，最令你难过的是什么？"或者："看到你的老师或朋友在桑迪胡克校园枪击案中被枪击，最令你难过的是什么？"

- **症状步骤**。在这个步骤，带领者协助引导团体从情感领域回到认知领域。带领者使用适合儿童和青少年年龄的语言来询问他们，自暴力事件以来他们所经历的任何身体、认知或情感症状。带领者需要向他们解释诸如恶心、睡眠困难、无法集中注意力或焦虑感等症状，然后请有过这种经历的人举手。举手不仅有助于让上述症状正常化，还能帮助幸存者知道他们有相同的经历和感受从而获得解脱。

- **教学步骤**。让小组成员所经历的症状以适合他们年龄的方式报告为正常的、能够预期的。可以简要描述未来可能出现的症状（比如，反复发生的被攻击的梦、做噩梦或难以入睡）。这有助于父母和他们的孩子更好地了解可能遇到的症状，并允许他们讨论这些症状。在这个过程中，带领者可能会问："你做了什么？或者你注意到你的朋友、老师和家长做了什么来帮助你处理这种情况？"这个问题能帮助他们开始寻找恢复正常的迹象。有时年龄较大的孩子会表达来自同龄人、老师或父母的支持。年幼的孩子可能会使用积极的幻想（比如，假装成英雄），来帮助自己更好地应对恐惧或担忧。

- **重新进入步骤**。这个步骤试图对感受和体验进行总结，并允许参与者讨论进一步的问题。带领者可能会要求学生和家长重新讨论紧迫的问题，这可能有助于任务汇报过程更成功地结束。在解决了任何问题后，汇报小组会发表一些与小组进展或支持相关的结束语。发给学生和成年人讨论常见反应症状的讲义可能会有帮助。年幼的孩子可能更喜欢画那些描绘他们当前感受的面孔（比如，焦虑、悲伤、害怕）。之后，家长可以用这些照片作为他们在家里和孩子聊天的引子。列出一个24小时的求助热线号码，以及儿童和青少年的学校辅导员和社区中的其他支持人员的电话号码。促进同伴的支持（包括家长和孩子）很重要。应该鼓励儿童和青少年与家长在接下来的几天里通电话，以帮助康复过程。

资料来源：Juhnke, G. A. (2002). Intervening with school students after terrorist attacks. In G. R. Walz & C. J. Kirkman (Eds.), *Helping people cope with tragedy & grief* (pp. 13–17). Greensboro, NC: CAPS Publications.

前面描述的改进式家庭汇报模式是一个结构化的汇报机会，可以正式教育儿童和青少年以及他们的家庭如何应对负面的心理和社会影响（鉴于校园枪击事件的增加，这一点尤为重要）。该模型与传统的关键事件压力管理有着明显的区别，因为它先单独处理父母的情况，再与儿童和青少年一起处理。这是一种治疗性的干预措施。该模型相对容易实现，并且可以进行修改，以满足儿童和青少年以及父母的共同需求。儿童改进式家庭汇报模式是一种手段，可以正式告知他们该有何期许，以及明白这些社交、情绪和身体反应是对异常事件的正常反应，这有助于恐怖主义和暴力幸存者应对消极的心理和社会影响。

识别创伤后应激障碍的方法

创伤后应激障碍往往是对异常情况的正常反应。显然，2001年9月11日发生的悲剧前所未有。在发生这样的悲剧事件之后，很多人可能会经历各种症状和情绪。这些症状有时会在悲剧发生后的几个星期或几个月以PTSD的形式出现。认识到这些症状是走向康复和找到适当的治疗方法的第一步。症状包括：

- 通过生动的回忆或闪回来重新体验这个事件；
- 感觉情绪麻木；
- 对日常生活感到不知所措，对执行正常任务或追求日常爱好的兴趣减弱；
- 无法控制地哭泣；
- 与家人和朋友隔离，避免社交场合；
- 越来越多地依赖酒精或毒品度过每一天；
- 感觉极度忧郁、易怒、愤怒、怀疑或害怕；
- 难以入睡或保持睡眠，睡得太多，经常做噩梦；
- 对在事件中幸存下来或无法解决问题、改变事件或防止灾难而感到内疚；
- 对未来感到恐惧和悲观。

表11-1列出了儿童和青少年危重应激管理、家庭汇报模式和创伤后应激障碍的心理创伤常见症状。它作为一种工具，可以使恐惧的情绪正常化，并识别潜在的高危儿童和青少年。重要的是，要向他们解释这些是对创伤或灾难性事件的正常反应。

表11-1 危重应激管理、家庭汇报模式和创伤后应激障碍的心理创伤常见症状

身体症状	• 警觉过度 • 夸张的惊吓反应 • 睡眠困难 • 注意和记忆困难 • 情绪易怒，尤其是愤怒、抑郁或情绪爆发
侵入性症状	• 反复出现令人痛苦的回忆（想法、噩梦、记忆、梦、闪回） • 身体和心理上的痛苦或象征着创伤、悲伤或幸存者内疚的事件 • 表演和感觉，仿佛在重新体验这个事件

续前表

回避的症状	· 避免可能引发先前创伤的特定想法、感觉、活动或情况 · 人们对重大活动的兴趣减少 · 情绪范围受限

资料来源：Flannery, R. B. (2004). *Posttraumatic Stress Disorder: The Victim's Guide to Healing and Recovery*, 2nd edition. New York: American Mental Health Foundation, p. 11. 经许可转载。

处理创伤后应激障碍的治疗方法

药物治疗和心理治疗都有帮助。最有效的治疗方法是认知行为疗法，因为它既关注受创伤者看待创伤的方式，又关注他们由此产生的行为。暴露疗法包括系统脱敏（训练来访者在面对引起可怕的创伤回忆时放松），以及可以想象的、在体内进行的技术，比如，冲击疗法或把来访者重新置于心理创伤的过程之中。对创伤后应激障碍最有效的治疗方法包括各种焦虑管理训练策略，比如，理情疗法、各种放松训练、压力接种训练、认知重组、呼吸再训练、生物反馈、社交技能训练和分心技术。富于创新的治疗师成功地结合了各种技术来适应创伤和来访者的独特需求和要求。

恢复阶段

彼得和斯特劳布（Peter & Straub, 1992, pp. 246-247）将恢复过程分为四个阶段。

- **紧急或呼出阶段**。来访者对危及生命的事件经历了强烈的"战斗或逃跑"反应。只要来访者认为它能持续下去，这个阶段就会一直持续。脉搏、血压、呼吸和肌肉活动均会增加。伴随而来的恐惧感和无助感占据主导地位。事件结束后是解脱和混乱。来访者关注的焦点集中在事件发生的原因和长期后果上。

- **情绪麻木和否认阶段**。来访者将创伤经历埋藏在潜意识记忆中，以保护他的心理健康。通过避免这种体验，来访者能够暂时减少焦虑和压力反应。许多来访者可能会停留在这个阶段，除非他们接受专业干预。

- **侵入性重复阶段**。来访者出现做噩梦、情绪波动、侵入性图像和惊吓反应。过度依赖防御机制（比如，理智化、投射或否认）或自我挫败的行为（比如，酒精或药物滥用）可能会成为努力抑制创伤性事件的应对行为的一部分。在这个关键时期，延迟的压力变得势不可挡，来访者要么寻求帮助，要么陷入病理状态需要专业干预。

- **反思性过渡阶段**。来访者能够正确地看待创伤性事件。他开始积极地与未来的方向进行积极和建设性的互动，并表现出将创伤性事件抛在脑后的意愿。

咨询师的视角：关于损失和悲伤

> 治疗悲痛的唯一办法就是行动。
>
> 乔治·亨利·刘易斯（George Henry Lewes）

技术 364　临床干预措施

咨询目的：帮助来访者度过悲伤和丧失阶段。

描述：伦德（Rando，1984）为咨询师在面对濒死、悲伤和死亡时提供了以下临床干预措施。

- 在情感和身体上都要保持在场，为来访者提供安全和支持。
- 不要让来访者被社会孤立。
- 如果症状需要，就要确保来访者接受适当的医疗评估和治疗。
- 鼓励来访者用言语表达对死者的感受和回忆。
- 帮助来访者确定与死者有关的任何未完成事务，并寻找适当的方法来协助处理（我能想到的一种方式就是让来访者给死者写一封信）。
- 帮助来访者在失去亲人后找到各种能让个人获得满足感的新来源。鼓励来访者要有耐心，不要给自己设定不切实际的期望。
- 帮助来访者认识到，丧失总会带来变化，需要新的调整。
- 帮助来访者获得并保持正确的视角，了解决悲痛意味着什么。
- 鼓励来访者在适当的时间，找到值得做的新事情和值得投入时间和精力的人。

技术 365　处理悲痛和丧失的多种策略

咨询目的：在处理丧失时，满足多样性需求（Miller，2003）。

描述：有许多策略可以帮助那些哀悼亲人去世的人。不同种类的丧失决定了不同的应对措施，所以每个人的应对措施是不同的。同样地，没有两个人的悲痛是相同的，所以对某个人有效的方法可能对另一个人没有效果。

- **携带或佩戴一个相关物品**。随身携带（比如，纪念品、小物件或备忘录）或佩戴（比如，珠宝）一件逝者的物品。看看这件物品，并记住它的意义。
- **创建一本记忆书**。收集记录所爱之人的生活照片。按某种顺序排列，可以用它们讲述故事。还可以添加其他元素（比如，文凭、剪报、奖项、成就和重大事件）作为提醒。把所有内容放在一个特殊的活页夹里，放在外面留给想看的人。通过它，回忆过去的积极经历。

- **要一份追悼会的副本**。如果在葬礼仪式或追悼会上，有人所说或所读的内容对来访者来说具有特殊意义，就向他索取一份文字副本。任何参加了这个仪式的人，都会为自己所准备的东西得到了欣赏而感到欣慰。有人发现，这些内容在仪式结束后的几个星期或几个月里为人带来帮助。

- **开始写日志**。写下想法和感受。如果无法做到一天几次，那么至少每个星期几次。告诉来访者，不要审查自己所写的东西，随心所欲地写就可以了。随着时间的推移，让来访者回顾自己所写的内容，并把他留意到的变化和成长也写下来。

- **给逝者写信**。给逝者写信或写其他信息，特别是那些在逝者活着时没有表达出来的想法。把写的内容保存在你的日记里。这种冲动最终将会减弱。最初，写作是为了释放重要的情感，并提供与逝者的联系。

- **吃饭时点燃一根蜡烛**。让来访者在桌子上点燃一根蜡烛来纪念他所爱的人。停下来记住逝者，认为他就在身边。

- **在家里打造一个记忆区**。在一个让来访者感觉合适的空间里，安排一张小桌子，上面摆放一两个相框，照片中也许是珍贵的奖励，或逝者创造或喜欢的东西。也可以把相框放在壁炉架或书架上。有些人喜欢使用一组蜡烛，不仅代表刚过世的人，也代表其他逝去的人。在这种情况下，可以摆放各种不同样式的蜡烛，每个蜡烛都代表着一种独特的生活。

- **安排独处的时间**。安排独处的时间。悲痛过程的很大一部分涉及内心发生的事情——吸收思想、感觉、记忆、希望和梦想。允许有机会进入内心，以便内心的成长。

- **做一些逝者会喜欢的事情**。以一种特殊的方式纪念逝者，比如，在重要的节日里准备好一个所爱之人最喜欢的菜。意义和满足感不必随着逝者的离开而结束。

- **参与灵性活动**。比如，冥想、祈祷、在大自然中独处，以及独自或与别人一起敬拜等。在这个过程中，许多悲痛者开始感觉到，所有的人类——无论是健在的和逝去的，都在精神层面上以一种难以理解的方式联系在一起。

- **改变一些事情**。只要觉得正确，就改变家庭环境中的一些东西，以表明发生了重大的变化。重新布置房间、更换家具，或者把某些永远不会使用的物品送人。这并不意味着要消除逝者的所有痕迹。也不鼓励把家当作神龛，这是一种不健康的悲伤。

- **和已故的所爱之人交谈**。如果能给来访者带来帮助，就可以和那些在开车、走路或需要勇气做出重要决定时逝去的人交谈。这种自言自语是为了讨论事情或处理未完成的对话。时机成熟时，这种交谈的倾向最终会消失。
- **缝制一条记忆棉被**。缝制或邀请其他人来缝制一条记忆棉被。在墙上挂一个挂件，在卧室里放一床被子，纪念逝者生命中的重要事件。花点时间，让它成为现实——这是一种爱的劳动。
- **阅读关于别人如何回应亲人逝去的书籍**。看看其他人处理悲伤的方式，试试朱迪思·维奥斯特（Judith Viorst）的《必要的丧失》（*Necessary Losses*，1986）、C.S. 刘易斯（C. S. Lewis）的《悲痛观察》（*A Grief Observed*，1963）、林恩·凯恩（Lynn Caine）的《遗孀》（*Widow*，1974）、约翰·布兰布莱特（John Bramblett）的《永远再见》（*When Good-Bye Is Forever*，1991）和尼古拉斯·沃尔特斯托夫（Nicholas Wolterstorff）的《为儿子哀叹》（*Lament for a Son*，1982）。来访者也可以通过问询心理咨询师或图书管理员来了解更多作品。
- **奖励个人成长**。做对个人有益的事情。尽情享受你最喜欢的饭菜或美味佳肴。做个按摩，买一些花。做一些无聊的事情，享受时光。
- **写下经验教训**。悲痛的体验是一个学习的过程。让来访者反思自己所学到的东西，然后明确地陈述它，并定期审查。

技术366 制作一个"眼泪罐"

咨询目的：以一种富有成效的方式来处理悲痛。

描述：在气候干燥的古希腊，水是一种珍贵的商品。当人们为死者哭泣时，排出自己身体里的水分被视为一种牺牲。他们把珍贵的眼泪装在小陶罐或"眼泪罐"里。眼泪变成了圣水，可以洒在门口用来驱邪或降温。直到主人经历了父母、兄弟姐妹、儿童和青少年或配偶的死亡时，"眼泪罐"才会被涂上油漆，悲痛的人会用复杂的设计进行装饰。这个古老的习俗象征着那些悲痛万分的人们所发生的转变。他们不会被痛苦的悲伤威胁。他们也曾深陷痛苦的深渊后重返。就像"眼泪罐"一样，他们现在可以和那些悲痛的人在一起，收藏他们的眼泪。

技术367 通过回忆积极的感受来解决悲伤

咨询目的：创造一种"相关体验"，让悲痛的人感受到所爱之人的"存在感"（Andreas & Andreas，1989）。

描述：解决悲痛的第一步是找出来访者如何代表所爱之人的"存在感"。让来访者回想一位不在场的亲人。想象这段有价值的关系实际发生的时间，并确定"当下感受到的爱和舒适感"。将这些信息作为模板，将悲伤体验转变为来访者之前可以享受的良好感觉的存在感。

接下来，让来访者关注他与逝者之间关系的特殊品质——爱、舒适、稳定、陪伴，或他们之间存在的任何特殊经历。使用存在感的模板将丧失的体验转换为一个"相关图像"，来访者可以重新体验之前感受到的良好感觉，重新接触他以前对那个人的所有特殊感受。

丧失、危机和悲痛：对儿童的特殊考虑

对儿童和青少年来说，在经历了灾难或其他创伤性事件后经常出现的强烈焦虑和恐惧尤为令人不安。有些人可能会退缩，做出更年幼的行为（比如，吮吸拇指或尿床）。儿童和青少年可能更容易做噩梦和害怕独自睡觉，影响他们在学校的表现。行为模式的其他变化可能包括更频繁地发脾气或退缩、更孤独。父母和其他照顾儿童和青少年的人可以通过做以下事情来帮助他们减轻创伤带来的情绪后果。

- 在创伤后的几个月里，花更多的时间跟儿童和青少年在一起，让他们更依赖你。比如，允许他们比平时更频繁地依赖你。身体的接触对经历过创伤的儿童和青少年来说，会让他们感到慰藉。
- 提供游戏体验来帮助他们缓解紧张。尤其是年幼的儿童，他们会发现通过绘画等非言语活动更容易分享自己的想法和感受。
- 鼓励大一些的儿童和青少年互相讨论自己的想法和感受，这将有助于减少他们与创伤相关的困惑和焦虑。然后，你需要用他们能理解的方式来回答问题。你还需要反复向他们保证，你关心他们，也能理解他们的恐惧和担忧。
- 让儿童和青少年保持规律的活动计划（比如，吃饭、玩耍和睡觉），这能帮助他们恢复安全感和常态。

当儿童和青少年的行为出现以下变化时，父母需要提高警惕：

- 拒绝返回学校和出现"依附"的行为（包括在家里与母亲或父亲形影不离）；
- 与灾难有关的持续恐惧（比如，担心与父母永久分离）；
- 出现睡眠障碍（比如，做噩梦、睡眠时尖叫、尿床），且在事件发生后持续数天以上；
- 注意力不集中，易怒；
- 容易受惊，行为紧张；
- 行为问题（比如，在学校或家里行为不端），且这种行为对儿童和青少年而言并不典型；
- 非生理原因引起的身体不适（比如，胃痛、头痛、头晕）；
- 远离家人和朋友、悲伤、无精打采、活动减少，以及对灾难事件的关注。

在与儿童和青少年相处时，表述死亡的语言很重要。说所爱的人已经"离开""迷路"或"睡着"对儿童和青少年来说是非常可怕的，会延迟他们对这个人不会回来的接受和理解。他们必须获得关于所爱之人死亡的清晰且简明的信息，否则他们可能会通过构建自己的故事来

填补情感漏洞，这是具有破坏性的幻想建构。成年人不能剥夺儿童和青少年以适当的方式表达其感情的机会。有相当多的证据表明，儿童和青少年是有复原力的。在爱、保护、指导和关注的滋养下，即使是在经历了最可怕的创伤性事件后，他们也能恢复过来（Johnson，1998）。父母往往是影响儿童和青少年康复的重要因素。在考虑决定儿童和青少年是否适合接受治疗的发展和社会因素时，治疗师应该像评估儿童和青少年一样仔细地评估他们的父母，因为父母所扮演的角色将决定他们的孩子是否能从治疗中获益（Nader, Dubrow, & Stamm, 1999）。治疗受到创伤的儿童和青少年的目标之一，就是帮助他们面对所发生事情的真相。让他们通过画画、唱歌、跳舞、说话等方式进行自我表达，都是一种自我抚慰。

技术 368　如何帮助儿童或青少年面对否认

咨询目的：敞开心门，面对亲人的离去。

描述：心理咨询师或治疗师不要反驳或与儿童和青少年辩论他们当前所面对的现实，可以通过说"你现在真的一定很想念"或"你现在一定真的感到很孤独"来认同他们的感受。

如果儿童和青少年不想说话，就可以为他们提供或建议连续性的活动（比如，做照片剪贴簿或艺术品，用来描绘"当时和现在的方式"），包括家庭、学校、家人、晚餐时间、周末、就寝时间、独处时间和假期等生活中的各种常规活动。

技术 369　如何帮助儿童和青少年在创伤性事件后接受现实

咨询目的：重新建立一种控制感。

描述：为儿童和青少年提供玩具，以鼓励重复出现的游戏。玩偶、木偶、积木、汽车、消防车、救护车或其他富有想象力的玩具或道具，都可以用来重现最近的危机，帮助儿童和青少年在自己的游戏中找到积极的结果。

技术 370　如何帮助一个年长的孩子面对某人离世后的恐惧

咨询目的：处理丧失。

描述：帮助年长的孩子讲述他们的故事。讨论在死者身上发生了什么，以及人们如何在重大丧失中生存。提醒他们支持身边的人。提醒他们过去在朋友搬走或宠物去世时所具备的勇气。

技术 371　确保结束哀悼过程

咨询目的：帮助儿童和青少年告别哀悼期。

描述：虽然来访者对丧失的处理方法各不相同，但有一个方面是正确的，那就是与逝者的关系越密切，丧失就越严重。可以按照以下方式帮助儿童和青少年：

- 在适当的时间，允许儿童和青少年停止哀悼期；

- 帮助儿童和青少年选择一个告别的仪式；
- 提醒儿童和青少年，他对这段关系的记忆永远不会结束，只是逝者不在了；
- 探索儿童和青少年从逝者的生活中学到了什么；
- 帮助儿童和青少年计划如何使记忆成为他生活的一部分，比如，通过某个有关联的物体；
- 鼓励儿童和青少年投入新的或被遗忘的活动之中。

技术 372　使用团体壁画来处理创伤性丧失

咨询目的： 以积极的方式整合悲剧。

描述： 让儿童和青少年在一个团体中陈述他们共同经历的悲剧事件（比如，失去一个同学）。每个人提出自己的想法，然后让团体就壁画里应该有什么内容达成共识。把壁画挂在公共区域，直到团体讨论之后再将其取下。这为儿童和青少年提供了一个这样的机会：使悲剧具体化，使幸存者能够整合丧失，并继续他们的日常生活。

技术 373　在悲痛期间确定支持的信任圈

咨询目的： 让儿童和青少年相信他们周围有可以信赖的人（Goldman, 2001, pp.109–110）。

描述： 信任圈策略（见图 11–1）可以作为一种预防工具，在儿童和青少年在悲痛期间建立对当前支持的意识，并作为一种讨论和沟通他们内心对生活中人们的想法、感受和情感的工具。步骤如下。

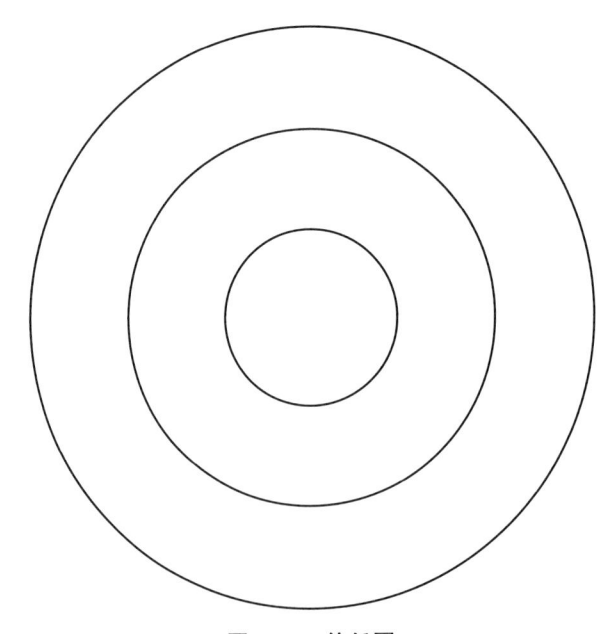

图 11–1　信任圈

- 让儿童和青少年把自己的照片粘贴在圆圈的中心。
- 帮助儿童和青少年识别生活中自己关心的、可以信任的人。

    如果我需要谈话或要求什么，那么我可以打电话给这些人。我最信任的人是：_____。

    他们的电话号码是：_____。

    让儿童和青少年写下这些人的名字，画出他们的样子，或把他们的照片粘贴到最里面的圆圈里。

- 帮助儿童和青少年找到其他可以提供帮助的人，比如，家人、朋友、老师、邻居、教练等。

    在我的生活中，我可以依靠更多的人。他们是：_____。

    他们的电话号码是：_____。

    写下他们的名字，画出他们的样子，或者把他们的照片粘贴到中间的圆圈里。

- 帮助儿童和青少年识别他喜欢的其他成年人，比如，学校护士、学校辅导员，或他的父母的朋友。

    我的生活中还有其他我喜欢的人，但我不确定我能否打电话向他们求助。他们是：_____。

    我愿意（或不愿意）去拜访他们。我会向他们要电话号码，并告诉他们为什么我想要他们的电话号码。

    写下他们的名字，画出他们的样子，或把他们的照片粘贴在外圈里。

丧失、危机和悲痛：对家庭的特殊考虑

家庭丧失的历史为他们当前的悲痛和哀悼提供了模板。死亡通常是这个家庭所经历的一种情感冲击波，且这种冲击波代代相传。先前的丧失将直接和间接地影响一个特定家庭的应对和适应方式。理解家庭生活的社会、精神、性别和种族背景很重要，因为这些背景决定了家庭将如何应对他们的悲痛。家庭在丧失和死亡方面的以往经验、家庭传统和应对方法，都是需要处理的领域。

- 这个家庭经历了什么类型的丧失？是在什么时候？
- 他们或他们的父母或祖父母过去是如何处理丧失的情况的？
- 他们的家人是如何讨论坏消息的？

- 他们的家人在过去是如何表达悲痛的？
- 情绪的外在表达是否会被视为一种弱点？存在性别差异吗？
- 家族是如何处理丧失的？他们已经把它留在过去、继续生活了吗？
- 那些希望谈论他们的丧失的成员能够公开交谈吗？
- 在丧失过程中，家庭成员扮演了特定的角色吗？
- 家庭成员的应对方式是否存在性别差异？
- 儿童和青少年如何被纳入了丧失的过程？
- 他们的原生家庭使用了什么类型的哀悼仪式？

界定问题

仔细倾听家庭成员如何描述创伤记忆，以及他们作为个人和家庭成员的反应。创伤记忆管理因人而异：有的家庭成员对创伤性事件有生动的记忆，并且能够清晰、直接地回忆起来；有的家庭成员则要么记忆困难，要么不愿意与他人讨论。在治疗的早期阶段，治疗方案中有六项指导原则。

- **讲述创伤经历。** 鼓励每个家庭成员讲述自己的创伤经历，聚焦最糟糕的部分，解释自己的想法、感受、情绪和动觉反应。
- **推广新的沟通规则。** 创伤治疗的基本原则是让来访者感到安全、受到尊重和得到支持，以便他们能够讲述自己的故事，对创伤变得不敏感，并帮助他们构建一种使家庭能够应对和兴旺的方法。从创伤性事件中吸取教训通常可以在彼此间培养更多的爱和尊重。
- **促进理解和接受。** 陷入危机的家庭成员（尤其是夫妻）有时会因为痛苦和家庭关系的支离破碎而在情感上退缩。鉴于这一具有挑战性的现实，治疗师必须努力让来访者团结在一起，以便在创伤和家庭成员反应复杂性方面达到一定程度的理解和接受。
- **列出想要的和不想要的后果。** 当家庭成员在努力理解和接受发生在他们身上的事情时，治疗师也应该试着让他们表达自己。有时，家庭成员很难确定一个明确且可行的目标，他们往往以相当模糊和广泛的目标开始，比如"理解为什么这种情况会发生在我们身上"。在某些情况下，这或许是不可能的。治疗师需要帮助家庭成员之间更好地相处，让他们不再争吵和指责，而是在失去亲人后康复，这更有治疗作用。
- **防止受害和指责。** 有的家庭会利用家庭中的替罪羊来推卸家庭的责任，这很正常，也很自然。至关重要的是，治疗师需要帮助家庭成员以一种不伤害其他家庭成员的方式来表达他们的感受、态度和身体反应。
- **把注意力转移到家庭。** 治疗师必须努力将讨论转移到家庭成员如何通过他们的想法、感受和行为，在维系创伤方面发挥作用。重要的是，家庭成员要意识到，虽然造成创伤的原因可能超出了他们的控制，但后果和人际关系则是可以控制的。

创造有意义的仪式

在一段时间后，创造并参与一个仪式，让来访者以一种对个人有重大意义的方式来承担丧失。此外，当有未完成事务时，涉及其他类型结束的问题，或者当家庭只是想发展一种个人的记忆方式时，仪式能有助于实现这些目的。"要是我有机会告诉他就好了。"治疗师无数次地听来访者说过这句悲伤的话。再多一次道别的机会，或者再多一次结束的机会，往往会困扰来访者数月、数年，甚至数代人（Cook & Dworkin，1992）。仪式的发展必须来自来访者的参照系。对于临床医生来说，必须了解哪些宗教和文化信仰对来访者具有特殊意义，而不是假设每个家庭成员都有同样的信仰。在帮助来访者举行一个有意义的仪式时，治疗师可能会提出建议（比如，写信告别、在墓地交谈，或角色扮演最后一次对话）以创造一个不同的结局。为了让仪式更有意义，最终的决定和设计必须来自来访者。

发现结束和准备

最后一个阶段是向治疗后阶段过渡，在这个阶段，家庭将在指定的几个月后返回，以确保家庭已经康复，并为生命的丧失做了更好的准备。处理创伤家庭有以下四个有用的标准：

- 他们实现治疗目标了吗？
- 这个家庭是否发展出了一种所有成员都能接受的治疗理论？
- 家庭沟通是否出现了新的规则和技能？
- 这个家庭是否有成就感？

治疗成功的标志是家庭成员开始表现得像例行公事，且往往比治疗师说得更多，这也是每个星期会谈结束的标志。这是一种迹象，表明来访者现在有权重新掌控自己的生活。这使治疗师处于咨询的有利位置，为家庭成员共同努力实现共同目标提供建议、帮助和协商。

照顾看护者：一种被忽视的生存技术

治疗师听来访者陈述恐惧、疼痛和痛苦的故事时，会因为关心而感到类似的恐惧、疼痛和痛苦。在所有治疗环境中的助人专业人士（包括紧急护理人员、咨询师、心理健康专业人员、医疗专业人员、神职人员、志愿者和人类服务人员等），都特别容易受到共情疲劳的影响。直到最近几年，"共情疲劳"的概念才在专业文献中出现，它代表了关心和照顾受创伤的来访者的成本。

共情疲劳是暴露于痛苦中的情感残余，特别是那些遭受创伤事件后果的人。与他们相处的助人专业人士，尤其是那些正在受苦的人，不仅要应对工作中的正常压力或不满，还要应对痛苦带来的情感和个人感受。共情疲劳是一种助人专业人士对来访者的个人或累积创伤的紧张和专注状态，表现为一种或多种形式，包括重新体验创伤性事件，避免对事件的提醒或变得麻木，以及持续的觉醒。虽然类似于关键事件压力（由你实际经历或看到的事情所造成的创伤），但共情疲劳是咨询师通过来访者的眼睛和耳朵吸收创伤。它被认为是继发性创伤后应激。

共情疲劳会带来人力成本。它反映了个体的身体、情感和精神上的疲劳或疲惫，并使其体验快乐或感受和照顾他人的能力下降。共情疲劳是一条单行道，让个体在一段时间内向他人花费了大量的精力、付出了大量的同情却没有得到足够的回报。随着时间的推移，这种不断输出的同情和关怀导致个体产生了这样的感受。共情疲劳的来源多种多样。它会对那些正在护理行业工作的人（比如，护士、医生、心理健康专业人员、神职人员等）产生影响，他们每天都在做大量的护理工作，并消耗了大量的情感和体力，共情疲劳会渗透到任何情况或环境下去影响他们。正如本书在第10章中所述："共情疲劳是一种持续数个星期甚至数年才会显现的情况。从本质上说，这是一种低水平和长期晦暗的关怀和关爱他人的状态。随着时间的推移，因为过度使用表达同情的种种技能，使来访者感受和关怀他人的能力被削弱。"咨询师也可能会经历情绪迟钝，对情况的反应与其他人的预期不同。

当咨询师因为听说和接触来访者的痛苦和创伤而变得情绪枯竭，自我关怀策略可以抑制过多关怀带来的疲劳。

自我意识和自我关怀

- 如果你正在处理一场社区悲剧，那么请你尽可能多地了解这件事，处理和表达与之相关的强烈情绪和反应。
- 了解你自己的"触发器"和脆弱区域，学会化解或避免它们。
- 解决自己的个人问题，并继续监控自己对他人痛苦的反应。
- 人性化一些，当遭遇发生在别人身上时，允许自己感到悲伤。请记住："对异常情况的正常反应"不仅适用于受害者，还适用于咨询师。
- 对帮助他人的回报和局限提出现实的期望。为自己设定界限。觉察并改变任何关于助人过程的非理性信念。
- 平衡你的工作与其他提供成长和更新机会的专业活动。

请求并接受其他专业人士的帮助。

- 找机会在一个支持性的环境中，去承认、表达和处理你的经历。定期汇报情况，建立健康的支持小组。
- 向其他曾经有过创伤经历并保持健康和希望的同事和护理人员寻求帮助，或从他们的经历中吸取教训，听取他们的建议。
- 在适当的时候委派任务，并从他人那里获得日常工作的帮助。
- 建立一个健康的支持系统，保护自己免受进一步的疲劳和情绪疲惫的影响。
- 记住，大多数创伤受害者都能从他们的经历中学习并成长，咨询师也可以。

过一种健康、平衡的生活。[①]

- 吃有营养的食物，定期锻炼、休息、冥想，照顾好自己。
- 在工作中设定并保持健康的界限。可以问问自己："如果我请假一天，这个世界会崩溃吗？"
- 如果你从来没有拒绝过一个请求，那么请你思考你的"是"有多大的价值？
- 寻找能为你的成长和重建提供机会的专业活动。
- 在危机发生之前，诚实地审视你的生活。寻求帮助来识别你明显的风险，并努力纠正或尽量减少风险。
- 为你的未来寻找情感和精神更新的途径。
- 培养并奖励幽默感。让自己置身于幽默的情景中。学会欢笑，享受生活，拥有健康的人际关系，深呼吸。
- 避免混乱的情况，学会简单。
- 定期抽出时间，恢复正常活动。
- 避免额外的压力情况。

向汇报人汇报：一个经常被忽视的后续程序

在发生一场重大的校园危机、暴力、自杀、凶杀、灾难或恐怖袭击事件之后，心理健康专业人员明确表达了内疚、悲伤、愤怒、自我怀疑、对来访者潜在风险的担忧，以及对即将到来的厄运或未来不确定性的意识。如果没有在一个可接受的环境中以结构化的方式处理这些感觉，这些感觉就会在事件发生后的数年内变得具有侵入性，使人身心衰弱（LaFayette & Stern，2004；McAdams & Foster，2000，2002）。新手治疗师或治疗师尤其会被心理、社会、情感和职业障碍影响，特别是咨询师准备计划处理未能解决危机干预和危机管理策略方面的问题（McAdams & Foster，2002；Trimble，Jackson，& Harvey，2000）。因此，至关重要的

[①] 以下部分内容与第 10 章中关于"照顾自己和他人的策略"是相通的，读者可以对照着看。——译者注

是，干预危机的人也必须处理经验并听取汇报。

那些向他人进行的汇报是一个过程，也是国际危机研究所压力基金会（International Critical Institute Stress Foundation，ICISF）模型的一个变体。它由审查、反应、提醒这三个阶段组成（见技术374），向咨询师汇报情况至关重要。

技术374　在重大紧急事件后进行汇报

咨询目的：在重大紧急事件发生后向第一响应者进行汇报。

描述：汇报共分为三个阶段，分别是审查阶段、反应阶段和提醒阶段。

审查阶段本质上是定期汇报的介绍、事实、思维阶段的结合。它利用一些问题让成员思考和讨论汇报他们参与的问题。处理、分享和自我披露可以在暴露和预防继发性创伤应激以及预防共情疲劳之间起到有效的中介作用。以下问题是这一阶段的例子：

- 进展如何？
- 你觉得自己做得怎么样？
- 你做了哪些你认为进展顺利的事情？
- 你觉得有什么事情进展得不太顺利？
- 出现了哪些问题？
- 你有什么担心的地方吗？

在这一阶段，带领者将集中讨论是什么使汇报顺利进行。大多数参与者会对哪里出了问题有更生动的想法（这是人类的本性）。因此，重要的是要做好准备提供其他方法的例子，以处理所遇到的一些问题。不过，其目的是对已完成的工作提供持续的积极反馈。验证他们对经验的反应，并在事件发生后处理个人和人际反应提供指导是至关重要的。

反应阶段是ICISF模型的反应-症状阶段的浓缩，旨在引发对团体成员的自我感知和他们可能产生的任何反应的评论。以下问题似乎很有效：

- 你说了什么你希望自己没有说过的话？
- 你有什么没有说却希望说出来的话？
- 这段经历对你有什么影响？
- 这段经历对你来说最艰难的部分是什么？
- 你觉得哪些领域最有用？
- 用1（最低）~10（最高）打分，你觉得学生和教职员工的适应情况如何？
- 学校或社区是否有需要进一步关注或跟进的地方？

- 学生、教职员工是否有特殊的转介需求？

在这个阶段，带领者指导团体讨论成员的自我印象。如果这个人为某件事责怪自己或担心他们做错了什么，那么通常会在这个阶段表现出来。接下来，通常是其他团体成员保证不会发生重大错误，并在任何情况下都不可避免地发生一些错误。这也是带领者和团体成员能够相互保证每个人都为这个过程做出了贡献，并为用不同方法处理问题提供了一个机会。这是教授新技术或加强团体实际工作的最佳时机。

提醒阶段与埃弗利和米切尔（1999）模型的教学-重新进入阶段相关。这一步骤中的问题有助于团体记住做的事情与鼓励汇报人所做的事情是一样的。

- 还有什么后续工作要做吗？
- 在接下来的 24~48 小时内，你打算做什么来照顾好自己？
- 你需要什么才能最终放下这段经历？
- 你将如何管理你面临的压力？
- 你认识的人需要额外的帮助吗？

资料来源：Myers，D. (1994). *Disaster Response and Recovery: A Handbook for Mental Health Professionals*. Rockville，MD: Center for Mental Health Services. 经许可转载。

小结

> 让需要安慰的人说话吧！让他谈论人……事件……感受。悲痛的主要任务之一就是让丧失成为现实。听别人说话将对这个过程有益。故事每重复一次，现实就会变得更加真实。尤其要倾听自己的感受。不加评判地接纳这些感受。
>
> ——哈代·克莱蒙斯（Hardy Clemons）
>
> 《告别悲痛：帮助经历过惨重丧失的人们生存下去并超越痛苦》
>
> （*Saying Goodbye to Your Grief: A Book Designed to Help People Who Have Experienced Crushing Losses Survive and Grow Beyond the Pain*），1999，p.14

自杀、凶杀、暴力、灾难和恐怖主义已经成为反复出现的危机，破坏了全世界民众和社会的平衡。应对技术可以减少压力事件的负面影响。助人专业人员必须能够应对他们自己的创伤后应激反应。每天召开危机应对小组汇报会，审查、修改计划和沟通，以促进问责制和评估共情疲劳的任何症状。

第 12 章　心理动力学技术

西格蒙德·弗洛伊德和精神分析

西格蒙德·弗洛伊德（Sigmund Freud）的**精神分析**（psychoanalysis）的核心假说是，人类行为在很大程度上是由无意识的动机决定的（Freud, 1961）。弗洛伊德认为，我们的个性和行为在很大程度上是由无意识中所包含的思想和情感决定的。无意识中被压抑的内容会在不经意间渗入我们的言行之中，导致我们通常所说的**"弗洛伊德式口误"**（Freudian slip）。如果大多数活动是由无意识控制的，那么个体对自己的行为仅负有有限责任。遵循这种取向的精神分析/心理动力学从业者倾向于将心理痛苦视为与无意识的心理过程有关（Jacobs, 1998）。弗洛伊德的贡献得到了其他人的推动发展；有些人遵循了他的基本假设，有些人则发展出了更独立的取向。"**心理动力学**"（psychodynamic）一词提供了一个更广泛的视角，包括各种不同的分析取向。正如雅各布（Jacobs, 1998）所指出的，心理动力学意味着心理（思想、情绪、精神、自我）是活跃的，而非静态的。这些内在的心理过程是影响我们与他人之间的人际关系的动态力量。

弗洛伊德人格理论的结构概念包括**本我**（id）、**自我**（ego）和**超我**（superego）。本我由出生时存在的一切构成，包括本能。自我是人格的执行者，因为它控制着行动的门户，选择其所要应对的环境特征，并决定哪些需求将以何种顺序得到满足。超我是社会传统价值观、理想和道德标准的内化代表。超我占主导的人追求完美。

在过度焦虑的压力下，自我被迫采取极端的措施来缓解压力。这些措施被称为防御机制，因为它们可以保护自我、对抗焦虑。主要的防御表现是压抑、投射、反向形成、理智化、否认、合理化、替代和退行。这些防御机制以否认和退行的方式悄悄地融入当代的心理治疗之中。因此，某个人会因为悲剧性地死亡，或因为儿童和青少年为处理悲惨死亡退行到以前的发展阶段，而拒绝接受。

防御机制保护个体避免有意识地觉察自己无法容忍的想法或感受。防御只允许无意识的思想或感受以一种伪装的形式表达出来。比如，某个人对一位要求苛刻的老板感到愤怒，就可能通过以下方式掩盖或转化这种愤怒。

- **否认**。完全拒绝这样的想法或感觉。比如："我不生他的气！"
- **抑制**。模糊地意识到自己的想法或感觉，但试图隐藏它。比如："我要尽可能地对他友好。"
- **反向形成**。反过来理解。比如："我觉得她真的很棒！"
- **投射**。你把自己的想法或感受投射到别人身上。比如："那个人恨我。""我讨厌那个女人。"
- **替代**。你把自己的感受转向另一个目标。比如："我讨厌她的秘书。"
- **合理化**。你想出了各种各样的解释来证明这种情况是合理的（同时否认自己的感受）。比如："他如此挑剔是为了帮助我们成功。"
- **理智化**。更理智地解释。比如："这种情况让我想起了我在幼儿园时的经历。"
- **抵消**。你试图通过做一些暗示相反感觉的事情来扭转这种感觉。这可能是对自己无法接受的感觉的"道歉"。比如："我想我会给老板写一张感谢卡。"
- **情感隔离**。你"想象"这种感觉，但没有真正感受到。比如："我想我有些生她的气。"
- **退行**。退回到一种过去的行为（通常是不成熟的）来发泄你的情绪。比如："给别人打个恶作剧电话吧。"
- **升华**。你把这种感觉转向一种更适当的社会活动。比如："我要写一首关于愤怒的诗。"

防御可以隐藏各种各样的想法或感觉，比如，愤怒、恐惧、悲伤、抑郁、贪婪、嫉妒、竞争、爱、激情、钦佩、批评、依赖、自私、浮夸。

精神分析的结果研究

关于精神分析治疗的预期目的或效果，以及可能导致这些变化的精神分析过程的治疗方面，经常有许多互相冲突的观点。人们很容易对精神分析的研究提出批评，因为相对于有效的安慰剂或替代治疗方法，没有明确的研究表明精神分析确实有效。尽管没有任何方法可以确认精神分析过程的存在，但福纳吉（Fonagy，1999）还是对结果研究进行了全面分析，并得出以下结论：

- 治疗时间越长，效果越好；
- 精神分析可以将一个临床团体的功能提升到正常人群的水平；

- 精神分析相对于心理治疗的优势，有时在治疗结束几年后才显现出来；
- 精神分析治疗可减少住院来访者对精神药物的使用；
- 长期精神分析治疗可以减少长期的边缘性症状，并维持这些改善；
- 精神分析可能是治疗严重心身疾病的有效治疗方法；
- 更为严重的精神障碍更有可能从精神分析中受益，而不是心理治疗；
- 行为障碍对精神分析的反应不如情绪障碍好；
- 年幼的儿童比年长的儿童或青少年更能从精神分析中获益；
- 心理治疗能更好地处理分析性问题，精神分析则擅长解决投射性问题；
- 心身疾病对精神分析的反应特别好；
- 对严重人格障碍的有效精神分析治疗可能需要结合支持性和表达性技术；
- 移情中的焦虑、内疚和理想化可能与成功治疗有关，而羞耻、羞辱和存在性焦虑与治疗失败有关。

最近，客体关系作为一种理解人类的行为、发展、关系、心理病理学和心理治疗的心理动力学取向出现。**客体关系**（object relation）直观地反映了所有人际关系的某些真理，从婴儿早期关系到友谊、婚姻和治疗关系。弗洛伊德最初使用"**客体**"（object）这个词指代婴儿为了满足而将其驱动力指向的任何东西。驱动力有两种类型：性欲和攻击。因此，在弗洛伊德看来，客体成为人类心理驱力/结构模型的关键组成部分。

然而，自弗洛伊德以来，许多理论家，比如，克莱因（Klein，1932，1959，1963）、温尼科特（Winnicott，1965）、克恩贝格（Kemberg，1984）和科胡特（Kohut，1959，1971，1977）等，已经在不同程度上走向了心理关系/结构模型。在新模型中，客体是人类发展中关系需求的目标。在当代客体关系理论中，客体可以是人（比如，母亲、父亲、他人），也可以是物（比如，过渡对象，我们与之形成依恋）。这些客体和正在发展中的儿童和青少年与它们的关系都被纳入自我之中，并因此成为自我系统的基石。这个自我结构的蓝图是在生命早期与我们周围的客体（比如，重要他人和重要他人的某一部分）的关系中形成的。蓝图一旦形成，就可以修改，但我们的基本倾向是寻找其他人（比如，朋友、配偶），他们会重新确定这些早期的自我客体关系。精神分析客体关系理论聚焦于内化的人际关系，以及心理内部冲突之间的相互影响。从母婴二元关系开始，关系是首要的，内在的人际体验为个人身份的发展奠定了基础。通过选择某个特定的客体，个体会无意识地努力重现带有冲突的亲子关系。总之，"客体关系"一词是指我们在幼儿时期内化的自我结构，它是建立和维持未来关系的蓝图。

卡尔·荣格和精神分析

在荣格心理学中，整个人格被称为心灵。心灵由三个部分组成：有意识的自我、**个人无意识**（personal unconscious）及其复合体、**集体无意识**（collective unconscious）及其**原型**（archetypes）。荣格还发明了一种非常有影响的类型学。它包括**外向**（extraversion）态度和**内向**（introversion）态度，以及**思维**（thinking）、**感觉**（feeling）、**感知**（sensing）和**直觉**（intuiting）的心理功能。外向的人将注意力转向外界，对周围的人和事件充满兴趣；内向的人更专注于自己的私人世界，往往不善交际，在与他人打交道时缺乏信心。

技术 375 童年记忆

咨询目的：理解童年记忆的动力和意义。

描述：写下一两段童年早期的记忆。为每一个记忆创建一个标题，就好像它们是一篇新闻报道，标题需要抓住其本质。用以下问题来处理童年记忆的动力和意义。

- 记忆是否揭示了你过去和现在生活中的重要主题？故事的标题往往有助于澄清你与重要他人关系的本质、主要问题、冲突、情绪和态度。
- 记忆是否准确？记忆的细节有意义吗？它们来自其他记忆吗？这个记忆真的是几个记忆的组合吗？
- 你的重要他人会如何记住这件事？如果他的记忆与你的有差别，那么这些差别的意义是什么？为什么人们对同一事件的记忆会不一样？这揭示了什么？
- 记忆是准确地描述了现实，还是主观地"创造"了过去？"现实"真的存在吗？

资料来源：Suler，2003.

技术 376 消除旧创伤的具体策略

咨询目的：提供处理过往童年创伤的机会。

描述：有些创伤会通过声音得到释放。一个人可能需要从身体的深处发出高声尖叫来释放自己。在创伤的心灵深处有各种各样的声音，没人能把它们全都记录下来；相反，我们需要允许一个人用声音来表达其身体深处的东西。还有一种策略是，让这个人再次告诉你他所有的创伤，让他的状态就像在海边享受大自然时一样。有时这个人需要做深呼吸，并伴随切身体验，从而获得一段救赎的全新的时光，这是一种很久以前就需要感受到的状态。来访者可以：

- 喊出来；

- 通过呼吸传达出来；
- 在情感上表达出来；
- 想象出来。

处理关于这几种感觉的问题：还有悲伤吗？还有愤怒吗？还有恐惧吗？还有幸福吗？还有兴奋吗？还有温柔吗？

技术 377　想象乘坐一部电梯下降到了更小的年龄

咨询目的：捕捉旧记忆。

描述：想象一部可以跨越 21 层的电梯。电梯上的按钮从 1 到 18，代表了你生命的前 18 年。按下一个按钮，感觉自己下降到那个"楼层"，回到你生命中的某一年龄。当电梯门打开时，走到走廊里，记住那个年龄的自己。

- 找回自己在那个年龄的记忆。回忆关于那个特定年龄的任何记忆——可以简单到你穿的裙子或西装、一张照片、一种特殊的气味，或一首音乐。
- 回到电梯里，按下更低楼层的按钮，想象自己轻缓而安全地下降。当电梯门打开时，走出电梯，进入那个年龄，找回另一段记忆。把它带回来，再上电梯。
- 按下一个低于 6 的按钮。如果可能，可以乘电梯到 1 层或 2 层，甚至到地下室（或出生）。感觉自己在一层又一层地缓慢下降，进入安全的黑暗中。在电梯停止后，走出电梯，看看发生了什么。
- 选择一段早期记忆。当你找回一段很重要的记忆时，坚持下去，继续想象它：
    - 你在哪里？
    - 谁和你在一起？
    - 你感觉怎么样？
    - 你看到周围有什么颜色和形状？
    - 有什么声音和气味？
    - 你最了解的是什么？
- 留在现场，直到你找到隐藏的细节。继续闭上眼睛观看场景，聚焦于事件的细节：
    - 你周围发生了什么事？你注意到什么是你之前没有注意到的？
    - 你能听到别人说了些什么？
    - 这个场景什么时候结束？
- 回到电梯里，带着你找回的记忆慢慢地回到地面。

- 回到电梯里，关上门，按下 21 层的按钮，感受电梯在上升。回到现实。在睁开眼睛之前，先问自己：
  - 为什么这段记忆对我很重要？
  - 它还能唤起什么？
- 试着写下你看到、听到和感受到的东西。像个孩子一样讲述你的故事：
  - 聚焦于一个在几分钟内发生的短暂的事件；
  - 保持孩子的观点；
  - 使用现在时，就好像它正在发生一样。

技术 378 　阴影练习

咨询目的： 识别身份中被抑制的部分（Suler，2003）。

描述： 想象一个你认识却不太喜欢甚至讨厌的人。在一张纸上写下对你那个人的描述。写下这个人的性格有哪些地方是你不喜欢的，尽可能写得具体一些。

- 在你写的东西周围画一个方框，方框的顶部写上"我的阴影"。你写下的是你隐藏的部分，是被你抑制或隐藏的地方。这就是荣格所说的**阴影**（shadow）。
- 也许这是你因为害怕而不能接受的一部分，或者因为某种原因而憎恨的一部分。
- 也许这是你需要以某种方式来表达或发展的一部分。也许你甚至暗自希望自己能成为自己讨厌的那个人。
- 处理我们自己被抑制的部分如何投射到别人身上，以及我们有时如何选择跟这些"怨恨"的人建立亲密关系。

技术 379 　《易经》

咨询目的： 获得自我觉察力。

描述：《易经》是中国道教典籍之一。它由 64 卦组成，每一卦都是一个图像或符号，适用于特定的复杂社会、心理和精神状况。易经就像一位明智的顾问或一个神谕。在我们对生活中的担忧或情况提出问题后，抛硬币或随机分类短棍，由此产生的结果配置指向《易经》中相应的卦象。卦象将有助于澄清当前的情况和精神状况，预测未来的结果并提供建议。

卡尔·荣格对《易经》很着迷，并提出"共时性"（synchronicity）的概念，指的是一个人的思想、硬币或木棍和卦象之间的相互联系。当意义上相关的两个事件同时发生，而非因果关系时，就会发生共时性。比如，一个人梦到自己的一个亲戚去世了，后来才知道这个亲戚在他做梦的同时去世了。心灵感应、预见力和其他形式的超自然体验也可以用共时性原理解释。

技术 380 展示和讲述

咨询目的： 发现更多与个人身份和自我感知有关的信息（Suler，2003）。

描述： 要求成员带一些对他们来说很重要的个人物品，一些能够揭示他们身份的重要物品［在精神分析心理学的术语中就是"**自体客体**"（self object）］。咨询师需要对成员认为这个物品对这名成员自己的影响给出反馈，并分享这名成员与其他成员自体客体之间的关系。

潜意识和意识状态的改变

技术 381 理解我们的梦

咨询目的： 获得人际关系和个人内部的觉察力。

描述： 自有记载起，梦就一直是人类精神的一部分。在过去 50 年里，与梦和梦的内容有关的科学研究不断积累起来，它们并不支持任何关于梦的具体观点，无论是"弗洛伊德式"观点还是"荣格式"观点，但它们确实支持这样一个普遍的观念，即许多梦在连贯性、与其他心理变量的相关性，以及与清醒思维之间的联系方面有意义（Domhoff，1996；Fisher & Greenberg，1977，1996；Foulkes，1985，1999）。在大脑的网络中，做梦比清醒更需要建立广泛的联结。做梦也将一种主导情绪概念化。这在创伤后的梦中表现得最为明显：创伤消失了，但在遭遇压力、怀孕或其他主要情绪问题已知的情况下，梦中依然能看到创伤。

在筛选了梦的实证研究者提出的科学证据后，弗洛伊德和荣格的理论仍然保留了三个普遍的观点：（1）做梦是一种认知过程，它利用记忆图式、情景记忆和一般知识，对现实世界进行合理的模拟（Antrobus，1993；Foulkes，1985，1999），偶尔也会出现极不寻常或极其令人难忘的梦（Bulkeley，1999；Hunt，1989；Knudson & Minier，1999；Kuiken & Sikora，1993）；（2）梦在连贯性、与其他心理变量的相关性和与清醒思维的对应性方面具有心理意义（Domhoff，1996；Foulkes，1985；Hall，1953b）；（3）梦的不寻常特征（比如，不太可能的并列、变形和不可能的行为）可能是形象思维的产物（Hall，1953a；Lakoff，1997）。文献中关于梦的其他方面还包括：

- 创伤性的梦，反映了我们对尚未解决的问题的关注；
- 反复出现的梦通常始于童年时期；
- 在反复出现的梦中，最常见的内容主题是被攻击或被追逐；
- 焦虑型梦境的特点是做梦者受到威胁或被追逐；
- 反复发生的梦通常出现在压力时期，比如，爱人去世、与父母分离或父母离婚；
- 反复出现的梦与出现创伤后应激障碍做的梦非常像；

- 梦与我们的情感关注有关；
- 人会梦到情感上的烦恼和执着，以及未完成事务；
- 梦把主观的东西客观化，把看不见的东西形象化，把抽象的东西具体化，把无意识的东西意识化。

技术 382　梦的工作：把梦写下来

咨询目的：记录梦境。

描述：梦是一封写给自己的私人信件。记录以下类型的信息可能会有帮助。

- 记录任何关于梦的内容，哪怕只是一些片段。
- 记录梦中的小细节，即使它们看起来微不足道。记录在梦中所经历的情绪或感觉。
- 记录在做梦时脑海中想到的生活事件。
- 记录入睡时的正念想法。
- 记录反映在梦中的任何其他想法、情绪、记忆或感觉。

释梦的霍尔/范德卡斯尔系统

霍尔/范德卡斯尔系统（The Hall/Van de Castle System of Dream Interpretation）是一种被称为**内容分析**（content analysis）的一般方法策略的应用。内容分析是一种试图使用仔细定义的类别和定量方法，从"文本"或梦境报告中提取含义（稍后见图 12-1）。霍尔/范德卡斯尔系统由以下八个类别组成，其中大多被分为两个或两个以上的子类别。

- 人物（再细分为动物、人类和神话人物）。
- 社会互动（再细分为友好、攻击和性）。
- 活动（通常根据身体活动和非身体活动进行分析）。
- 奋斗：成功和失败。
- 不幸和好运。
- 情绪（愤怒、忧虑、悲伤、困惑和幸福）。
- 物理环境：场景和对象。
- 描述性元素（修饰符、时间性和否定性）。

霍尔/范德卡斯尔系统将一个梦的报告视为一个故事或戏剧，包括：

- 一群角色（动物、男人和女人、朋友、陌生人）；
- 一系列的社会互动（攻击、友好、性欲）；

- 活动（思考、交谈、跑步）；
- 成功和失败；
- 不幸和好运；
- 情绪激动（快乐、悲伤、尴尬）；
- 一个或多个场景（室内与室外，熟悉与陌生）；
- 物体（椅子、汽车、街道、身体部位）；
- 描述性修饰（高、快、弯曲）；
- 涉及时间；
- 来自过去的元素；
- 涉及食物和饮食。

在一个梦的报告中，几乎没有任何元素不能在某些地方分类，有些元素属于不止一个类别（比如，拥抱某人既是一种友好的互动，又是一种身体活动）。类别的部分也可以使用，两个或更多类别可以组合创造新指标（比如，做梦者发起攻击、友善或性互动的程度，而不是这些行为的接收方，可认为是一种衡量"自信"的梦境报告）。表12-1和图12-1呈现了用于人物的各种编码符号的全景。

表12-1　　　霍尔/范德卡斯尔系统：编码符号汇总表

序号	性别		一致性		年龄
1：来访者	M：男性	F：父亲	I：婴儿		A：成年人
2：团体	F：女性	M：母亲	Y：家庭成员		T：青少年
3：个人死亡	J：联合的	X：父母	R：亲属		C：儿童
4：团体死亡	I：不明确的	B：兄弟	K：相识的		B：宝宝
5：来访者	T：姐妹	P：突出的			
6：（团体）想象的	H：丈夫	O：职业的			
7：原始形状	W：妻子	E：少数民族的			
8：变形	A：儿子	S：陌生人			
	D：女儿	U：不确定的			
	C：儿童				

资料来源：Domhoff, G. W., College Eight, UCSC, Santa Cruz, CA. dreamresearch.net. 9/22/12. 经许可转载。

```
年龄：
性别：
今天的日期：

    我们希望你写下你记得的最后一个梦，无论是昨晚、上个月还是去年。
    首先，告诉我们这个梦发生的日期：_____。接着，告诉我们你认为自己想起它的时间：_____。然后，告诉我们你记起它时自己在哪里：_____。
    请准确、完整地描述这个梦。你的报告应该尽可能地包括：对梦境内容的描述，不管你是否熟悉；描述人物的年龄、性别、以及与你的关系；任何出现在梦中的动物。如果可能，就描述你在梦中的感受——是愉快的还是不愉快的。一定要准确地说出，你和其他角色在梦中发生了什么。若有必要，可在其他纸上继续撰写报告。
```

系列：　　　梦#：　　　关键词：

类别	攻击性	友善	性	设置	备注
				客体	
	行动				
成功	失败	不幸的	幸运的	情感	

图 12-1　霍尔/范德卡斯尔系统：梦境报告

催眠疗法

　　人们发现，催眠能增强暗示的力量，能有效解决各种问题，包括情绪、习惯，甚至是身体的非自主反应。催眠还有助于对抗焦虑、紧张、抑郁、恐惧症和强迫症，有时还可以帮助人们戒除对吸烟、酒精或毒品的成瘾。它能成功缓解各种症状，包括哮喘、过敏、卒中、多发性硬化症、帕金森病、脑瘫和肠易激综合征。催眠可以控制癌症药物引起的恶心和呕吐，减少手术中的出血，稳定心跳，降低血压。它还能帮助一些人减肥，控制严重的晨吐，或在很大程度上缓解肌肉痉挛甚至瘫痪。

经历过催眠的人以非常不同的方式描述他们的体验（Farthing，1992，p. 349）：

"感觉我好像在我的'内部'；我的身体没有触及任何东西……"

"我非常清楚地觉察到自己意识的分裂。我的一部分是分析和倾听你（催眠师）；另一部分是感受分析的部分决定我应该拥有的东西。"

因此，很难对催眠状态进行单一的定义。意识似乎已被改变了，但催眠是如何发生的、它所经历的方式以及易感性，都是因人而异的。测量催眠易感性的方法包括以下这些练习。

- **翻眼测试**。睁大眼睛，眼球向上翻，放下眼睑但眼球位置不变。不过，就催眠能力而言，完成这一任务的能力并不是一个万无一失的预测指标。
- **光测试**。在黑暗的房间里凝视一个小光点。大多数人会相信光在移动，但那些看到它最频繁地改变方向的人会被认为是催眠的最佳对象。
- **柠檬测试**。一些治疗师要求初次就诊的来访者想象看着一个柠檬，感受它、拿起它，然后把它切成两半。然后，来访者需要想象自己把一些果汁挤进容器，闻一闻，喝一点。那些做了一次练习后（或者在某些情况下不止一次）就觉察到自己流口水的人可能比跟平时差不多的人更有可能成为催眠对象。

治疗师可以使用几种技术让来访者进入催眠状态：

- 让来访者观察一个来回摆动的物体，然后用单调、舒缓的声音暗示你的眼睛变得太重了，以至于无法睁开；
- 告诉来访者，在给你指令时，集中精力留意治疗师的声音；
- 让来访者从 30 缓慢倒数到 0。

在进行自我催眠时，需要坐或躺在一个安静舒适的地方（比如，你最喜欢的椅子上）。然后试着完全放松，让你所有的肌肉松弛下来，让所有的紧张感消失。为了诱发催眠状态或专注的精神状态，可以这么做：想象走在一条长长的小路上，或从一条长长的楼梯上走下去；专注于一个物体，缓慢地深呼吸；从 10 倒数到 0；一遍又一遍地重复，让你感到眼睛沉重、四肢麻木、脸庞感到温暖或凉爽；重复一个单词或短语。一旦进入了催眠状态，就告诉自己你想要的感受，或者听一段你录制了信息的音频。醒来后，从 0 缓慢地数到 10，或者反转你过去安排自己向下的意象（比如，上楼梯）。告诉自己，醒来时你会感觉很棒。

催眠疗法最大的一个好处是，它能帮助人们减轻压力的影响。许多医生和心理学家认为，心理对身体健康有直接影响。根据这一理论，紧张、焦虑和抑郁会破坏免疫力，损害人们的健康；相反，积极的态度则可以增强免疫系统，让人们更好地防御感染、毒素和其他免疫系统的入侵者。催眠可以让人们进入一种放松的状态，提供积极的建议，摆脱消极的想法，从而减轻压力。从理论上说，随着肌肉甚至血管的紧张消退，人们的血液循环会获得改善，整个身体也会感觉更健康。

技术 383　达到内心平静状态的四种方法

咨询目的：保持平静，轻而易举地放松。

描述：有时，保持内心的平静并不容易。以下四种方法可以让你在任何地方使用，从而获得内心的平静。

周边视觉

看看对面的墙，找一个位于正前方且略高于眼睛的点。在整个练习过程中，持续看着这个柔和的焦点。在这一点上集中看一段时间后，你会觉察房间的其他地方变得有些暗淡、模糊和朦胧，形成一种隧道式的视觉。

让你的眼睛盯着这一点，然后拓宽视野，越来越多地留意到这个点两侧的东西，这样注意力就能集中到你双眼的眼角所看到的东西上。通过保持周边视觉，你会留意到呼吸从胸部向下移动，可能会变慢或变深；放松面部肌肉，尤其是下颌肌肉。为了更放松，保持周边视觉，直到双手和双脚变暖。

周边视觉似乎能激活副交感神经系统，这是神经系统中产生镇静效果的部分。它能让思想、身体和情绪恢复平衡。

在公共场合讲话时，周边视觉特别有用；它的镇静效果能使演讲者看到全体观众，更了解他们所做的任何细微动作，并衡量他们如何反应。只需要进入外围视野一点点，就能接触深层的平静与安宁。

中心

对身体的特别注意会对感受和感知力量有很大影响。这在瑜伽和武术的古老传统中得到了认可。

首先，注意肚脐以下几英寸的地方，也就是身体前后中间的位置。同时直视前方，进入周边视觉。让身体放松下来，确保膝盖放松。无论你身处何地，都可以把焦点集中在身体的中心上。这么做能帮助你消除焦虑，对缓解冲突和压力很有效。

投射能量泡

想象一个能量泡，从中心点投射出来，就像科幻小说的力场一样围绕在身体周围。在这个气泡之外发生的一切压力都会从中心点反弹出来，把平静注入气泡内部。因此，外面的压力越大，内部就越平静。潜意识并不能区分想象和现实。远离混乱获得保护，不是想象，而是现实。这是处理压力情况的另一种方法。在做演讲时，将能量气泡一直延伸到房间的后墙和侧壁，然后把它轻轻地拉回，拥抱它，包括所有的观众，观众会留意到其中的不同之处。

飘浮在自己的上方

有时在情绪紧张的情况下，脱离环境，冷静下来，正确看待事物是个好主意。做到这一点的一个好办法就是飘浮在自己的上方。

想象自己从身体里飘浮出来，越来越高，低头看着自己。向上飘浮，直到你达到一个让你感到彻底舒服的高度。你会注意到，飘浮得越高，感觉就会越超脱。

你也可以用记忆或想象中的未来情况来做这件事。如果记忆涉及其他人，那么当你与他们互动时，就要飘浮在自己的记忆之上，然后观看整个场景——注意他们对你的言行做出的反应，以及你对他们的言行做出的反应。你从这个新角度学到了什么？

技术 384　呼吸练习

咨询目的：通过呼吸变得更放松。

描述：做几次深呼吸能让人放松。这是一种快速简单的减压方式，可以随时随地完成，而且不会被其他人发现。

来访者将会感到压力更小，也能更容易地处理一些事情。有压力的来访者倾向于短促呼吸，而不是放松的深呼吸。请尝试以下操作：

- 坐下或躺下；
- 慢慢地吸气，然后对自己说"我……"；
- 慢慢地呼气，然后对自己说"……放松"。

呼吸不是一件需要完成的事，而是一种被允许的东西。让呼吸平稳而自然地进行。

技术 385　体验深呼吸

咨询目的：从空气中提取生命力。

描述：每次呼吸时，想要完全扩张肺部是不可能的，也是没有必要的。不过，体验一次真正完整的呼吸会有什么感觉对于提升觉察至关重要。这项技术利用肺容量，让来访者从空气中提取大量的"生命力"。呼吸往往是无意识的，但可以有意识地对其进行控制。改变呼吸，或者仅仅是觉察它，是一种改变人们生理状态的简单方法。

试着坐下、站着或躺着做这个练习：

- 深深呼气，收紧腹部；
- 慢慢吸气，扩张腹部；

- 继续吸气，扩张胸部；
- 继续吸气，抬肩膀朝向耳朵方向抬起；
- 舒服地坚持几秒钟；
- 以相反的方式慢慢呼气，放松肩膀，放松胸部，收紧腹部；
- 重复上述步骤。

这个练习需要温和地练习，以使吸气和呼气变得平稳而均衡。初学者只需连续做两三次。

小结

本章中的所有技术都强调无意识和意识状态的改变，以促进来访者的自我理解和人际关系的掌握。无意识对人类行为的影响无法轻描淡写，童年创伤和早期关系的重要性也不能视而不见。梦境分析、呼吸训练、催眠和冥想是技术的重点，以达到更高水平的觉察和内心的平静。

荣格理论并不认为精神病理是疾病，或者因为不断变化的长期的文化规范而不正常；相反，荣格的方法对很多来自不同的文化、归属于不同的种族的来访者都有吸引力。相比之下，"症状被认为是来自个人无意识的信息，即某种东西偏离了中心，需要一些不同的东西才能给个人带来满足"（Kaufmann，1989，p.132）。沃克（Walker，1992）认为，荣格派分析师更充分地意识到社会和文化的变化本质，也许比在人类困境领域工作的其他任何专业人士更能理解来访者独特的情绪世界、压力和需要，而不管他们的文化和种族背景如何。埃斯蒂斯（Estes，1992）通过使用多元文化神话、童话和故事及其他叙事方法作为创造性的途径，进一步构思了使用荣格式话语描述女性心理的独特方式，帮助女性和少数民族与已失去或未实现的本能性、想象性或资源性的特征再次联结。

第 13 章　用于家庭系统和家庭发展的折中技术

在过去的 20 年里，从咨询流派领域来看，家庭治疗作为咨询领域的一股创新力量得到了迅猛发展。它深刻地影响了来访者及其家庭生活中的治疗进展（Schafer，Briesmeister，& Fitton，1984；Stanton，1984）。婚姻和家庭治疗师为处于不同危机阶段、存在各种障碍的来访者提供治疗。通常来说，治疗不仅涉及个人，还能利用家庭系统的力量和动力来努力解决问题。婚姻和家庭治疗师面临的问题错综复杂，贯穿了从儿童到老年的整个生命周期。治疗的目标不仅是解决当前出现的问题，还要营造健康的家庭氛围，理解和接受隔代问题。婚姻和家庭治疗是美国发展最快的学科之一。学术研究领域包括：人类发展；人格理论；精神病理学；婚姻家庭治疗中的评估、诊断、治疗和干预方法；家庭生命周期与发展；互动行为模式；跨文化、少数民族和性别问题；人类性行为；研究设计、方法和统计；伦理研究。婚姻家庭治疗师处于心理健康发展知识的最前沿，他们的工作对象是：

- 面临抑郁、重大精神疾病或情绪障碍的家庭；
- 面临离婚需要调节监护权的家庭；
- 酗酒或吸毒者及其家庭成员；
- 慢性病和残疾人及其家庭成员；
- 努力恢复生活的犯罪受害者及其家庭成员；
- 来访者和照顾他们的家庭成员；
- HIV 阳性来访者、艾滋病来访者及其家庭成员；
- 经历了毁灭性创伤事件后寻求咨询的退伍军人、消防员、警察和紧急医疗技术人员；
- 军人及其家属；
- 可能失去孩子到家庭外安置的家庭；
- 无家可归者和无家可归的精神疾病人员；
- 虐待受害者和施暴者；
- 适应美国新生活的移民；
- 有被监禁风险的青少年（及其家人）；
- 寄养家庭；
- 不治疗就得被关押的人。

例如，系统理论为治疗师诊断信息和评估出现的问题提供了概念和实践框架。当存在家庭功能障碍的线索时，家庭系统理论是适用的。

从根本上说，系统理论框架将家庭视为一个通过潜规则联结在一起的自我调节系统，其目的是维持自身。心理症状被视为家庭功能失调的表现。因此，治疗的重点是家庭系统，而不是有问题或有症状的家庭成员。心理咨询和家庭治疗的目标是促进人性和系统的成长。

治疗师一直都明白，他们处理的问题主要是在家庭中产生的，并以家庭关系的形式出现。一系列理论模型随着各自的咨询技术而不断获得发展。然而，许多治疗师是折中主义者，他们会使用最适合特定家庭和治疗环境的模型和技术。以下简要介绍了11种模式。

- **心理动力疗法**是由阿克曼（Ackerman，1958）首创的一种针对家庭治疗的客体关系方法，最初由费尔贝恩（Fairbairn，1967）和克莱因（Klein，1959）提出，由迪克斯（Dicks，1967）应用于婚姻关系。它将功能障碍视为试图解决过去问题的不当行为导致的结果。自20世纪80年代以来，在融合了深度心理学和系统论的对象关系理论和自体心理学刺激下，家庭治疗师重新燃起了对心理动力学的兴趣（Kirschner & Kirschner，1986；Nichols，1987；Sander，1989）。
- **家庭系统治疗**关注分化、代际关系、隔代功能障碍（比如酗酒）和三角定位的重要性（Bowen，1978；Kerr，1980），重点关注多代家庭系统，即交错的三角关系形如何将一代人与下一代联结起来。代际条件的观点在咨询领域非常有影响力。鲍温（Bowen，1971，1974，1975）认为家庭的主要问题是情感融合。根本的解决办法是分化。无论是在原理上还是在实践上，三角关系都是分析的首要焦点。和弗洛伊德一样，鲍温也相信早期家庭关系的重要影响。自我和父母之间的主要关系被描述为一个三角关系，会对生活产生重大影响。
- **体验式家庭治疗**旨在改变家庭成员。家庭被当作来访者集群而不是系统来对待。人际关系的变化和成长比解决问题更重要。治疗师寻求强烈的情感意识、表达技术，以及采取自我表露、戏弄、讽刺、幽默、个人对抗、矛盾意图和示范形式的干预（Duhl，1983；Duhl & Duhl，1981）。
- **沟通治疗**描述的病理为功能失调的沟通模式（Bateson，1972；Jackson & Weakland，1961；Satir，1967；Satir & Baldwin，1983）。治疗的重点是改变人际互动模式，以促进成长、提高自尊、解决冲突，并对功能障碍的沟通做出新的适应性反应。
- **结构性家庭治疗**将家庭功能障碍视为家庭结构的结果（Haley，1976，1984；Minuchin，1974；Taylor，1984）。智慧和觉察力只有在结构变化之后才会出现。结构家庭理论已经成为在该领域应用最广泛的概念模型之一。这种方法的基本原则是，每个家庭都有一个结构，只有在家庭采取行动的时候才会显露出来。基本的结构概念是边界、子系统、结盟和互补。治疗师考虑到来访者的家庭和社会背景，为理解和治疗家庭提供一个清晰的组织框架。

- **系统疗法**强调人际关系网络对来访者的影响。这里的"关系"可被理解为个体之间任何形式的互动与交流。
- **策略性干预疗法**是阿克曼研究所、哈利（Haley，1976，1984）和塞尔维尼·帕拉佐莉（Selvini-Palazzoli，1978）设计的一种治疗改变的简短治疗模式。策略性干预旨在改变家庭中特别抗拒改变的强大规则。
- **交互作用分析**由埃里克·伯恩（Eric Berne，1961，1964）创立，用来处理其他技术可能不予考虑的人格方面——行为、人际关系和内在心理。它是一种契约形式的治疗，专注于父母、成人和儿童的自我状态，以及关于重新决定和改变的各个方面。
- **多家庭团体治疗**最早由巴哈蒂、亚纳基拉马里亚和查纳巴斯瓦纳（Bahatti, Janakiramariah, & Channabasvanna，1982）提出。多家庭团体治疗是一种建立支持和帮助家庭的手段。家庭受益于扩大的家庭生活体验。相互支持和归属感是共同的目标；整个团体是解决问题、产生替代方案、制订变革行动计划的资源。
- **认知行为家庭疗法**主要用于教授父母如何运用学习理论来控制儿童和青少年，帮助父母用积极控制代替有害控制，并减少存在性问题的夫妻的焦虑。治疗通常以社会学习理论为基础，有时间限制，聚焦于症状。行为主义者开发了大量可靠有效的诊断和评估方法，并将其应用于评估、治疗计划，以及监测进展和结果。
- **叙事疗法**是围绕这两个简单的隐喻组织起来的：来访者的个人叙事和社会建构（即，对由文化共享假设所塑造的某种知识的客观基础提出挑战）。通过挑战刻板和悲观的事件版本，治疗师为灵活、乐观主义和希望腾出空间。叙事疗法的策略可分为三个阶段：（1）通过关注结果而非原因，将问题重新定义为不幸；（2）在不幸和成功经验的实例中寻找例外或部分胜利；（3）完成某种公共仪式来加强新解释和首选解释（Brunner，1991；Freedman & Combs，1996；White & Epston，1990；Zimmerman & Dickerson，1996）。

随着家庭经历不同的发展阶段，在重要转折期的应对技能可能会受损（Klimek & Anderson，1988）。存在功能障碍的家庭成员可能会执着于自我延续的病理模式。这类家庭的共同特征包括：

- 一个或多个有症状的成员；

- 代际界限模糊；
- 沟通模式混乱；
- 过度保护；
- 羁绊；
- 否认；
- 无法解决冲突；
- 淹没紧张；
- 寻找替罪羊；
- 压力容忍度低；
- 支离破碎、疏离、孤立的来访者；
- 不团结、假亲密；
- 扭曲的关系（比如，孤立某个成员）；
- 所有成员都持极端立场，以区别对待；
- 对来访者差异缺乏尊重。

针对这些病态倾向，诺塔莉丝和马克曼（Notarius & Markman，1993，pp.272–273）提出了以下六个简单的真相来促进夫妻之间的尊重和理解。

- **真相1：每段关系都蕴藏希望**。比如：
    - 我知道我们能解决问题；
    - 我知道他是好意；
    - 他并不是有意刁难。

- **真相2：一次贬低的语言可以抹去20次善举**。比如：
    - 带着怒气，我很少能如愿以偿；
    - 批评很少有建设性；
    - 一天一次奚落，就能让医生保住饭碗。

- **真相3：你的细微改变会导致你们的关系发生很大的变化**。比如：
    - 伴侣的改变伴随着自我的改变；
    - 今天在行为上做一些小改变，明天就会在感受上出现大改变。

- **真相4：造成问题的不是伴侣之间的差异，而是在出现差异时如何处理**。比如：
    - 猜疑时，倾听并试着联系，而不是建议和解决；

- 快乐时，我们的分歧并不重要，现在我也不会在意它们。
- **真相5：男人和女人会用不同的武器战斗，但遭受的伤害却相似**。比如：
  - 我们都是人类；
  - 我们需要团队合作。
- **真相6：伴侣需要练习人际关系技术，才能变得擅长**。比如：
  - 熟能生巧，人无完人；
  - 更好的谈话是一种途径，而不是目的地。

斯特朗和克莱本（Strong & Claiborn，1982）在夫妻关系中发现了四种破坏性的线性归因策略，这些策略在夫妻关系中成为潜在的主题：

- **辩解**。这是一种把自己的行为所产生的负面或有害后果归咎于外部原因的做法。比如："我无法控制自己的行为方式，因为我的家人不可理喻。"
- **合理化**。这是指否认一个人的内控行为存在有害意图。比如："我这么做，只是为了帮助你。"
- **虚弱**。这包括将伤害行为归咎于自身的原因，却超出了自己的控制。比如："当你那样做时，我将无法控制，因此我会离开……""你应该知道这一点，并停止你正在做的事情。"
- **诬蔑**。这是指将负面意图归咎于他人，从而使对方成为恶棍。因此，伴侣的行为被视为对伤害性行为的回应。比如："你只想在你的家人面前贬低我，这样你就能感觉优越。"
（Weeks & Treat，2001，p.15）

戈特曼（Gottman，1994）发现，当夫妻"在情感行为和婚姻互动中，消极多于积极"时，他们更倾向于离婚。以下四种截然不同的消极互动被他称为"末日四骑士"，最能预测离婚，定义如下。

- **抱怨/批评**。抱怨是对某一特定问题表达不同意或愤怒的一种方式，在多次和沮丧的尝试后，抱怨可能升级为批评，变得更有批判性、全面性和谴责性。
- **蔑视**。对另一个人嘲笑、侮辱的决定或讽刺，表明其无能或荒谬（比如，不赞成、鄙视、评判、贬低等）。
- **防御**。试图避开或保护自己免受感知到的攻击。回应包括否认对某个问题的责任、反击或抱怨。
- **冷战**。听者对说话者不予反馈，在二者之间设置了一道"石墙"。在情感上，说话者认为听者疏离、自恋、敌对、否定、冷漠或缺乏兴趣（Gottman，1994，p.110）。

上述这些将夫妻固定在一种与他人相处的哲学中；为了促进沟通、尊重和共同解决问题，但也强调了一些可能发生的障碍，让治疗师更好地理解关系中的动态和交往，以及他们试图解决的冲突。

技术 386 生命线

咨询目的： 生命线的目的是帮助个人和夫妻检查他们的过去和现在，并对未来做出预测（Coleman，1998，p.52）。

描述：

- 为自己画一条生命线。生命线应该是来访者如何看待自己。这条线可以有各种形状和形式，是跌宕起伏的。
- 从过去的某个地方开始，投射到未来的某个点。来访者应该从他最早的记忆开始，并从现在起至少规划一年。
- 注意影响来访者生活的重大事件。
- 为说明清楚，请使用以下符号进一步说明生命线：
    - ! = 来访者承担的风险或机会；
    - X = 障碍，某物（或某人）阻止来访者得到他想要的或做他想做的；
    - 0 = 别人为来访者做的决定；
    - + = 积极的、令人满意的或适当的决定；
    - – = 消极的、令人不满的或不恰当的决定；
    - ? = 来访者对未来预期的决定（即，从现在起到两年后）。

详细讨论生命线。治疗师应该要求来访者对生命线上的各种问题以及事件进行反馈和澄清。

技术 387 构建双方都能接受的方案

咨询目的： 让双方都做出一点让步，找到共同点，在同一个问题上达成妥协。这些策略适用于可解决的问题（Gottman，1999，p.233）。

描述： 在这个练习中，夫妻双方共同努力，试图发展出一种思考问题的共同方式，并开始构建一个双方都能接受的折中方案。他们应该问自己的伴侣如下问题。

- 我们如何理解这个问题？我们能否达成共识？
- 这里的共同感受或最重要的感受是什么？
- 我们有什么共同的目标？

- 为了实现这些目标,我们能达成什么共识?

技术 388　分享家庭仪式的意义

咨询目的:建立或提升仪式的共同意义(Gottman,1999,p.261)。

描述:夫妻通过探索以下问题来发展自己的家庭仪式。

- 我们怎么吃晚餐?晚餐时间的意义是什么?在我们各自家庭的成长过程中,晚餐时间是如何安排的?
- 每天清晨时我们该如何道别?我们在各自家庭的成长过程是怎样做的?我们团聚时应该是怎样的?
- 就寝时间应该如何安排?我们在各自家庭中的成长过程是怎样安排的?我们希望这段时间是怎样的?
- 周末的意义是什么?我们在各自家庭的成长过程是怎样度过周末的?它们应该是什么样的?

问题还可以继续,比如,假期、生病、独处的时间、工作、孩子,等等。

技术 389　建立家庭角色的共同意义

咨询目的:围绕角色建立共同意义(Gottman,1999,p. 262)。

描述:夫妻通过探索以下问题来发展他们各自的家庭角色。

- 你如何看待自己作为丈夫或妻子的角色?这个角色对你来说意味着什么?你的父亲或母亲如何看待这个角色?二者有什么相似或不同之处?你想如何改变这个角色?
- 你如何看待自己作为父亲或母亲的角色?这对你来说意味着什么?你的父亲或母亲如何看待这个角色?二者有什么相似或不同之处?你想如何改变这个角色?

可以继续提问,比如,作为儿子或女儿的角色、作为工作和事业的角色、作为他人的朋友的角色、在社区的角色,以及如何在所有这些责任之间实现平衡,等等。

混合或再婚家庭结构

在美国社会,"混合家庭"或"再婚家庭"已成为一种常态。如今,预计超过 33% 的美国儿童和青少年在 18 岁之前会生活在再婚家庭中。伴随着冲突和丧失、建立新承诺,以及往往是突发的转变,这些家庭面临着诸多生活方式的调整和挑战。心理学家研究发现,再婚家庭的儿童和青少年面临更多的情感和行为问题,在压力环境下的适应力也更低。沃尔什(Walsh,1992)将再婚家庭中的问题分为四种基本类型:(1)最初的家庭问题;(2)发展中的家庭问题；(3) 对自我和他人的感觉；(4) 成人问题。在这四类问题中，他列举了 20 个不利于家庭和谐的问题。咨询师对这些问题的敏感捕捉有助于后续更准确的评估和更及时的干预 (p. 714)。

最初的家庭问题

- 对继父母的称呼，涉及权力和权威的问题。
- 对继父母和缺席父母的感情，涉及忠诚或效忠的问题。
- 失去亲生父母，涉及丧失和悲伤的问题。
- 与新家庭成员的乍交之欢，涉及情感纽带的问题。
- 对旧家庭结构的幻想，涉及对父母和解的幻想，尤其是那些对缺席父母有强烈认同感的儿童和青少年。

发展中的家庭问题

- 继父母的管教，涉及注意力不集中、心不在焉或过于严格。
- 家庭角色的混乱，涉及文化、个人和法律领域的角色分配带来的分歧。
- 兄弟姐妹冲突，涉及继兄弟姐妹的关系问题。
- 争夺时间，涉及与缺席父母联系的问题、父母监护权的争夺、继父母的嫉妒。
- 延伸的亲属关系网络，涉及期望、不同的价值观和生活方式、归属感，以及重要节日期间的探访问题。
- 性冲突，涉及性边界的放松。
- 随着时间的变化，涉及再婚、组织和边界的问题。
- 儿童和青少年的迁出与迁入，涉及对于穿梭于监护父母家庭与非监护父母家庭的儿童和青少年在家庭、学校和同伴关系上的影响。

对自我和他人的感觉

- 社会对再婚家庭的接受程度；
- 再婚家庭的内涵；
- 来访者的自我概念和较低的自尊。

成人问题

- 育儿对新婚姻关系的影响；
- 财务问题和义务；
- 继续在以前关系中的成人冲突和与儿童和青少年沟通的问题；
- 非监护父母在养育儿童和青少年与物质财富方面的争夺。

成功的家庭转型必须面对上述所有问题。

技术 390 失调家庭的咨询技术

咨询目的：帮助家庭成员展示他们通常如何处理各种情况。

描述：安德森（Anderson，1988）总结了一些技术，可以在评估家庭如何合作、他们的发展阶段，以及他们的实际问题和当前问题方面发挥作用。

- **测序**。提问，比如，谁在什么时候做了什么？儿童和青少年打架时，父母在做什么？
- **假设性问题**。如果儿童和青少年生病了，那么谁最有可能待在家里？你能想象哪个儿童和青少年成年后会住在家里？
- **度量报告**。比较彼此的愤怒、权力、需求和幸福在量尺上的大小。
- **家谱图**。整理家族代际发展的信息，揭示家庭规则、角色和神话的传递（Bowen，1978）。
- **跟踪**。家庭如何处理问题？比如，"当 × 发生时，你们感觉如何"，而不是"当 × 发生时，你感觉如何"。这样的问题有助于把注意力集中在家庭而不是个人身上。
- **雕塑**。制作一幅家庭的静态图，通过让成员在彼此身体上定位来象征关系。这种技术可以用来打破自我防御，帮助非言语成员表达自己。
- **悖论式干预**。指导家人做一些意想不到的事情；观察家庭因反抗或不服从而发生的变化。这通常适用于高度抗拒或僵化的家庭。

技术 391 家庭安全观察

咨询目的：为危机干预提供家庭网络；为自我毁灭行为提供干预策略。

描述：家庭安全观察（Stanton，1984）是一种强烈的干预策略，以防止家庭成员（比如，有自杀倾向的青少年）的自我毁灭行为。安全观察还适用于诸如虐待儿童、自残、饮食失调、吸毒或酗酒等问题。操作步骤如下。

- 家庭成员负责观察。他们从核心家庭、大家庭和家庭朋友网络中挑选参与观察的人。建立 24 小时的轮班时间表，以确定青少年在 24 小时之内做了什么。也就是说，他们睡觉、吃饭、上课、做作业、玩游戏或看电影等，都需要有组织、有计划。

- 干预团体的组长与家庭成员协商以下事宜：（1）确定家庭资源和支持系统是什么；（2）找出让这些支持系统参与工作的方法（比如，"你认为哈里叔叔能拿出多少时间来照看你的孩子？"）；（3）设计一个详细的安全监视计划；（4）制定时间表和轮班，以便有人每天24小时陪伴处于危险中的儿童或青少年。

- 建立一个备用系统，以便值班人员在需要时可以从其他人那里获得支持（一个重要的规则是，儿童和青少年必须在家人的视线范围内，即使是在浴室或睡觉的时候）。告知家人，第一个星期将是最艰难的阶段，有危险的儿童或青少年可能会试图操纵局面（比如，假装没事）以让自己独处。

- 协议需要约定好，如果因监视疏忽而松懈，导致处于危险中的儿童或青少年企图自杀或试图以某种方式挑战该约定时，那么该制度将会因此而加强。这是一种治疗措施，可以降低家庭在一年内问题复发时的挫败感。

- 安全观察的主要目的是动员家人照顾他们自己，并感到有能力这样做。由于任务围绕着观察展开，因此家庭、儿童或青少年和专业人员作为一个团体，需要共同商讨确定儿童或青少年必须做到什么程度才能放松和结束观察。任务问题应该集中在个人责任、与年龄相适应的行为，以及处理家庭和社会关系上，比如：

    - 不用别人提醒就起床；
    - 按时完成家务；
    - 用礼貌友好的行为来代替抱怨和生闷气；
    - 与父母和兄弟姐妹更坦诚地交谈；
    - 少看电视，多陪伴朋友和重要的人。

- 终止观察的决定需要由家属和治疗团体共同做出。这取决于儿童或青少年没有自残行为，以及儿童或青少年在被分配的其他行为任务中的表现达到了可以接受的改善水平。如果治疗团体的任何成员觉得仍然存在风险，就要继续进行全面的安全观察。

这种方法对家庭很有吸引力，因为它让他们觉得自己很强大、很有用，并且减少了延长住院计划的费用。它还重新建立了代际边界，促进了家庭内部的交流，重新联结了核心家庭和大家庭，让儿童或青少年感到被关心和安全。此外，它还起到了一种"挤压"的作用，将儿童或青少年和家庭成员推得更近，把他们紧密地绑在一起，等待几乎不可避免的反弹或脱离。这种反弹往往是在相互纠缠的子系统中建立适当距离的必要步骤，为更可行的家庭结构开辟道路；还是一种不需要成员表现出自杀或自毁行为的结构。

技术 392　建设性地发泄不满

咨询目的：提供一种建设性的方式来建立一种新关系。

描述：巴赫和怀登（Bach & Wyden，1968）提供了以下指导方针，旨在提供一种建设性的方式来重建夫妻关系。它适用于任何对彼此有冲突或怨恨的夫妻。需要约定时间，当面对质。如果只有一个人准备直面问题，而另一个人可能拒绝面对，那么许多冲突和随之而来的对话都是无效的。需要约定一个不受打扰的时间，这能确保双方有一个更公平的沟通环境。

- 让每个人不间断地倾诉五分钟，轮流表达不满。
- 当所有的问题都被提出时，让你的伴侣重复自己所提出的问题。确保理解准确。两个人轮流重复这一过程。
- 明确表达你对对方的期望——你不会反感这种行为的。
- 共同确定你们的期望是现实的、可协商的，还是两者兼而有之的。然后就未来达成双方都满意的协议，尽可能具体地说明彼此的妥协和期望。

技术 393　打开沟通的练习

咨询目的：萨提亚（Satir，1967）提供了一种策略，能帮助夫妻达到更深层次的沟通和理解。

描述：指导夫妻做以下几点。

- 背靠背站着交谈。模拟当一方想谈论财务或日程安排时，而另一方在看报纸、做晚餐或做其他事情等经常发生的情况。
- 面对面站着，看着对方，但不说话。你觉得你的伴侣在想什么、感觉怎么样？在讨论的时候，验证你的猜测是否准确。
- 双方对视，无声交流，看看又会产生多少新沟通。
- 闭上眼睛，无声交流。
- 双方对视并交流，但不触摸对方。
- 运用各种交流方式（比如，交谈、触摸、互相对视）进行交流。

大多数夫妻发现，如果不移开视线或回避，就很难与对方发生争论。触摸和眼神交流能创造更多的亲密感。

技术 394　完全真相技术

咨询目的：承认被压抑的感觉（Marston，1994）。

描述：释放被压抑的感觉有助于控制情绪。完全真相技术有助于在冲突关系中释放多余的情感负担。给与你有矛盾的人写一封信，表达你的全部情绪，以愤怒开始，以原谅结束。

如果你读到关于原谅的部分时仍然感到愤怒或悲伤，就回到你的信中愤怒的部分，继续写下去，直到你感觉摆脱了那种特定的情绪。

- **愤怒和怨恨**。比如：
    - 我生气 _____；
    - 我讨厌 _____；
    - 我受够了 _____；
    - 我怨恨 _____；
    - 我不能忍受 _____。

- **伤害**。比如：
    - 当 _____ 时，我感到受伤；
    - 当 _____ 时，我感到被排斥；
    - 当 _____ 时，我感到难过；
    - 我对 _____ 感到嫉妒；
    - 我对 _____ 感到失望。

- **恐惧**。比如：
    - 当你 _____ 时，我感到害怕；
    - 我害怕你不 _____；
    - 我恐惧 _____；
    - 我对 _____ 没有安全感；
    - 我怕我 _____。

- **懊悔与遗憾**。比如：
    - 我很抱歉 _____；
    - 我很后悔 _____；
    - 请原谅我 _____；
    - 我不是故意的 _____；
    - 我感到难过 _____。

- **希望**。比如：
    - 我想要的只是 _____；

- 我要你 _____；
- 我希望 _____；
- 我值得 _____；
- 我希望我们 _____；
- 我真正想要的是 _____。

● **爱与宽恕**。比如：

- 我为 _____ 原谅你，为 _____ 原谅我自己；
- 我最爱你的地方是 _____；
- 我理解 _____；
- 我为 _____ 而感谢你；
- 谢谢你的 _____。

当来访者的情绪陷入困境时，可以使用这项技术。情感需要被表达出来，这样才能获得释放和治愈。这是一种安全且非常有效的释放和面对感觉的方法。

技术 395　发挥个人优势

咨询目的：发挥伴侣或家庭成员的优势。

描述：亚伯拉罕·马斯洛（Abraham Maslow）认为，我们应该更多地关注提高一个人的潜力，而不是停留在他的弱点上。按照下面的步骤操作能帮助你找出团体中每个人的优势资源。

● **步骤1**：每个人把自己的名字写在一张纸上；随机抽取其中一个人的名字。志愿者记录下这个人的优点。
● **步骤2**：被选中的人向家人表达他在自己身上看到的所有优点。
● **步骤3**：被选中的人接着问大家："你们在我身上还看到了其他的优点或潜力吗？你们认为是什么阻碍了我发挥这些优点？"
● **步骤4**：团体其他成员与被选中的人分享他们对他的优缺点的看法。
● **步骤5**：让大家幻想，如果这个人在未来五年里使用这些优势，那么他将会成为什么样子。
● **步骤6**：志愿者将笔记交给被选中的人，收到笔记的人将讨论刚才大家的谈话内容对自己的价值。同样的流程可以对另一个人重复开展。

技术 396　加强人际沟通

咨询目的：积极地倾听别人在说什么。

描述：展示倾听夫妻或家庭意见的艺术。

- **步骤 1**：在 A 回应 B 或开始一个新话题之前，A 必须重复 B 说过的话。
- **步骤 2**：在 A 阐明自己的观点之前，B 必须确认 A 已经重新表述了他所说的（和感觉）。
- **步骤 3**：咨询师询问团体中是否有人认为 B 传达了 A 没有听到的内容（言语或非言语方面的），或者是否有人对 A 所说的话有不同的解释。A 应该向 B 核实这一点。也就是说，A 应该告诉 B 他听到的信息，看看这是不是 B 想要交流的内容。

接受这样一个事实：我们通常在只听到他人所说的部分内容后就开始形成我们自己的回应、抗辩或反驳，对他人表达的言语而不是他们的感受做出反应。

技术 397　用对抗来改善关系

咨询目的：让夫妻能够以安全的方式表达真实的愤怒情绪。

描述：每对夫妻或家庭轮流讨论以下内容：

- 你做的让我生气的事情是 _____。
- 你做的最阻碍我们关系的事情是 _____。
- 你为改善关系所做的事情是 _____。

每个人都有机会面对彼此。观察对抗练习是否使他们能够以一种安全的方式真诚地表达愤怒的感觉。

技术 398　化解冲突的练习

咨询目的：创造更多积极的沟通。

描述：

- 找出导致冲突的问题；
- 讨论问题带来的痛苦和担忧；
- 明确彼此行为的后果；
- 关系中的冒犯者请求原谅并道歉；
- 被冒犯者同意原谅，以后不再提起这个问题，现在也不再提起过去（注意，旧事重提是不体面的）。冒犯者同意改变他的行为。

技术 399　夫妻之间的问题解决

咨询目的：解决冲突和分歧。

描述：以下是九种解决关系冲突的方法。

- **尊重**。不要轻视或谩骂你的伴侣。
- **关注问题本身**。描述对方的行为，而不是对方的性格。
- **一次解决一个问题**。专注于工作，不要卷入其他问题。
- **使用暂停**。当失控时，要求暂停，稍后继续讨论这个问题。
- **倾听言语背后的感受**。讨论的每件事都很重要，应该被重视。
- **不要试图成为读心者**。弄清楚对方的想法和感受。
- **尝试理解对方**。通过承认对方的观点来确认对方的感受。
- **尝试解决问题**。比如："我们能做些什么来解决这个问题？""我愿意做以下的事情……"说出来，然后去做。
- **彼此原谅和接受**。

技术 400　如何组织一次夫妻会谈

咨询目的：不带冲突地表达不满（Notarius & Markam，1993，p.204）。

描述：以下指导方针可以培养尊重和共同理解的会谈氛围。

- **确定时间**。每个星期定期安排半个小时用于交谈。
- **关注问题本身**。面对面地坐下来，每次专注于一个话题，心无旁骛地交谈（比如，没有孩子、电视、电脑或电话的打扰）。
- **使用"说话人–听话人"工具**。确定说话人以及谈论的内容。在一张纸上写下"发言权"这个词。来回转动"发言权"，只有当"发言权"指向自己时才说话。说话者应尽量让陈述简短，以便听话人能跟上。
- **不要指责和攻击**。记住，阻碍双方关系变得更积极的问题存在于夫妻之间。来访者应该关注双方的感受以及他们在问题中的角色。
- **保留休息的权利**。当讨论变得不顺利时（比如，一方开始指责、攻击或升级冲突），任何一方都可以叫停行动。此时，双方同意停止谈话，并在 24 小时内重新开始对话。

技术 401　在夫妻会谈中使用"说话人–听话人"工具

咨询目的：提供向彼此表达关心的结构（Notarius & Markam，1993，pp. 208–209）。

描述：按照下面的"说话人–听话人"的步骤使用工具，可以为寻求解决问题的夫妻提供框架和期望。

- **步骤 1**：一方作为说话人，陈述他对某一问题或事件的想法、感受或关切，然后礼貌地请求另一方理解。
- **步骤 2**：听话人试着真诚地表达理解说话人对事件 × 的想法和感受，而不是为他可能在

×中扮演的任何角色道歉，或简单地说"我理解"来反驳说话人想要说的话（这增进了彼此之间的尊重）。听话人最后要问说话人："这是你的感觉吗？"让说话人有机会澄清听话人可能遗漏的内容。听话人被指示不要介绍他的观点，直到角色转换后，他成了说话人。
- **步骤 3**：如果说话人觉得听话人真正理解了，就应该承认："是的，这就是我的感受。"继续进行前两个步骤，直到对事件×的感受被理解。最后，双方互换角色，继续同样的步骤。可以参考以下负责任的说话人指南来提高说话技术：
  - 说话人应该分享他的观点；
  - 说话人应该保持简短陈述，而不是进行冗长、详细的独白；
  - 说话人应该使用陈述句，而不是指责或攻击对方，使冲突升级，从而让对方陷入困境；
  - 说话人应该有礼貌。

技术 402 让我们约会吧

咨询目的：为夫妻生活提供更多的愉快活动（Notarius & Markam，1993）。

描述：来访者应该列出一个在约定的时间段内享受有趣活动的清单，举例如下：

- 为你的伴侣计划一个惊喜的周末，确保对方不知道目的地；
- 在一家提供早餐的旅馆住一晚；
- 参加一个无目的地的一日游；
- 学习一项可以两个人一起参加的新运动或新游戏（比如，高尔夫球课、网球课、舞蹈课、双陆棋或航海）；
- 坐豪华轿车去最喜欢的餐厅；
- 逛逛古董店；
- 一个星期不看电视，但要把节目录下来，等周末时一口气看完，平时则留出更多的时间做有趣的活动；
- 准备一顿野外晚餐，边吃边看日落；
- 在伴侣的公文包或钱包里放上爱的便条、糖果或其他惊喜。

礼物清单无穷无尽，可以根据伴侣的需求和资源进行个性化定制。

技术 403 为理解而倾听

咨询目的：改善伴侣之间的沟通。

描述：以下倾听技术可以改善沟通。

- **释义**。用你自己的话复述对方说过的话。

- **澄清**。对任何不理解的地方提问，并要求对方澄清。让你的伴侣解释他的感受。
- **建设性反馈**。告诉你的伴侣，你对他说的话有什么反应。反馈必须是即时的、诚实的、支持性的，并且对方可以合理地改变。

技术 404　接受家人的反馈

咨询目的：为家庭成员提供结构化的反馈练习。

描述：刘易斯和斯特莱特菲尔德（Lewis & Streitfeld，1970）提出了以下策略，来征求家庭成员的反馈。

- **火车上的陌生人**。想象一个陌生人要来拜访你，你的家人会在火车站接他，但他从未见过你的家人。你的每位家庭成员会如何描述其他人？要具体，不要只关注他们的穿着，更要关注他们的个性或行为特征。
- **传记**。想象一下，有人正在为你的每位家庭成员写传记。在接受采访时，每位成员会对他人说些什么——喜欢/不喜欢、高兴/扫兴、价值观/目标，等等。
- **自画像**。在每个人都有机会描述别人之后，描述你自己。
    - 在火车站，你怎么告诉别人来找你？关于你自己，你会对传记作者说什么？
    - 讨论自我印象和家人对你的印象之间的差异。你对自己有什么发现？
- **家庭形容词**。如果你只能选一个形容词来形容你的家庭成员，那么你会选什么？检查家庭成员之间的差异性和一致性。
- **雕塑**。依次走到每位家庭成员面前，把他的身体摆成你认为能体现他的特征的姿势。给这尊"雕塑"起个名字。
- **家庭分类**。为你的理想家庭写一个分类广告（比如，"理想的爸爸"和"理想的女儿"），用 20~30 个词描述你希望某位家庭成员是什么样子的。写一篇广告，列出你的特点。描述你的亲属类型，以及你可以如何改进。举例如下。

理想的父亲

"多和我的孩子在一起。要细心、热情、理解。让女儿做自己，多信任她。倾听时不要贬低别人，也不要大喊大叫。"

理想的女儿

"在没有争吵的情况下，热情且关心他人。虽然犯过错误，但愿意学习。意志坚强，有主见，非常诚实。"

技术 405　有时限的内部通信

咨询目的：处理婚姻不和；实现更公平的理解和沟通。

描述：一对夫妻被要求每个星期至少留出三次单独的约会，每次一个小时，用于进行规定的沟通。设置五分钟的计时器。在这五分钟里，第一位说话人可以讨论任何话题。听话人不得打断，但可以做笔记准备稍后反驳，计时器响起前，不做任何言语回应。

再设置一个五分钟的计时器，同样的基本规则下另一方重复这一过程。每个人都有六个五分钟的时间间隔来说话，还有六个同样的时间间隔来倾听对方的言语表达。一小时结束时，夫妻双方要拥抱对方，并停止就这些问题进行进一步沟通，直到下一个一小时的约会。

技术 406　模拟家庭法

咨询目的：探索家庭角色，觉察自己的行为以及对他人的影响。

描述：不同的家庭成员模拟彼此的行为，比如，女儿扮演父亲，父亲扮演继子。成员也可能被要求假装自己是另一个家庭的人。治疗师和家庭成员讨论他们所扮演的角色之间的共性和差异。

技术 407　"家庭语录"

咨询目的：鼓励自我意识、期望，以及代际信念体系。

描述：每个家庭都有自己喜欢的表达方式、信念体系、口号、警告或忠告。让大家回忆并列出他们自童年起所有能想到的重复的表达。比如："爸爸最了解"，可能会被理解为你没有自己的观点；"邻居会怎么想"，可能被理解为不让任何事情玷污我们在公众前的形象；"一个人的垃圾是另一个人的财富"，可能是警告不要丢弃任何东西！

让成员列出他们能回忆起的所有重复的表达，然后处理潜在的信息：它们有什么价值？它们如何影响来访者的成长或阻碍来访者的独立？

技术 408　家庭雕塑

咨询目的：评估沟通和关系。

描述：请某位家庭成员描述一次典型的家庭争吵，然后让他把每位家庭成员放在适当的位置，像制作雕塑一样来塑造这场争吵，包括手势、面部表情和触摸。接着，可以询问其他成员他会如何改变这个局面，并让每个人做出改变。

技术 409　"绑在一起"

咨询目的：更好地理解关系和交叉事务的复杂性。

描述：让每位家庭成员拿一些长绳子系在自己的腰间。接下来，让他们把绳子的另一头系在其他家庭成员身上。处理绳子由此产生的张力和重量，以帮助家庭成员理解其关系和交又事务的复杂性。

技术 410　构建家谱图

咨询目的：识别关系的亲疏、代际问题、模糊边界、沟通模式、家庭仪式，以及家庭功能障碍。家谱图（见图 13-1）对组织、概念化病例和治疗计划非常有用。

描述：家谱图是一种构建家谱的形式，可以为诊断和治疗技术提供框架（Wachtel，1982）。家谱图是一种可视化和图形化的家谱表示，显示了一个特定家族内几代人的相互作用。它允许来访者通过识别重复的行为模式和遗传倾向来分析家庭、情感、社会和人际关系。

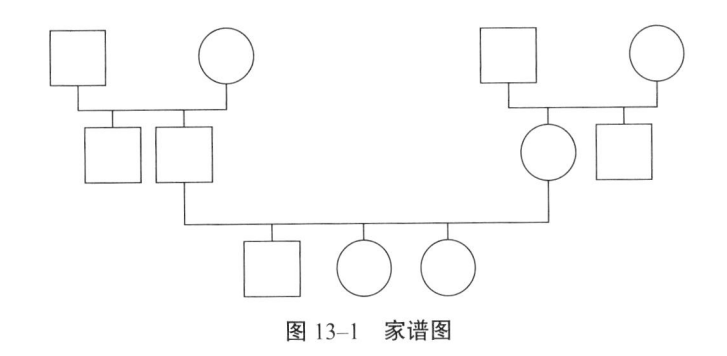

图 13-1　家谱图

它反映了自我起源于家庭背景的临床视角。系统模型、自我心理学和客体关系理论都认为，个人身份与代际家庭（过去、现在和未来）错综复杂地交织在一起（Bowen，1978；Erlanger，1990；Kohut，1971；Scharf & Scharf，1987）。代际问题在家庭动态中扮演着重要角色。每个家庭有不同的"剧本"，在任何一个家庭中都可能有好多个方向和期望。

家谱图在相对较短的时间内提供了大量的信息。家谱图有三种类型，分别是基本家谱图、距离家谱图、细节家谱图。基本家谱图关注来访者的性别、出生日期、职业、婚姻、离婚、再婚或死亡情况。距离家谱图关注的是家庭系统内的人际关系。细节家谱图提供了一个三代家庭的更全面的图表，重点关注人格特征、异常环境、家庭主题、家庭角色、传统、信仰体系和人际关系结构。

在绘制家谱图的过程中，可能会发生许多治疗方面的情况。首先，绘制家谱图的过程为访谈提供了一个话题，同时培养来访者和咨询师之间的共情关系。其次，家谱图可能会把话题从被识别的来访者身上转移开，巧妙地将情况重构为"家庭问题"。最后，家谱图为回顾生活提供了一个自然的框架，在更广泛的背景下呈现问题，同时识别可能将过去与未来联系起来的心理资源。另一种分析是从距离家谱图的视角，识别情感联系和代际关系。咨询师可能希望关注来访者的关系或家庭"剧本"。在任何一个家庭中，都可能有多套干预方案。

团体变式

- 让团体里的每个人都带上他们各自的家谱图；
- 在屋子中间围成一个圈，把这些家谱图放在那里；
- 让每个人闭上眼睛进入冥想状态；
- 让每个人在冥想状态中，邀请他们最喜欢的人来支持他们；
- 请求在每个家谱图中所代表的负能量、纽带、实体和问题被释放，并转化为圆圈中所有相关者的利益；
- 要求每个参与者默默祈求，在他的家庭中，他所意识到的任何特定问题都能得以解决，或任何需要获得治愈的人都能够治愈；
- 想象这束光将消极燃尽，给每个家庭成员带来治愈和保护的能量；
- 要知道，你发送给家谱图的治愈能量能传递给图中的每个人；
- 一旦你准备好了，就睁开眼睛。

技术 411　生态地图

咨询目的：提供一幅可以反映家庭和社区随时间变化的关系的流程图。

描述：给出个人或家庭与环境之间交互关系分析的可视化表达（见图 13-2）。应该特别注意：(1) 社会支持（例如，家庭、朋友、宗教组织、支持团体、邻居、宠物等）；(2) 社区资源（例如，住房援助、日托、财政援助、保健和牙科保健、精神健康、药物滥用服务、法律援助、交通、就业机会、营养等）；(3) 压力源（法律困难、家庭动态、经济问题、家庭问题、就业障碍、养育和歧视等）。

技术 412　研究家族史

咨询目的：了解家庭成员如何评估家庭中重大事件的影响（Richardson，1987）。

描述：使用索引卡，按时间顺序列出家族历史上的主要事件。在日期旁边，列出任何与家庭活动重合的重大世界事件。另外，注意任何特定事件对家庭的影响。

让来访者尽可能多地向家庭成员展示卡片。来访者能否解释不同家庭成员对不同事件所指日期是否存在差异？不同的家庭成员如何评估重大事件对家庭的影响？

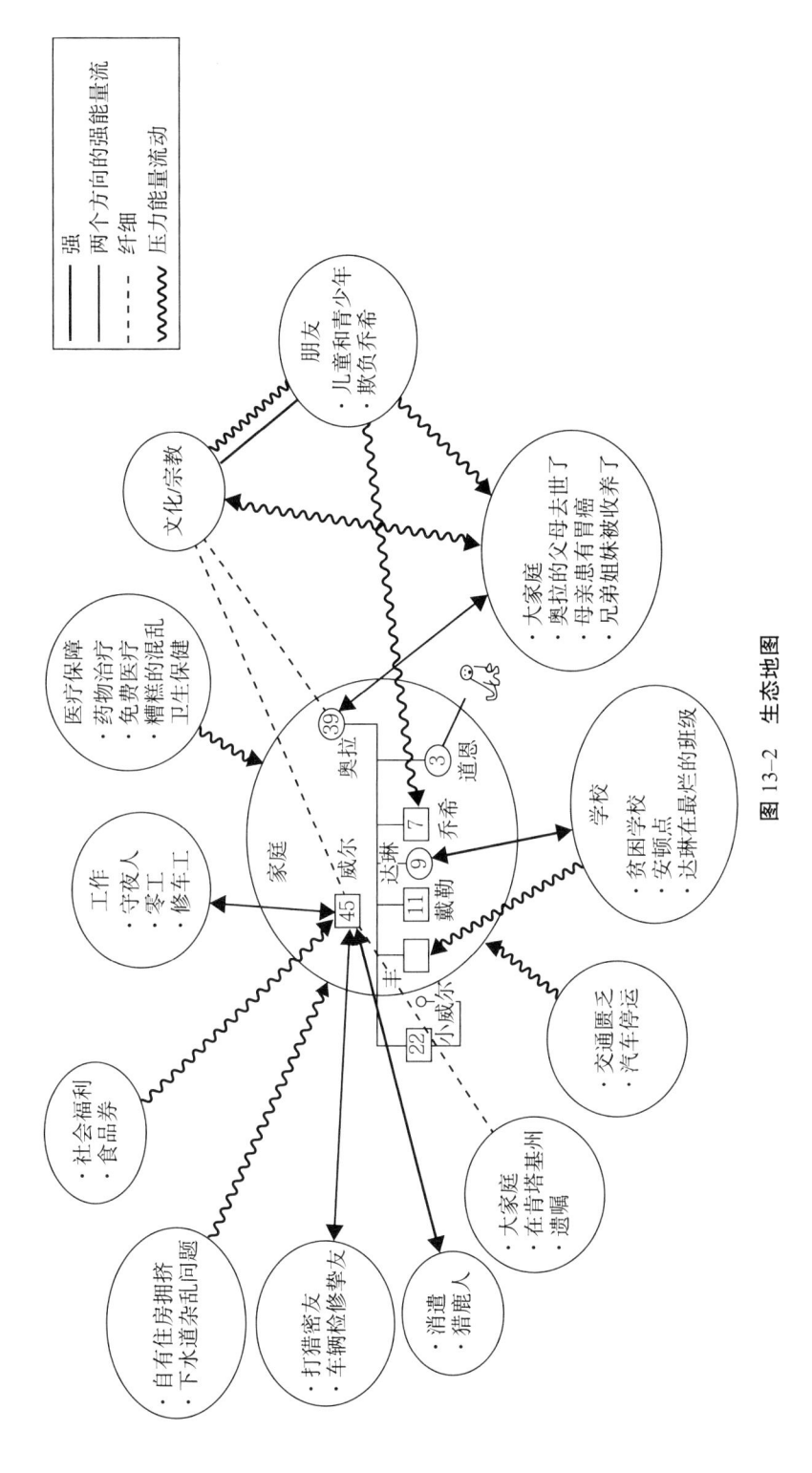

第13章 用于家庭系统和家庭发展的折中技术

图 13-2 生态地图

改编自 Hartman and Laird (1983), p. 172, *Family-Centered Social Work Practice*, The Free Press, New York.

317

技术 413　帮助受虐的幸存者

咨询目的：帮助幸存者清理家庭的负面能量。

描述：让每个人在小纸片上写下伤害过他们的家庭成员的名字，或者他们觉得与自己有负面关系的人的名字。让来访者把纸片扔进垃圾桶里烧掉。在卡片燃烧时，告诉来访者想象负面能量、问题和负面关系随着烟雾上升到宇宙中。在纸片烧完后，把垃圾桶清空。将燃烧的灰烬交还给来访者，由他们按照自己的意愿处理。一旦每个人都完成了这个部分，就要确认家庭成员列出的负面能量和烧掉的东西现在就像这烟尘一样短暂。

技术 414　画一朵玫瑰

咨询目的：帮助受虐待的幸存者将自己投射在一朵玫瑰中。

描述：为团体的每位成员准备一张大纸和一盒蜡笔。问他们："如果你是一朵玫瑰，那么你会是什么样子的？"让他们画一幅他们想成为的玫瑰花的图画。在每个人都完成后，让他们把画举起来让所有人都能看到。对一朵玫瑰可以有多种不同的解读，这是很有趣的事情。有的玫瑰种在花盆里，有的长在大自然中；有的大，有的小；有的带刺，有的没有。团体成员是为他们的玫瑰画了一个环境，还是玫瑰独自出现在画中？玫瑰是生长在墙壁、树木或有其他受保护的地方吗？现在让每位成员向大家展示这幅画，告诉其他人他为什么这样画这朵玫瑰。绘画的方式为大家理解每个人的自我形象提供了线索。大家可以为每一幅画提供怎样的见解？尽情地诠释。不过，对于一幅画的含义，每位艺术家都应该拥有最终的发言权。

技术 415　争论

咨询目的：共同解决冲突。

描述：澄清问题。咨询师应该介绍问题的大致性质，然后用争论技术了解每个人对问题的看法。

- 争论问题：在你看来问题是什么？它对你有什么影响？你对这个问题的贡献是什么？
- 这些都是具有挑战性的问题，每位家庭成员都应该带着尊重和理解的态度倾听每位说话人，避免打断或变得戒备。
- 咨询师需要在出现观点一致或观点分歧时把它们记录下来。
- 头脑风暴解决方案：尽可能多地思考，找出问题的可能解决方案。不要在此刻就分析解决方案；把它们都写下来。
- 仔细查看可能的解决方案列表，把它们缩小到适合所有家庭成员的最佳解决方案。
- 使用争论技术，了解每个人对最佳解决方案的看法。问自己："你认为哪个是最好的解决方案？为什么？这对每个人都公平吗？"

- 选择最好的解决方案。得到每个人的承诺,使解决方案发挥作用。
- 决定每个人要做什么来实现解决方案。这是提出责任、奖励、限制、后果和其他约定承诺的时候。
- 再来一轮争论,让每位家庭成员说明自己将采取什么具体行动来解决问题。

技术 416　家庭平面图

咨询目的：以不具威胁性的方式识别信息；作为家庭系统的诊断工具（Coppersmith,1980）。

描述：父母可能会被要求为原生家庭绘制家庭平面图。用一种不具威胁性的方式收集代际信息,重点关注与某人过去有意义的相关问题。

这项技术的另一个变式是让成员为他们的核心家庭绘制平面图。空间和地域的重要性经常体现在家庭平面图中。家庭成员之间的舒适程度、空间住宿和规则也常常被揭示出来。纠缠、分化、操作的家庭三角关系和子系统的迹象往往会变得明显。

技术 417　重构

咨询目的：加入家庭并对问题提出不同的视角（Sherman & Fredman,1986）。

描述：重构包括将某些内容从其逻辑上下文中取出,并将其放在另一个类别中。比如,母亲在女儿的约会后反复询问的行为,可以被视为真诚的关心和在意,而不是不信任。通过重构,消极的东西往往可以被重新定义为积极的东西。

技术 418　追踪

咨询目的：与家人一起加入治疗过程（Minuchin & Fishman,1981）。

描述：治疗师专注地倾听家庭故事,仔细记录事件及其顺序。通过追踪,家庭治疗师能够识别系统中运行的事件序列,使其保持原样。在 A 点和 B 点或 C 点之间发生的事情,可以在 D 点设计有帮助的干预措施。

技术 419　家庭雕塑

咨询目的：重建家庭系统（Duhl, Kantor, & Duhl,1973）,并以一种不具威胁性的方式评估家庭动态。

描述：作为一个团体,每次一个家庭成员会根据谁感觉和谁最亲近来塑造他们的家庭。这将通过非语言的方式完成。询问对方对自己的感觉,谁是最亲近的人或是被谁拒绝的人。允许其他团体成员承担家庭成员的辅助自我角色；指导家庭雕塑家给每个"雕像"一句台词来描述他所看到的。处理这一经验。雕塑为家庭系统的再创造提供了契机,代表家庭成员在特定时期彼此之间的关系。在治疗中,治疗师可随时使用雕塑,要求每个人从身体上安排这个家庭。儿童和青少年通常是很好的家庭雕塑家，因为他们有机会非语言地交流关于家庭的想法和感受。

技术 420　家庭社会关系网

咨询目的：发现团体中的关系模式（Suler，2003）。

描述：向团体成员解释社会关系网如何工作。圆圈代表团体中的人。一条末端带有箭头的实线代表一个人"喜欢"或感觉与另一个人很亲近（如果感觉是相互的，那么两端可能都会有箭头）。虚线代表"不喜欢"或与另一个人有冲突。线条形成的图案代表了团体内的关系和子团体的模式，以及团体的整体凝聚力。因此，如图 13–3 所示，B 和 C 之间有一个联盟；A-D-E 是子团体；A 和 B、C 和 D 之间有冲突；B 则是联结二元和三元子团体的桥梁。团体的整体凝聚力在强度上适中。

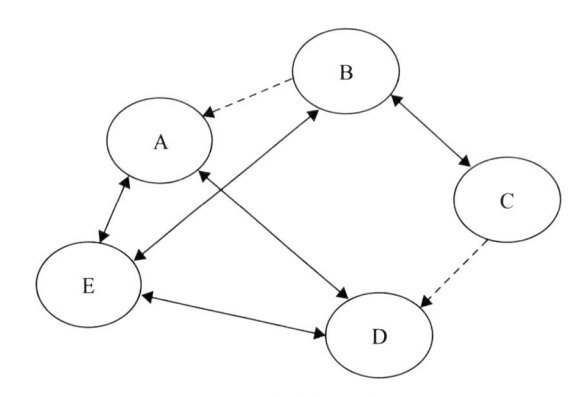

图 13–3　家庭社会关系图

资料来源：Suler, J. R. (1996). *Teaching Clinical Psychology: Family Sociograms*. 经许可转载。

请团体成员画一张自己家庭的社会关系图。处理有关社会关系图的问题，这些问题对理解这个人对其家庭的感受和态度尤为重要。

- 你先画了什么圆？
- 与团体中的其他成员互相比较，这些圆的大小有什么区别？
- 这些圆之间有什么样的关系（比如，近、远、上、下、是否挨着）？
- 这幅画或它的组成部分是复杂的还是简单的？
- 有什么东西被删除或改变了吗？

技术 421　家庭照片

咨询目的： 提供关于过去和现在功能的丰富信息。

描述： 家庭照片的一个用途是一起浏览家庭相册。对照片和事件的言语和非言语反应往往很能说明问题。这种方法的变式包括要求成员带来重要的家庭照片，并讨论带来这些照片的原因，以及找到代表过去几代人的照片。通过讨论，治疗师往往能从这些照片中更清楚地看到来访者的家庭关系、仪式、结构、角色和沟通模式。

技术 422　画出你的家庭餐桌

咨询目的： 让家庭成员检查，其原生家庭或当前家庭动态对其个性和人际动力的影响（Trotzer，1986）。

描述： 可以按以下步骤进行。

- 在一张大纸上画出你在 7~18 岁期间家人吃饭的桌子形状。
- 让你的家人围坐在桌子周围，用正方形代表男性，用圆圈代表女性。说出每个人的名字和角色（比如，母亲、兄弟、祖父）。
- 在餐桌上每个家庭成员的旁边写下对其性格的简要描述或评论。
- 在桌子的表面，写下对这个家庭的气氛以及和这个家庭生活在一起的感觉的形容词（比如，用词或短语）。
- 让每个成员与团体分享他的桌子。处理原生家庭的影响。

技术 423　健康的家庭

咨询目的： 探索家庭动态，包括功能正常和功能失调。

描述：

- 指导大家在脑海中描绘一个象征健康家庭的互动场景。
- 让每个人确定一个自己想扮演的家庭成员角色，并与团体其他成员分享自己的想法。
- 寻找志愿者。
- 让互动顺其自然。当行动达成一个自然的结果时，邀请团体成员来分享。
- 让团体中的其他成员进出角色扮演的情景［替换角色或引入新的角色（比如，阿姨、叔叔或祖父母）］。

技术 424　家庭 O 形图

咨询目的： 检查家庭中的沟通动态（Trotzer，1986）。

描述： 使用家谱图，让一名团体成员代表图谱中的每个人，包括绘制图谱的来访者。让绘制图谱的人对每个家庭成员进行言语描述，并详细说明家庭成员会做的典型陈述。每个"家庭成员"都记住这段陈述，并用所描述的家庭成员的性格来陈述。

- 一旦分配好描述和陈述的任务，就要把绘制图谱的人放在中间，并按照家谱图所描绘的方式在他周围组织其他成员。
- 从父母的形象开始，让绘制图谱的人面向那个人，并与他进行眼神交流。当他这样做时，他的家庭成员必须以人物身份做出声明。然后绘制图谱的人转到右边的下一个人，重复这个过程，直到每个家庭成员都对中间绘制图谱的人说出自己的陈述。至少重复三轮，不要中断。
- 重复三轮后，让家庭成员靠近绘制图谱的人。让他闭上眼睛，然后让所有的家庭成员做一次陈述，试图引起绘制图谱的人的注意。

15~20秒后停止这个程序，处理与绘制图谱的体验。处理所有来访者的体验。

技术425　家庭编舞

咨询目的：反映真实和理想的家庭关系。

描述：在家庭编舞中，安排超出了最初的雕塑；要求家庭成员先定位自己对家庭的看法，表明他们所希望的家庭情况。家庭成员可能会被要求重现一个家庭场景，可能把它改编成一个喜欢的场景。这种技术可以帮助陷入困境的家庭创造一个生动的场景。

技术426　召开家庭会议

咨询目的：在治疗间隙给家庭成员布置家庭作业。

描述：召开家庭会议是为了提供特定的时间让家庭成员见面，并有机会彼此分享。治疗师可能会把家庭会议作为家庭作业，并在这种情况下设置时间和规则。成员应该包括整个家庭，任何缺席的成员都必须遵守决定。会议内容可以包括家庭关心的任何内容。在家庭会议过程中，任何家庭成员都不能攻击他人。家庭会议有助于建立家庭框架，鼓励整个家庭的参与，并促进成员之间的交流。

技术427　策略联盟

咨询目的：鼓励家庭成员做出改变。

描述：这种技术通常被策略型家庭治疗师使用，包括与家庭成员会面，作为帮助来访者改变的支持性手段。个体的改变预计会影响整个家庭体系。个体往往被要求以不同的方式表现或回应。这种方法试图打破一个循环系统或行为模式。

技术 428　积极行动标签：在家庭治疗中使用治疗符号

咨询目的：揭示缺乏美德是如何引发家庭破裂、不尊重和功能障碍的（Cox，1973）。

描述：可以参考以下方式进行。

- 让一名家庭成员讨论一下，如果某一美德得以延伸，那么他会有什么感受，并试图让其他家庭成员讨论一下，他们对某一美德被剥夺（比如，当某人不耐烦的时候）的感受。
- 找一个能表达美德（比如，自律、同情、责任、勇气、毅力、诚实、忠诚或信仰等）的短语，或一篇诗歌、文章。
- 制作小金属板（比如军犬牌），把它们挂在颈链上。指导每个家庭成员佩戴他们的"积极行动标签"一个星期，并同意每天和所有其他家庭成员一起践行标签上的美德。比如，父亲同意练习"同情"，母亲同意练习"耐心"，女儿同意练习"尊重"。
- 在下一次家庭会议上，让每位家庭成员讨论他们在积极行动标签上实践指定美德的经验，以及在他们身上实践的感觉。
- 让家庭成员交换下一个星期的积极行动标签。

从帽子里随机抽取标签，家庭成员对他们得到的标签没有选择的余地。

技术 429　摆脱不幸福夫妻的七个致命习惯

咨询目的：帮助来访者看到所有有目的性的行为都是被选择的，并理解选择理论（Glasser，1999）。

描述：选择理论解释说，由于来访者只能控制自己的行为，因此当他与另一个人相处困难时，他可以试着选择能拉近双方关系的行为。治疗师指出七种致命的外部控制习惯最终会摧毁任何关系中的幸福，分别是批评、责备、唠叨、抱怨、威胁、惩罚、用奖励来控制或贿赂。几乎可以肯定的是，来访者在婚姻中会使用其中的一种或多种习惯。

治疗师需要为来访者布置作业，让他们单独完成，记录他们在婚姻中经常使用的七个习惯中的一个或多个例子。

一旦他们相信自己理解了使用外部控制语言和选择理论语言之间的区别，就应该一起讨论如何重写他们已经写下的例子。他们的任务是将他们的言语从使用外部控制语言转变为选择理论语言，这有助于明显改善他们的生活和婚姻。

技术 430　使命和遗产

咨询目的：鼓励来访者写下他们生活和性格的某些方面，这将帮助他们作为配偶更好地理解彼此（Gottman，1999，p. 211）。

描述：想象你正站在墓地看着自己的墓碑。想象你所看到的墓志铭和死后在报纸上的讣告。

为自己写一篇讣告，不需要很简短。你希望人们如何看待你的人生，如何记住你？

接下来，写下你人生的使命宣言。"你想要完成什么？你最大的奋斗目标是什么？你的梦想是什么？你死后想给这个世界留下什么遗产？你的人生梦想是什么？你这辈子最想做但还没实现的事情是什么（可以是创造你想要的东西或某种经历，比如，航海、爬山，或从飞机上跳伞）？"

接受这样一个事实：参与到你最想做的事情中是一个成长的过程。"你想成为什么样的人？为了成为那样的人，你经历了哪些挣扎？"

技术 431　情感银行存款——减压对话

咨询目的：通过学习如何在日常生活中进行减压对话来提升夫妻营造和平家庭氛围的能力（Gottman，1999，p.214）。

描述：告诉这对夫妻，这个练习涉及日常外部压力（比如，工作压力）的管理。要求他们承诺每天都进行这样的对话，每晚睡觉前至少练习 20 分钟。要求夫妻双方讨论他们各自生活中最近或即将面临的与婚姻问题没有直接关系的压力（比如，即将有自己不喜欢的亲戚要来拜访，或面临的商业风险）。他们轮流进行，每人大约 15 分钟为宜（可以适量减少）。在练习的最后 5 分钟，双方讨论如何以及每天在什么时候可以进行对话。

技术 432　通过有组织的休息来分散生理唤醒

咨询目的：在婚姻中引入"退出仪式"或"暂停"程序来管理压力（Gottman，1999，p.231）。

描述：让这对夫妻讨论以下问题。不要责备。

- 是什么让我感到不知所措？当这种情况发生时，我内心的感受是什么？我通常在想什么？
- 我通常如何提出问题或发起抱怨？
- 我会把东西存起来吗？
- 我能做些什么来安慰你吗？
- 我能做些什么来安慰自己吗？
- 当情绪失控时，可以发出什么信号让对方知道？我们能休息一下吗（这是练习中最重要的部分）？

技术 433　团队合作：纸塔

咨询目的：通过相互帮助而不是疏远彼此，在与婚姻问题无关的任务中施加和接受影响，公平地分享权力，来帮助夫妻成为一个团队（Gottman，1999，p.293）。

描述：新婚夫妻会得到一个盒子，里面装着各种各样的材料，比如，报纸、杂志、画纸、胶带、闪闪发光的胶水、魔笔、贴纸、吸管、绳子、订书机，以及其他能让盒子变得有趣的东西。治疗师会要求他们建造一座纸塔。它必须高大、强壮、漂亮，并且能够在没有支撑的情况下立住。治疗师会为他们的作品评分（在尺寸、力量、美观上，上限分别为25分、25分、50分），并就夫妻双方的团队合作情况给予反馈。最有影响力的团队成员是那个能邀请对方、提出问题、给予支持的人，而不是那个主导的人。

技术 434　专注于焦点解决疗法的家庭技术

咨询目的：识别并放大焦点解决疗法（de Shazer，1982，p. 42）。

描述：接受来访者以现实、积极的方式设定的目标，以增进合作。保持公开支持、接受治疗的姿态。聚焦于焦点解决：

- 最初的变化很小；
- 来访者间歇性地回到问题谈话中并不是失败；
- 衡量成功的标准是实现目标，而不是会谈的次数。

问一些以焦点解决疗法为重点的问题，然后用以下问题来完善答案。

- **例外**。"当问题没有发生时，事情有什么不一样？"
- **奇迹**。"让我们假装在你睡觉的时候发生了奇迹。醒来时，你会注意到发生了什么以告诉自己问题已经解决了？"
- **评分**。"从1到10分，评价你现在在什么分数的位置？你喜欢什么？如何做才能提高1分？"
- **应对**。"你能做些什么来避免让事情变得更糟？你是如何熬过这些困难的经历的？"
- **增加注意变化的准备**。"看看这个星期发生的事情如何转好将是一件有趣的事。"
- **解决任务**。"从现在到我们下次见面，留意你不想改变的是什么。"

技术 435　绘制你的情感关系图

咨询目的：绘制出人的一生中情感关系的变化（Richardson，1987，p. 18）。

描述：画一张图，用圆圈代表女性，用矩形代表男性，画出你12岁时的原生家庭（包括每个家庭成员和你自己）。把他们放在一起，或近或远，这取决于你对当时的情感关系的看法（见图 13-4）。

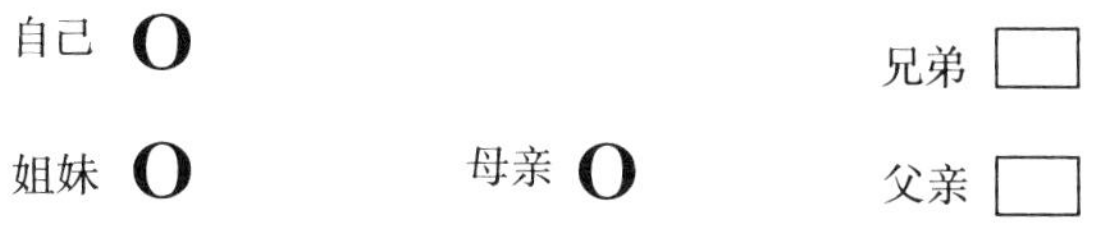

图 13-4　情感关系图

为你的 16 岁和 21 岁的画一张类似的图，注意这些年来关系的变化。画一张你和原生家庭目前关系的图。再画一张你现在的家庭关系图，包括你的配偶和子女（如果有的话）。这些家庭关系图有什么相似或不同之处吗？

小结

在过去的 20 年里，典型的家庭关系发生了巨大的变化。家庭组成结构包括混合家庭、普通家庭、单亲家庭、公共家庭、连续家庭、一夫多妻制家庭、同居家庭等（Goldenberg & Goldenberg，1985）。最新的家庭结构是隔代养育（即祖父母抚养孙辈）的家庭结构。从这个角度来看，这种家庭关系给学校、社区、儿童保育、医疗保健和劳动力带来了巨大影响。随着人口结构的变化和随之而来的多样性，依靠单一模式作为对家庭进行全方位干预的方法，效果微乎其微。由于关注健康的家庭功能，治疗师不能让自己局限于规定的操作程序、一套僵化的技术或一套假设，因此需要鼓励创造性的判断和个性化的应用。

第14章　儿童和青少年游戏治疗技术

过去20年里，游戏治疗和艺术治疗在专业领域中得到了迅猛发展，已成为临床实践中儿童和青少年治疗的首选模式，对那些还没有发展出抽象推理能力和足够语言技能充分表达感受、想法、行动和行为原因的儿童尤为重要。对儿童和青少年来说，玩具是语言，游戏可以对话。

根据美国游戏治疗协会（Association of Play Therapy，APT）的说法，游戏治疗已成为儿童和青少年的治疗模式。该协会将游戏治疗定义为"系统地使用理论模型建立人际关系过程；在此过程中，训练有素的游戏治疗师利用游戏的疗效因子，帮助来访者预防或解决心理社会困难，并实现最佳的成长和发展"（APT，1997，p.4）。卡迈克尔（Carmichael，2006）认为，游戏治疗是"一种干预，基于理论前提而被认可为一种疗法"（p.2）。沙弗和德鲁斯（Schaefer & Drewes，2009）列出了一份游戏治疗的疗效因子清单。其中一些疗效因子如下：

> 自我表达、进入潜意识、直接和间接的教学、发泄、压力接种、掌握恐惧和对抗负面情绪、宣泄、积极情绪、能力和自我控制、升华、依恋形成、融洽关系建立和关系增强、道德判断和行为彩排、共情和换位思考、权力或控制、自我感知、创造性解决问题、现实检验和幻想补偿。
>
> （pp. 3–15）

关于游戏治疗对特定人群的疗效的实证研究越来越多。

> 通过游戏，象征性地把某种恐惧或创伤经历或情况表现出来，可能会改变或逆转游戏活动的结果，使儿童和青少年走向更贴近内心的解决方案，这样他们就能更好地应对或调整问题。玩具的使用令儿童和青少年把焦虑、恐惧、幻想和内疚转移到物体上而非人身上。在这个过程中，儿童和青少年会产生安全感，不受自己的感受和反应的影响，因为玩耍能让儿童和青少年远离创伤事件和经历。
>
> （Landreth & Bratton，1999，p1）

科特曼（Kottman，2001）是该领域的杰出研究者，他是过去20年中游戏治疗发展的主要贡献者，并揭示了该治疗在儿童和青少年研究中应用愈发广泛的势头。最令人印象深刻的是那些基于经验的循证研究。由于管理式行为健康保健的影响，保健、精神卫生专业人员被要求对使用完善的、有理论基础的和灵活的干预措施负责（Reddy & Savin，2000）。如表14–1 所示，对儿童和青少年发展至关重要的问题包括虐待和忽视，以及严重的行为障碍。游戏治疗的有效性研究包括社会适应不良、孤僻行为、行为障碍/攻击/对抗行为，以及适应不良的学校行为。游戏治疗基于游戏是儿童自我表达的天然媒介这一事实，为儿童和青少年"玩出"自己的感受和问题提供机会，就像在某些成人治疗中，来访者"说出"自己的困难一样。

表 14–1　　　　　　　　针对特定人群游戏治疗的支持研究

游戏治疗中所呈现问题的类别	作者
虐待和忽视	Benoit，2006
	Hall，1997
	Kelly & Odenwalt，2006
	Knell & Ruma，2003
	Mullen，2002
	Palmer，Farrar，& Ghahary，2002
	Pelcovitz，1999
	Strand，1999
	Tonning，1999
收养和寄养相关问题	Booth & Lindaman，2000
	Bruning，2006
	Kolos，2009
	Kottman，1997
	Rubin，2007
	VanFleet，2009
攻击性行为	Bay-Hinitz & Wilson，2005*
	Crenshaw & Hardy，2007
	Crenshaw & Mordock，2005
	Davenport & Bourgeois，2008
	A.Levy，2008
	Ray，Blanco，Sullivan，& Holliman，2009*
	Riviere，2009
	Schumann，2005*
	Tyndall-Lind，Landreth，& Giordano，2001

续前表

游戏治疗中所呈现问题的类别	作者
焦虑或退缩行为	Brandt，2001*
	Danger，2003
	Knell & Dasari，2009
	Ray，Schottelkorb，& Tsai，2007*
	Shen，2002*
行为问题	Fall，Navelski，& Welch，2002*
	Flahive，2005*
	Garza & Bratton，2005*
	Meany-Whalen，2010*
	Packman & Bratton，2003*
	Paone & Douman，2009
	Rennie，2003*
	Riviere，2009
	Siu，2009*
	Snow，Hudspeth，Gore，& Seale，2007
慢性病和绝症	Boley，Ammen，O'Conner，& Miller，1996
	Boley，Peterson，Miller，& Ammen，1996
	Goodman，2006
	M.Johnson & Kreimer，2005
	Jones & Landreth，2002*
	Kaplan，1999
	Ridder，1999
	VanFleet，2000
抑郁	Briesmeister，1997
	Tyndall-Lind，Landreth，& Giordano，2001*
发育迟缓	Garofano-Brown，2007
父母离异	Cangelosi，1997
	Ludlow & Williams，2009
	Pedro-Carroll & Jones，2005*
	Robinson，1999
	Siegel，2006

续前表

游戏治疗中所呈现问题的类别	作者
家庭暴力和其他相关家庭问题	Green, 2006
	Huth-Bocks, Schettini, & Shebroe, 2001
	Kot & Tyndall-Lind, 2005*
	Malchiodi, 2008
	Tyndall-Lind, Landreth, & Giordano, 2001*
	VanFleet, Lily, & Kaduson, 1999
	Webb, 1999
	Weinreb & Groves, 2006
胎儿酒精综合征	Liles & Packman, 2009
哀伤问题	Bluestone, 1999
	Bullock, 2006
	Griffin, 2001
	Webb, 2006
无家可归	Baggerly, 2003, 2004, 2006
	Baggerly & Jenkins, 2009*
	Baggerly, Jenkins, & Dewes, 2005
	Newton, 2008
住院治疗	Kaplan, 1999
	Li & Lopez, 2008*
	Rae & Sullivan, 2005
自然灾害	Baggerly, 2006
	Felix, Bond, & Shelby, 2006
	Green, 2006
	See, 2006
	Shelby, 2007
	Shen, 2002*
父母酗酒	Emshoff & Jacobus, 2001
父母参与军事部署	Herzog & Everson, 2006
	Solt & Balint-Bravo, 2008
育儿压力	Doughherty, 2006
	Ray & Doughherty, 2007
完美主义	Ashby, Kottman, & Martin, 2004

续前表

游戏治疗中所呈现问题的类别	作者
选择性缄默症	Cook，1997
	Knell，1993
性虐待	Dripchak & Marvasti，2004
	Gallo-Lopez，2009
	Gil，2002，2006
	Green，2008
	Reyes & Asbrand，2005*
	Scott，Burlingame，Starling，Porter，& Lilly，2003
社会问题	Blundon & Schaefer，2009
	Fall，Navekski，& Welch，2002
	Hetzel-Riggin，Brausch，& Montgomery，2007*
	Karcher，2002
	Lawrence，Condon，Jacobi，& Nicholson，2006
创伤	Carden，2005
	Cattanach，2006
	Drewes，2001
	Fong & Earner，2006
	Frey，2006
	Kaduson，2009
	Martin，2008
	Morrison，2009
	Ogawa，2004
	Reyes & Asbrand，2005*
	Ryan & Needham，2001
	Shelby & Felix，2005
	Webb，1999，2006
	Williams-Gray，1999
目睹暴力	Nisivoccia & Lynn，2006
依恋障碍	Benedict & Mongoven，1997
	Hough，2008*
	Jernberg & Booth，1990
	Ryan，2004
	Wenger，2007

续前表

游戏治疗中所呈现问题的类别	作者
注意缺陷/极度活跃障碍	Gnaulati,2008
	Kaduson,1997,2009
	Ray,2007*
	Reddy,Spencer,Hall,& Rubel,2001,2005*
	Schottelkorb,2007*
自闭症谱系障碍	Carden,2009
	Godinho,2007
	Kenny & Winick,2009
	Mastrangelo,2009
	S. Rogers,2006
	Scanlon,2007
	R. Solomon,2008
心境障碍	Briesmeister,1997
	Newman,2009
学习障碍	Kale & Landreth,1999
言语困难	Danger & Landreth,1999*
住宿治疗中心	Crenshaw & Forearce,2001
	Robertie,Weidenbenner,Barrett,& Poole,2007*
严重品行障碍/精神病症状	Anderson & Richards,1995

* 表示实证研究。
资料来源：Kottman,T. (2001). *Play therapy basics and beyond*. Alexandria,VA: American Counseling Association. 经许可转载。

游戏治疗的历史和理论方法

本章的目的不是详细解释游戏治疗的每一种理论方法。从伦理上讲，我们鼓励读者通过APT（www.a4pt.org）及其附属机构获得进一步的知识技能培训，获得游戏治疗师的认证。

精神分析/心理动力学游戏治疗

西格蒙德·弗洛伊德首先认识到游戏治疗对儿童的价值。然而，他的女儿安娜·弗洛伊德（Anna Freud）和他的学生梅兰妮·克莱因（Melanie Klein）都认识到儿童发展的丰富性和复杂性，并将游戏治疗视为理解和治愈儿童的一种手段。克莱因（1975）聚焦于通过自发游戏与儿童的自由联系，以理解潜意识过程和幼儿被遗弃、嫉妒和愤怒的经历，这些都是与今天有关的普遍概念。安娜·弗洛伊德（1974）的方法聚焦于帮助儿童有意识地理解自己为什么会思考、感觉和行为的原因，以鼓励个人改变。她观察到可用于应对儿童和青少年成长过程中的焦虑、创伤和生活经历的种种防御。她是第一个将家长教育和学校咨询作为儿童治疗重要组成部分的心理治疗师。精神分析游戏治疗聚焦于缓解焦虑、抑郁，以及解决复杂的悲伤；克服创伤；适应离婚、分居等生活事件；克服恐惧症；在学校里成为更有能力的学习者；管理个人的愤怒、冲突和攻击性；以及学会适应学习障碍或身体障碍。

结构化游戏治疗

结构化游戏治疗是基于儿童和青少年的心理动力概念，在与儿童互动时，具有更加结构化和目标导向的一种过程。在概述治疗的重点和目标方面，治疗师起着更积极的作用。在这种背景下，莱维（Levy，1938）针对经历过某些特定创伤（比如，丧亲、暴力、欺凌）的10岁以下儿童，开发了释放治疗（release therapy）。治疗师利用游戏来重现紧张的情景，以努力释放令人不安的情绪、急性压力或创伤后应激障碍（PTSD）的症状。汉布里奇（Hambridge，1955）通过重新创造产生焦虑的情境鼓励自由玩耍来解决与创伤性事件相关的问题，拓展了莱维的工作。

关系游戏治疗和体验式游戏治疗

塔夫特（Taft，1933）和艾伦（Allen，1942）创造了关系游戏治疗。他们的重点不再强调过去的事件，而是专注于当前积极的关系，以促进治愈。儿童和青少年治疗的本质是在此时此地建立一种真实关系，并学习将这些技能转移到日常情况中，更好地处理人际关系。一种更现代的疗法是体验式游戏治疗，它建立在治疗师和儿童或青少年之间的治疗因素上（Norton & Norton，2008）。体验式游戏治疗的基本前提是，儿童和青少年"以体验而非认知的方式与他们的世界沟通，也就是说，儿童不会思考他们的遭遇，而是将自己的感受作为一种整合环境信息的手段"（Norton & Norton，2006，p. 29）。从本质上讲，通过与游戏治疗师的关系，儿童将获得一种赋权的感觉。

非指导性治疗、以儿童为中心的游戏治疗

卡尔·罗杰斯是非指导性治疗的主要倡导者，这一疗法又被称为以人为中心的治疗

（Rogers，1951）。亚瑟兰（Axline，1947）将罗杰斯的概念应用到游戏治疗中，开创了非指导性的、以儿童为中心的游戏治疗。她提出了一些必要的先决条件，比如，温暖的关系、接纳、建立一种宽容的感觉、对感受的承认和反思，以及对儿童解决自身问题的能力表现出深切的尊重。在很多圈子里，亚瑟兰都被认为是游戏治疗的主要倡导者。在以儿童为中心的游戏治疗中，游戏治疗师创造了一种无条件的积极关注、共情和接纳特点的治疗关系。通过这种治疗关系，儿童或青少年实现了他们天生的发展和成长潜力。

加里·L. 兰德雷斯（Garry L. Landreth）因其在促进以儿童为中心的游戏治疗的蓬勃发展方面的写作和工作而闻名于世。他是游戏治疗领域最受认可、最受尊敬的倡导者和创新者之一。他是北得克萨斯大学（University of North Texas）咨询辅导系（Department of Counseling）的讲座教授，也是美国游戏治疗中心的创始人。根据兰德雷斯（1991）的说法：

> 游戏治疗是按照儿童和青少年自己的方式与他们互动，为他们提供自由表达自己的机会，同时让成年人接受这种感受。我现在对那些以前看起来枯燥的儿童活动产生了兴趣。我学会了耐心，不再期待儿童和青少年会立即戏剧性地表现出来，迸发出惊人的觉察力。消除我的期望，增加我对儿童和青少年的接受程度。我从儿童和青少年自身带来的改变中得到了满足，这些变化有时会超出我自己的理解范畴，甚至我在很大程度上是无法理解的。

（p.103）

限制设定治疗

比克斯勒（Bixler，1949）和吉诺特（Ginott，1959）声称制定和实施限制对于改变治疗是必要的。比克斯勒认为"限制就是治疗"（p. 1）。通过设定限制，特别是对攻击性或发泄行为，治疗师可以更容易地对治疗中的儿童和青少年保持积极态度。设定时间限制通常可以让儿童和青少年更容易进入治疗状态。

游戏治疗

这种游戏治疗对有依恋问题的儿童和青少年最有用。其表达模式是试图复制通常存在于亲子沟通中的互动，以修复受损的亲子关系（Bundy-Myrow & Booth, 2009）。在治疗过程中，一名或多名治疗师与儿童或青少年一起工作，另一名治疗师则与父母一起工作。该设计是有时间限制的，侧重于结构、挑战、介入和培养，以及使用联合治疗师。

发展性游戏治疗

这是另一种指导性方法,也可以改善亲子关系中的依恋问题。它的重点是发展过程(Short,2008),通过治疗方法提供在早期依恋父母时被儿童忽视的培养。发展性游戏治疗师可能会抱着、抚摸或摇晃儿童,培养他们在发展过程中前进。

客体关系游戏治疗

温尼科特(1965)简要探讨了客体关系的概念,即儿童或青少年与其照顾者的关系。从本质上讲,当照顾者温暖、关怀、支持儿童或青少年时,他们就会产生信任,并认为其他人也会关怀他们。当照顾者冷漠、孤僻、疏远时,儿童或青少年就会认为他人也是如此。这种方法对有依恋障碍的儿童和青少年也很有效(Benedict,2006)。治疗师试图改变儿童和青少年对世界的理解,试图改变他们的世界观,并教会他们如何区分什么人值得信赖、什么人不值得信赖。

阿德勒游戏治疗

阿德勒游戏治疗改编自成人治疗,应用于儿童,结合了个体心理学和以儿童为中心的特点。这一疗法分为四个阶段:(1)建立相互平等的关系;(2)探索儿童或青少年的生活方式;(3)促进教育和觉察力;(4)提供再教育(Kottman,2010)。阿德勒游戏治疗师使用游戏、艺术、沙盘、音乐和其他体验式干预手段与儿童和青少年建立关系,其目的是提供洞见和发展更有建设性的思维方式,感受与重要他人的行为方式。阿德勒游戏治疗师还会与家长和老师合作,减少可能成为儿童或青少年学习障碍的情绪问题和行为问题。

认知行为游戏治疗

借鉴阿伦·贝克(Aaron Beck)的原则,认知行为游戏治疗具有指导性和目标导向。治疗师使用行为治疗和认知策略,旨在教会儿童和青少年更好地思考与自己、与他人的关系以及问题情境。游戏场景的设置与儿童或青少年目前所经历的情感、社会和行为困境平行,让儿童和青少年学习新的应对技能并实践其他适当的行为(Knell & Dasari,2009)。所有的行为都是习得的。治疗师的目的是对理想行为给予积极的强化,并消除那些被认定为不受欢迎的行为。

格式塔游戏治疗

格式塔治疗的创始人是弗里茨·皮尔斯（1973）。他关注的是人本主义，关注与儿童或青少年此时此地的相处，关注当下的情绪和行为，而不是停留在过去。作为改变媒介的中心，儿童或青少年与格式塔治疗师之间存在的是非评判性、真实和相关的对话。儿童或青少年通过游戏、角色扮演、戏剧、讲故事和音乐来觉察问题，以一种不具威胁性的方式投射情感，从而获得更好的自我意识和新的见解。奥克兰德（Oaklander，1994）使用格式塔治疗来关注儿童的自我调节、边界和自我感觉的概念，以及意识、经验和阻抗的治疗作用。

荣格分析游戏治疗

许多治疗师使用基于荣格原则的沙盘游戏治疗技术。洛温菲尔德（Lowenfeld，1950）开发了一个名为"世界"的系统，让儿童和青少年挑选微型物体来代表他们世界的各个方面，放进沙盘里讲述自己的故事。卡利夫（Kaliff，1980）采取了更直接的方法，扩展了洛温菲尔德的工作，他为每个儿童或青少年选择了特殊的微型物体，并要求他们将这些微型物体排列在沙盘中，用讲故事的方式来描述这些场景。探究儿童或青少年在言语和非言语交流中的集体无意识是荣格分析游戏治疗的目标。格林（Green，2009）和莉莉（Lilly，2006）将沙盘工作扩展到包括艺术和游戏策略，以帮助儿童和青少年探索自我、自体和集体无意识。

叙事游戏治疗

叙事游戏治疗（Cattanach，2008）以迈克尔·怀特（Michael White）的叙事治疗方法为中心（White，2005）。从根本上说，人们的生活由他们讲给自己听的故事所构成的。这些故事为他们阐释自己的生活提供了一个参照系。治疗的目标是将来访者从问题中分离出来，并将其外化，使其成为儿童或青少年能够掌握和控制的东西，而不是被故事所消耗。讲故事是一种帮助儿童和青少年与富有同情心的成年人一起处理情感的方式，目的是为他们呈现的故事创造新的选择。

生态系统游戏治疗

生态系统游戏治疗整合了多种理论概念和用于成人和家庭的治疗策略。奥康纳（O'conner，2009）建议游戏治疗应将重点从儿童和青少年生活的个别方面转移到对他们有重大影响的多个子系统，比如，家庭、学校、社区和同龄团体。在一种更具指导性的方法中，治疗师评估儿童或青少年的认知、社交、情感和身体发展水平，并计划旨在控制环境、材料和活动的治疗体验，以弥补儿童或青少年发展中的缺陷。

家庭游戏治疗

这种游戏治疗方法关注的是家庭系统问题，而不是只关注儿童或青少年。整个家庭都是来访者（Ariel，2005；Gil，2003；Sori，2006）。治疗师融合了教育者的角色，扮演推动者和角色楷模。作为一名更具指导性的治疗师，帮助父母和孩子改变他们在家庭系统中看待自己和他人的方式，以及他们如何与彼此互动。哈维（Harvey，2006）在家庭游戏治疗中融入了更多的技术，比如，表达性艺术治疗（艺术治疗、舞动治疗和戏剧治疗）。治疗师使用主题和隐喻来开发和指示新的家庭隐喻和辅导的创建，同时提供个人任务来鼓励彼此之间更适当的互动方式，增强关系和解决冲突。

孝道家庭治疗

孝道家庭治疗（Filial Family Therapy）是伯纳德·古尼（Bernard Guerney，1964）和路易丝·古尼（Louise Guerney，1975）针对3~10岁儿童及其家庭缺乏心理健康服务的问题，向父母传授基于游戏治疗而发展起来的技术。主要目标是通过最大限度地发挥父母与孩子之间的天然纽带，帮助父母成为孩子生活中治疗改变的推动者。这种方法减轻了父母的压力，提升了育儿技能，并为父母提供了理解和接受孩子的觉察力，同时减少了当前的问题。重点是父母和孩子之间的关系，而不是治疗师和孩子之间的关系。这种形式是通过一个由八位家长组成的支持团体进行替代学习，他们在10~12个星期的时间里见面两个小时，学习以儿童为中心的基本游戏治疗原则。这种动态的教学过程对于孝道治疗来说独一无二，把它与其他纯粹的教育性质的游戏治疗项目区分开来。许多实证研究证明，孝道治疗可以增加父母的共情和接纳，减少痛苦。同时，也被证明适用于不同的文化和不同的社会经济背景。孝道家庭治疗适用于与创伤和虐待有关的各种儿童和家庭问题，比如，目睹或遭受暴力、焦虑、抑郁、分居、离婚、哀伤和丧失、依恋障碍、父母的监禁，以及其他相关问题。

家庭相关玩具和养育玩具

- 玩偶家庭（比如，父母、兄弟姐妹、婴儿）；
- 娃娃房子/家具；
- 木偶家庭和动物木偶；
- 娃娃；
- 道具服；

- 婴儿奶瓶；
- 装有水的容器；
- 盛水的碗；
- 厨房菜肴。

攻击行为相关玩具

- 防喷器包；
- 带飞镖的镖枪；
- 小型塑料士兵或恐龙；
- 6~10 英尺长的绳子；
- 泡沫攻击球棒。

表现力和建筑玩具

- 蜡笔或记号笔和画纸；
- 橡皮泥、雕塑或其他建模材料；
- 沙盘与微型玩具；
- 塑料电话；
- 围巾或头巾；
- 积木或建筑玩具；
- 沉重的硬纸板砖；
- 黑板；
- 镜子；
- 胶带；
- 魔杖；
- 面具。

其他的多用途玩具

- 汽车、卡车、警车、救护车、消防车、校车；
- 扑克牌；
- 游戏币；
- 掷环或类似游戏；
- 医生或护士工具包。

动物辅助治疗

经过特殊训练的犬类正逐渐在游戏治疗中发挥重要作用，担任联合治疗师的角色。动物的存在促进了治疗师和儿童或青少年之间的信任，缓解了紧张和焦虑，促进了感受和情绪的分享。钱德勒（Chandler，2005）和汤普森（Thompson，2009）确定了一些动物辅助治疗（animal-assisted therapy，AAT）基本的治疗技术：（1）允许儿童和青少年抚摸、触碰或拥抱动物；（2）利用动物来加强治疗联盟和治疗关系；（3）利用治疗犬作为联合治疗师来加强与儿童和青少年之间的互动，对重要问题进行反思、转述、澄清、总结；并利用治疗犬理解儿童和青少年的情绪。

技术 436　与儿童的互动技术

咨询目的：建立融洽关系，增进人际关系。

描述：与儿童的互动技术包括治疗性游戏（Corder，1986；Nickerson & O'Laughlin，1982；Schaefer & Reid，1986；Serok，1986）、故事和隐喻（Brooks，1985，1987；Gardner，1986），以及角色扮演和模拟（Larrabee & Wilson，1981；Renard & Sockol，1987）。

游戏

在儿童治疗中，将游戏作为一种结构化的治疗工具，开始在专业圈子里快速发展。许多咨询师都熟悉心理治疗类游戏，比如，"谈话、感觉和做游戏"（Gardner，1986）和"思考游戏"（Parker Brothers）。跳棋或国际象棋也可以用作诊断或治疗工具。通过观察儿童如何玩游戏，咨询师可以觉察儿童对自己和他人的态度、观点和行为。

咨询师可以把游戏中的互动作为提出治疗性意见和建议的手段，也可以利用游戏的背景对儿童的行为、思维模式和感受进行解读。加德纳（Gardner，1986）发现，缺乏自尊的儿童在玩跳棋时可能会犹豫，因为他们害怕自己会输。与其冒着被认为自己无能的风险，他们可能会建议玩一些碰运气的游戏（比如21点）。

科特曼（1990）发现，游戏可以在相对较短的时间内为咨询师提供一种强化治疗关系的治疗工具。玩游戏能以一种安全的方式表达情感、思想和态度。它还为探索儿童的关注点和互动模式提供了一种结构化的形式。跳棋或国际象棋这类游戏也可以用来鼓励儿童，帮助他们学习和吸收新的行为。

故事和隐喻

故事和隐喻可以促进威胁性情绪的表达，对儿童的风险最小。相互讲故事技术是一种有效的办法（Gardner，1986）。加德纳开发了这种技术，用儿童自己的语言与他们交流，帮助他们觉察自己的行为和交往。在相互讲故事的技术中，治疗师告诉他们要做一个编故事的电视节目。为了开始这个电视节目，儿童必须讲一个完整的故事，包含开头、中间和结尾。儿童为故事创造人物、背景、主题和故事情节。治疗师在听儿童讲完故事后，要试图把握背景、人物和情节的象征意义，然后从原故事中选择一两个重要的观点，使用同样的背景和人物讲述一个不同的故事。与原故事中的人物相比，治疗师讲述的故事中的人物应该以一种更成熟、更适应的方式来解决他们的分歧（Kottman，1990）。

在创造性人物技术中，布鲁克斯（Brooks，1987）用故事来表现儿童人际生活的不同方面，比如，自尊、人际关系、信仰、价值观、感受、学习风格和应对方式。治疗师可以在治疗环节开始前记录故事的开头。从一开始，治疗师就确定了人物、背景和一些大致的主题。每个故事都包含了代表儿童和儿童生活中重要他人的重要角色。治疗师扮演某个关键人物的积极角色（比如，聪明的猫头鹰或超级英雄），与儿童交流有关问题情况的动态和解决困难的可能替代方案（Brooks，1987）。在故事的最初部分建立起背景和人物的结构后，儿童成为讲故事的人，从他的角度负责情节和主题。咨询师往往仅通过听儿童描述各种重要他人就可以产生若干隐喻，"这些隐喻将与来访者的内心世界产生共鸣，并建立起重要的理解水平"（Brooks，1985，p. 765）。考特曼认为，"通过隐喻的交流可以让儿童直接体验和表达威胁性情绪。这种被认可的距离有助于减少治疗过程中涉及的一些压力，并将阻抗转化为合作"（Kottman，1990，p. 142）。

角色扮演和模拟

角色扮演和模拟提供了一种以不具威胁性的方式尝试新技能或建立自我意识的手段。雷纳德和索科尔（Renard & Sockol，1987）提出，咨询师可以使用创造性戏剧表演（角色扮演和模拟）来促进思考、学习和社交技能。

- 增强一个人交流感情和思想的能力。
- 培养倾听技术、专注力，以及观察和讨论的能力。
- 培养想象力、自发性和可视化技能；鼓励增加独创性、灵活性和思维的细化；创造一种氛围，让儿童和青少年开始感到成功；提高合作、规划、决策、评估的能力；获得乐趣。

通过模拟和角色扮演，咨询师构建了一个最初的情景，概述在情景中有影响的任何规则，并要求儿童或青少年在特定的情景中表现出来。在整个互动完成后，咨询师与儿童或青少年一起回应体验，重点关注反应和观察。模拟和角色扮演成功地促进了多种能力，比如，同伴压力下的拒绝技能、沟通、感受处理技能、决策能力、道德困境、建立积极行为的技能，以及自信、家庭关系或人际交往能力。

适用于儿童和青少年的游戏治疗技术

对儿童和青少年来说，游戏治疗中的玩具和艺术是他们的语言，游戏是他们表达关切和对话的方式。儿童和青少年还没有发展出足够的抽象推理和语言技能来充分表达他们的感受、想法或行为的原因。因此，游戏和艺术治疗是理解儿童和青少年的一种重要手段，因为传统的谈话治疗并不合适。同样重要的是，要理解健康儿童和青少年与那些精神紊乱或遭受性虐待的儿童和青少年的游戏。表14–2提供了这两类儿童和青少年在游戏方面的一些区别。

表 14–2　健康儿童和青少年与精神紊乱或遭受性虐待的儿童和青少年游戏动态的比较

健康的儿童和青少年	精神紊乱或遭受性虐待的儿童和青少年
与治疗师的关系 健康的儿童和青少年会与治疗师建立一种更开放、更直接的关系。他们会参与直接对话，包括眼神交流。他们可能会问你一些问题，比如："我在这里做什么，我们为什么要玩？""墙上为什么有那些图片？""我可以玩什么？""你结婚了吗，你有像我一样的孩子吗？""你多大了？" 他们会在交往中会表现出自发性、好奇心，以及真实的情感。他们会愿意谈论自己日常生活的经历和态度。比如："哦，是的，上个星期我们去了水族馆。你知道水獭可以仰泳吗？我们还看到一对水獭手牵着手！"	**与治疗师的关系** 精神紊乱或受虐儿童和青少年会意识到治疗师的存在，但可能会忽略治疗师。他们很少会有眼神交流［不过，请注意在某些文化（比如亚洲文化）中，直视会被认为不尊重］，他们可能会表现出不恰当的行为，比如，第一次见面就坐在你的腿上。他们也不想跟你接触，会不断地改变话题 **他们将表现出两种风格之一** （1）治疗师在场，他们会显得不舒服 （2）他们只会坐着等治疗师的指示，但可以试着让他们参与引导。在建立融洽关系之前，他们可能会立即跟治疗师过度接触

续前表

健康的儿童和青少年	精神紊乱或遭受性虐待的儿童和青少年
他们会以以下一种或多种关系风格进行互动 • **独立**。在单独玩耍或与治疗师一起玩耍时，他们会感到同样舒适。他们在玩耍时会很开心，经常唱歌或哼唱。他们可能会唱自己的歌，然后试图让你也唱一首歌 • **合作**。尽管许多儿童和青少年在自尊心上有挣扎，完成并赢得比赛感觉良好，但这些儿童和青少年更容易接受自己有时候也会失败的事实。因此，他们没有表现出强烈的竞争或依赖情绪。在玩游戏时，治疗师有时会故意输掉比赛	**他们会以以下一种或多种关系方式进行互动** • **依赖**。他们会等待治疗师为他们做事情，希望被告知做什么，并倾向于问很多问题，比如："这是什么？""你怎么玩这个？""它该用来做什么？" • **竞争**。由于缺乏信任，他们可能想接触治疗师，同时又几乎被驱使着保持对关系的控制。他们每次都想赢，为了赢会做任何必要的事情，即使这意味着在活动完成前退出，因为治疗师赢定了。同样，在这种情况下，治疗师可能会故意输，从而给他们一种控制感。当与兄弟姐妹相处时，他们会彼此竞争，争夺治疗师的关注，因此建立基本的规则和边界是很重要的
互动 他们可以自由地询问治疗师。还可能会立刻质疑游戏室的限制 为游戏治疗室设置规则和边界很重要，比如： • 如果你不想玩玩具了，就要把玩具放回原位 • 不要故意毁坏玩具 • 制定一个五分钟规则，比如："五分钟内我们就结束这个活动了。"计时器对保持工作状态很有用 • 不要把玩具放进嘴里 • 除非有适当理由（比如，治疗师会和儿童或青少年来回扔球，以建立融洽的关系），否则不要乱扔东西	**咄咄逼人** 从治疗的第一刻起，他们的游戏往往会变得咄咄逼人，迫使治疗师在治疗过程一开始就频繁设定限制。然而，一旦过了这个测试阶段，治疗师就不必设置那么多限制，尽管为确保有序依然有必要这样做，因为有可能会攻击治疗师。此外，他们还倾向于反复玩同样的游戏
游戏的灵活性 他们会自由地熟悉游戏室，也将使用更多种类的玩具和材料。如果他们正在构建某个场景，但无法找到该场景的一个重要部分，那么他们可以灵活地使用不同的玩具，并假装这是所需的玩具。在这一场景完成以后，他们就会用同样的玩具来建构一个新场景	**游戏中的刻板** 他们倾向于关注那些能让他们重构自己的世界和他们遭遇的虐待事件的玩具。受内心驱使，他们无法在其他场景中使用这些玩具。如果找不到准确的玩具来复制想要的场景，他们就会放弃整个场景

续前表

健康的儿童和青少年	精神紊乱或遭受性虐待的儿童和青少年
强度水平 他们会对游戏或游戏中的某些特定项目表现出轻微到中等的强度。他们会把游戏作为一种在学校或家中不能轻易表达或安全表达，以及暂时的紧张或冲突的情感探索手段。他们偶尔会默默地玩耍。即便在沉默中，气氛也会保持在一种令人舒适的强度水平上。他们的游戏模拟了在自身世界中观察到的东西，成了生活的彩排	**强度水平** 他们的游戏、动作和言语的强度水平都很高。尽管他们的活动可能会很快改变，但在不同游戏环境中强度依然保持不变。在咨询结束时，治疗师可能会感到筋疲力尽
开放 他们能直接表达消极的感受和态度。在游戏中，可能会发生某个人公开表达他们对其他人不满的情况。因为游戏中的主题聚焦于表达儿童和青少年的感受，所以它们更容易辨别。他们将继续表达这样的感受，直到他们释怀和满意	**扩散游戏** 他们在游戏中会表现得更扩散（即他们不会在游戏中直接表达自己的情感）。幻想游戏会离题、混乱，没有任何秩序或模式，或者他们将只关注一种情绪（比如挑衅），或者他们有时会压抑自己的愤怒，只能表达快乐的情绪，以此作为他们内心狂怒的防御。这些特点使得识别主题变得困难。虽然这会让治疗师沮丧，但重要的是要记住，将儿童游戏的隐喻转变为成人的认识是不可能的。幸运的是，为了治疗这些儿童和青少年，这一点并不是必需的
整合 他们可能会对相同的来访者、问题、经历或场景表达负面或正面的态度。比如，代表姐姐的玩偶和代表弟弟的玩偶在一起玩，为了一些东西而打架。一旦争斗结束，他们就会再次玩了起来——"来吧，为什么我们不一起去建造……"这是对现实生活更准确的描绘。与那些紊乱或受虐儿童相比，他们的负面情绪往往表现得更温和，从轻微到中度，而非更严重的程度	**分裂** 治疗师会在他们扮演的角色中看到分裂。角色要么全是好人要么全是坏人（比如，非黑即白，即没有什么灰色地带或灵活性）。他们将无法在同一个人身上同时看到好与坏（Shapiro, 1992）。此外，游戏场景中经常会出现无数坏人、一个受害者，也许（随着儿童和青少年在治疗中的进步）还会出现一个英雄（或女英雄）的角色
分离 有些分离是儿童时期的正常部分，不一定预示未来会有分离性认同障碍（Putman, 1991）。相比之下，它可能是一种工具，可以让他们参与建设性的幻想游戏，从而解决自己内心的挣扎	**分离** 他们有时会出现解离。这种解离表现为频繁地从一个未完成的活动转移到另一个活动、冲动或粗心、记不起之前玩过的游戏、明显的恍惚状态，或行为和游戏风格的显著变化（Putnam, 1991）

资料来源：Norton, C. C. & Norton, B. E. 1997. *Reaching Children Through Play Therapy: An Experiential Approach*. Denver, CO: The Publishing Cooperative. 经许可转载。

技术 437　感受拾音器

咨询目的：儿童和青少年的视觉能力很强，感受拾音器这项技术旨在帮助儿童和青少年表达各种情绪和情感状态（McDowell，2004）：

- 黄色＝快乐；
- 蓝色＝悲伤；
- 黑色＝非常悲伤；
- 红色＝愤怒；
- 紫色＝狂怒；
- 绿色＝嫉妒；
- 棕色＝无聊；
- 橙色＝兴奋。

描述：每次从木桩中取走一根木棒时，儿童或青少年都会描述他感受到的情绪。要留意儿童和青少年回答的内容，以及他们避免使用的木棒或颜色。这种技术鼓励儿童和青少年更加开放，以及识别和表达适当的情绪。注意，冲动的儿童和青少年的精细运动技能表现较弱，或者挫折容忍度较低，可能不喜欢这个游戏。

技术 438　感受文字游戏

咨询目的：让儿童和青少年以一种愉快、不惧威胁性的方式表达和交流自己的感受（Kaduson，2001）。

描述：需要的材料包括：八张 4 英寸 ×6 英寸大小的纸、记号笔，以及装满扑克筹码的罐子。

与儿童和青少年坐在同一高度，宣布自己要玩情感文字游戏，问他们"你有什么感觉"。然后，治疗师与儿童和青少年从扑克筹码罐中去除一些筹码，并在他们面前摆放八张纸。

首先，治疗师讲述一个关于自己的故事，有积极的感受也有消极的感受。故事结束时，治疗师在合适的感觉上放上一枚扑克筹码。

其次，治疗师会讲述一个关于儿童和青少年的不具威胁性的故事，允许他们产生积极的感受和消极的感受。由儿童和青少年来放扑克筹码，并写下自己在那种情况下可能会出现的感觉。

最后，儿童和青少年讲述一个故事，由治疗师写下自己的感受。这个过程会一直持续到当前问题的主要方面被讨论完毕为止。这种方法适用于所有儿童，包括有行为问题、注意缺陷多动障碍或焦虑问题的儿童。

技术 439　姜饼人情感地图

咨询目的：姜饼人情感地图（Drewes，2001）的技术可以用在那些很难识别和整合自己情感的儿童和青少年身上。

描述：用姜饼人的形状，有眼睛、鼻子、微笑，配上快乐、悲伤、愤怒、担心、爱、害怕等词汇。让儿童和青少年试着再添加一两个感受，以扩大他们的情感词汇量，更好地了解儿童和青少年的认知技能和潜在的担忧。

让儿童和青少年为自己列出的每一种感觉选择一种颜色，用记号笔、蜡笔或彩色铅笔在感觉词汇旁边画一条小线。用他刚才谈论的一个情绪不安的情况作为参考，或者让他们想到一个在家里或学校的情绪环境。然后，让儿童和青少年在姜饼人的内部给他可能体验到的每一种情绪涂上颜色。比如，处理身体表达愤怒的图画，以及它在儿童和青少年的世界中如何发挥作用。

这在游戏治疗的最初阶段很有用，有助于评估儿童和青少年在情绪上可能受到的限制程度，以及他与自己身体之间的联系或分离程度，从而减轻焦虑。在治疗的后期进行绘图，可以评估对感受和变化的意识与整合。

技术 440　泥塑

咨询目的：泥塑过程揭示了儿童和青少年是谁，以及他们喜欢什么或不喜欢什么。治疗师自己制作雕塑效果通常会更好（Weitzmen，2007）。

描述：材料包括纸、铅笔、橡皮泥。

儿童和青少年所选的颜色会代表情绪，但建议最后再告诉他们。雕塑完成后，问他们以下几个问题：

- 你想给这个雕塑起什么样的名字？
- 每一种颜色在雕塑中代表什么？
- 你会对雕塑说些什么（可以是一个人、一个地方或一件东西）？
- 雕塑最喜欢的食物或活动是什么？
- 雕塑喜欢或不喜欢做什么，为什么？
- 雕塑想让别人知道或不知道的是什么？

这种独特的投射技术将儿童和青少年的感受放在一个物体上，提升了表达直接感受的压力，并为治疗师提供了一种安全的方式来关注未来治疗中可能出现的一些关键主题。雕塑可以作为儿童和青少年内心感受的具体表现，并以一种不具威胁性的方式让他们使用创造性艺术作为形成性表达的方式。

技术 441　说再见：断开链条

咨询目的：结束对于儿童来说是困难而痛苦的，他们经常会对此感到愤怒、被抛弃、不公平、缺乏控制。然而，如果给予儿童足够的时间，并对即将发生的事情给予警告，他们就能适应变化（Lawrence，2001）。

描述：用彩纸拼出一条简单的链条。每个链条上都写着一个日期：第一个链条是现在的日期，最后一个链条是最后一次会面的日期。将所有链条钉在一起。每当一个儿童来参加会面时，他就会断开该课程的链条。在最后一次会面中，他断开了最后一个环节。使用这项技术，结束在儿童和青少年看来就不显得意外了。这项技术特别适合年幼的儿童以及有分离焦虑的儿童和青少年。

技术 442　我的大脑

咨询目的：观察儿童生活中的积极和消极方面；以治疗专家的身份关注儿童；鼓励儿童对自己的大脑及其工作原理的迷恋；要减少儿童的防御，首先要关注他头脑中的想法，而不是对他生活的感受（Fortier，2003）。

描述：治疗师坐在地板上，准备一大张纸和各种各样的记号笔，在纸的左侧四分之三处画出儿童头部的轮廓，并在纸的上方写下这样一行字："我的大脑在思考＿＿＿＿＿＿。"

治疗师会一直谈论大脑如何思考，并鼓励儿童想出一些他想到的事情，然后沿着纸的侧边写下来。儿童经常会想到他们想念、心爱或担心的家庭成员，死去的人和宠物，学习成绩及相关问题（比如被欺负），疾病或障碍，做过的噩梦，或者一个可能虐待过他们的施虐者和发现了虐待行为的其他人。

当儿童和青少年对清单感到满意时，治疗师会让儿童为清单上的每一项选择标记不同的颜色。现在这个想法有了颜色，就请儿童用这个颜色在自己的脑海中画画，并通过他在自己的脑海中使用的空间量来反映思想的强度。处理儿童如何在消极的事情上花费这么多的脑力，尤其是那些他们无法改变的事情。

技术 443　愤怒的气球

咨询目的：愤怒的气球这项技术能帮助儿童和青少年了解愤怒是什么，以及如何恰当地释放愤怒（Horn，2001）。让儿童和青少年看到愤怒是如何在他们的内心积聚的，以及如何慢慢释放它，以免愤怒爆发时伤害自己或他人。

描述：让儿童和青少年吹一个气球，治疗师把它系好。治疗师解释说，气球代表身体，气球里面的空气代表愤怒。治疗师问儿童和青少年："气球里的空气能出去吗？""如果空气（愤怒）卡在你体内会发生什么？""你的脑海中还有空间可以清楚地思考其他事情吗？"治疗师要告诉他们："现在，在气球上踩一脚，让所有的空气（愤怒）都放出去。"气球的爆炸代表了一种攻击行为，可能会伤害某人或他自己的感情。

接下来，治疗师让儿童和青少年吹起另一个气球，然后把气球捏紧。现在，每次释放一点空气。治疗师问："气球变小了吗？""气球爆炸了吗？""当愤怒被释放时，气球周围的人会更安全吗？""这是不是一种更安全的发泄愤怒的方式？"当谈论让我们愤怒的事情并缓慢释放愤怒时，问题就有了解决的机会；否则，愤怒就会膨胀和爆发。治疗师随后可以使用各种愤怒管理技术。愤怒的气球是其中一种，适用于有愤怒管理问题的攻击性儿童和青少年，也适用于难以表达自己的愤怒、把一切都憋在心里的儿童和青少年。

技术 444 疯狂游戏

咨询目的：疯狂游戏旨在向儿童或青少年证明，愤怒是一种常见的感觉，是可以被接受的，允许他们用语言和身体来表达自己的愤怒（Davidson，2001）。

描述：治疗师准备一批木制或塑料积木，平分给自己和儿童或青少年。每个人轮流把一块积木放在前面的积木上。每次放置一块积木时，这个人都会表达一些让他生气或看起来不公平的事情。治疗师可能会提出在治疗过程中发生的无辜的或更具体的问题。一旦所有的积木都堆好了，儿童或青少年就会被要求想出一件让他真正生气的事情，做一个疯狂的鬼脸，然后把它们都推倒。

这也可以用来表达其他感受，比如，悲伤、焦虑或恐惧。

技术 445 安全地点绘图

咨询目的：评估安全感，特别是当儿童受到忽视或虐待时，要帮助他感觉受到了更多保护（Gallo-Lopez，2000）。

描述：让儿童画一处让他感到安全的地方，然后谈论这幅画。如果他不认为家里是一个安全的地方，就可能会认为学校或某个大家庭成员的住所是安全的。强化儿童和青少年与没有侵犯他的父母或照料者之间的关系很重要。

技术 446 自画像

咨询目的：这项技术有助于更深入地理解儿童和青少年是如何看待自己的（Gallo-Lopez，2000）。自画像在很多方面（比如，力量和脆弱，自我稳定性和自我价值）提供了有价值的信息。

描述：给儿童和青少年纸和记号笔，让他们画一幅自画像。重要的是让他们画出自己的整个身体，而不仅仅是脸。这可以为治疗师提供更多关于身体完整性和自我形象的信息，以及关于力量和脆弱、基础性和自我价值等问题的宝贵信息。身材和身体部位的大小、颜色、衣服、面部特征和表情，能帮助治疗师更好地理解儿童和青少年是如何看待他们自己的。在治疗结束时重复这一练习，可以帮助儿童和青少年看到，随着时间的推移，他们的自我观念发生了什么改变。

技术 447　隐私盒子

咨询目的：许多遭受性虐待的儿童不理解隐私的概念，这项技术可以有针对性地帮助他们（Gallo-Lopez, 2000）。

描述：为了强化在某些情况下每个人都有权享有隐私的观念，可以要求儿童用记号笔、亮片、羽毛、纽扣、布料、杂志图片、贴纸或宝石等物品来装饰一个纸箱（比如，鞋盒），用来盛放他自己或团体事情。然后，将这些盒子放在治疗师的办公室或壁橱里，象征着一个存放事情的私人空间。治疗师可以与他们围绕着隐私、秘密和惊喜的例子展开讨论。向他们展示"假设"场景，并要求他们确定该场景是否描述了隐私、秘密或惊喜的问题。

技术 448　身体描摹

咨询目的：引导儿童和青少年理解情绪和他们身体感受之间的联结（Gallo-Lopez, 2000）。

描述：首先，讨论和列出不同的情绪，比如，愤怒、兴奋、嫉妒、爱、快乐、悲伤、担心、孤独、焦虑、恐惧、放弃和自信。其次，给儿童和青少年印有感觉文字的贴纸。再次，用一大卷纸，让儿童和青少年仰卧在纸上，或把纸贴在墙上让他们靠着纸站着，描摹他们的身体轮廓。接着，让他们负责描摹和填充面部特征、衣服和任何他们可能喜欢的东西。使用感觉贴纸，引导他们识别自己对特定情绪的身体反应。最后，将贴纸固定在他们的身体上，描摹代表身体反应的区域，将情绪和身体的变化联系起来，以确认感觉。这样一来，他们就可以运用新获得的应对策略和解决问题的技能来管理和适当地表达情绪了。

技术 449　纸质人体模型

咨询目的：了解适当和不适当的接触，为儿童提供自我保护的策略（Gallo-Lopez, 2000）。

描述：利用一块毡板，展示代表成年人和儿童的纸质人体模型（男性和女性都要有），以帮助儿童识别身体的私密部位，进而区分适当和不适当的触摸。为了帮助他们掌握"私处是被内衣或泳衣覆盖的身体部位"这一概念，可以为这些纸质人体模型制作衣服。重点是要建立明确的界限，尽量减少刺激和焦虑。

技术 450　噩梦墙

咨询目的：对遭受性虐待的儿童来说，噩梦和睡眠障碍是常见问题，他们需要一个安全的机会来处理和面对自身的恐惧，并努力解决问题（Gallo-Lopez, 2000）。

描述： 治疗师鼓励并帮助儿童画噩梦，还要给出具体的图画方向（比如，位置、大小、形状、颜色等）。要求他们讲述关于噩梦的故事，治疗师要在同时将其记录在一张单独的纸上或图画的背面。然后，将这些图画挂在墙上，并在墙上写下"噩梦墙"。展示这些图画可以减少噩梦对儿童和青少年的影响，减少他们的恐惧和焦虑。

活动结束后，要求儿童和青少年画出或列出他们做噩梦时可以感到安全的事情，比如，和毛绒玩具一起睡觉、盖上最喜欢的毯子、使用夜灯，等等。这些图画或清单也应该被张贴在"噩梦墙"上。

技术 451　亲子联合会议：安全盾

咨询目的： 这个环节的目标是让父母和儿童就儿童的恐惧开展对话并思考解决办法，以便让儿童能感受到更多的安全感（Gallo-Lopez, 2000）。

描述： 从一张海报板上剪出18英寸×24英寸大小的盾牌形状。从盾牌顶部向下约三分之一处画一条线。父母和儿童应该一起在盾牌的顶部画出代表儿童恐惧的图画。在底部，父母和儿童一起确定并画出能帮助儿童感到安全的东西。盾牌是安全和保护的象征。儿童和父母需要与治疗师共同讨论这些内容。

技术 452　玫瑰丛

咨询目的： 用引导的想象和意象帮助儿童以安全、非侵入性的方式表达被压抑的感情、愿望、需要、渴望和想法（Oaklander, 1988）。

描述： 让儿童和青少年闭上眼睛，做几次深呼吸，想象自己是一丛玫瑰：

你是哪种玫瑰丛？花丛很小还是很大？你是枝繁叶茂的玫瑰丛还是瘦骨嶙峋的？你有花吗？如果有，是什么样的花？花是什么颜色的？花是有很多还是只有几朵？是盛开的还是只有花蕾？你有叶子吗？它们长什么样子？你的茎和枝是什么样子？你的根是什么样子？抑或你根本没有根。如果有，是又长又直吗？它们扭曲吗？它们深吗？有刺吗？你在哪里？是在院子里、在一个公园里、在沙漠里、还是在月球上？你可以在任何地方。你是在花盆里、在地里、还是在水泥地里生长？你周围有什么？周围有其他玫瑰丛吗，还是只有你？有树吗？有动物吗？有鸟吗？有人吗？你是怎么活下来的？谁来照顾你？对你来说现在的天气什么样的？你周围有栅栏或者石头吗？

然后，让儿童睁开眼睛，画出玫瑰丛，包括它所在的场景。让儿童用现在时描述玫瑰丛，就好像他就是那株玫瑰丛一样。用现在时直接对玫瑰丛提问，比如："谁照顾你？""你孤独吗？""谁住在你家？"然后，治疗师需要问儿童，他作为玫瑰丛是否在某种程度上与他的生活相似，或让他想起了什么。

青少年对这个练习的反应也很好。比如，一个17岁的青少年说，他的玫瑰丛跌倒在地上快要死了，他第一次向治疗师透露，他感觉自己需要死去。

技术453　关于愤怒的幸运饼干

咨询目的： 帮助儿童和青少年解决与愤怒相关的治疗问题，有三个有效的办法（用三个首字母为c的单词表示）：教练（coaching）、啦啦队（cheerleading）和咨询（counseling）。教练为儿童和青少年提供反馈和鼓励；啦啦队给儿童和青少年积极的鼓励；咨询则提供治疗方法，发展觉察力和应对技能（Kagan，1998）。

描述： 治疗师可以准备幸运饼干，用写有适合这个年龄段的孩子的各种关于愤怒的语录纸包裹起来。语句示例如下。

- 愤怒（anger）和危险（danger）只差一个字母。
- 你每生气一分钟，就失去60秒的幸福。
- 在生气的时候说话，你会说出令自己永远最后悔的话。
- 给你的敌人写一封永远不会寄出的愤怒的信。
- 愤怒是一种致命的东西：它会杀死一个发怒的人，因为每一次愤怒都会使他比以前有所削弱——从他身上带走一些东西。
- 愤怒是一种酸，它对储存自己的容器造成的伤害比对任何被它倒入的东西造成的伤害都要大（马克·吐温）。
- 痛苦像癌症，它会吞噬宿主。可是，愤怒就像烈火，它会把一切烧得一干二净（玛雅·安吉罗[①]）。
- 每次生气的时候，你都在毒害自己的身体系统（阿尔弗雷德·孟塔培[②]）。
- 生气，然后克服它（科林·鲍威尔[③]）。
- 嗔是心中火，能烧功德林（释迦牟尼）。

让儿童和青少年打开幸运饼干，讨论这句话如何适用于他们。教他们如何用幸运饼干的积极信息取代消极的自我对话。然后，他们可以吃掉幸运饼干。

[①] 玛雅·安吉罗（Maya Angelou），美国黑人作家、诗人、剧作家、编辑、演员、导演和教师。——译者注
[②] 阿尔弗雷德·孟塔培（Alfred Montapert），美国作家。——译者注
[③] 科林·鲍威尔（Colin Powell），美国前国务卿。——译者注

技术 454　拳头朋友

咨询目的： 展示处理愤怒的不同方法（Frey，2003）。

描述： 这是一项人手偶技术。要求儿童或青少年把手握成拳头，在拇指和食指连接处画一张脸，嘴巴可以通过活动拇指来形成。要求他们在一只手上画一张愤怒的脸，在另一只手上画一张平静的脸，然后让拳头朋友交谈。比如，愤怒的拳头可能会说："我打他不是我的错，因为他骂我。"平静的拳头可以这样说，以帮助愤怒的拳头："也许接下来你可以试着忽略它，或者在做任何身体动作之前先数到10，深呼吸，让自己冷静下来。"

技术 455　纸牌故事游戏

咨询目的： 协助诊断和评估，提高沟通技术，并提供认知技能培训（Leben，1994）。

描述： 治疗师放下一叠标准纸牌，向团体解释每个玩家在轮到自己时可以翻转两张牌。每个玩家将根据纸牌上的数字或字母编一个故事情节。治疗师首先开始设定气氛和舞台。如果治疗师抛出一个Q和一个4，他可能会说："曾经有一个出色的橄榄球四分卫①，他在一支胜利的球队中打球，周围有四个警惕的跑卫。"然后下一个玩家翻两张牌，在前一个玩家所说的基础上继续讲述这个想象的故事。随着故事的发展，卡片被排列成螺旋状。治疗师会倾听玩家的故事情节，轮到自己时，他会给予积极的治疗干预，或给出令人安心的治疗性评论。

这项技术对患有多动症、对立违抗性障碍、自卑或攻击性、孤僻或抑郁的儿童或青少年很有用。

技术 456　适用于经历丧失的儿童的艺术或语言隐喻

咨询目的： 给儿童提供推理和识别他们感觉的机会，通过画画来表达他们的感受，并在他们向治疗师解释图片时引出进一步的表达（Short，2001）。

描述： 询问儿童在失去亲人之前的感受和生活。让他表达自己对生活的感受，讲述自己在失去亲人前的生活故事。

然后，要求他讨论失去亲人这件事如何改变了自己的生活，以及他现在的感受。此时用讲故事的方式是很合适的。

治疗师会反映儿童的感受，让他想象大自然中的一些东西，并画一幅画来展示他在失去亲人之前的生活和现在的生活。在失去亲人之前的画中，可能会以鲜艳的色彩来描绘父母离婚前的阳光、花朵、绿色的草地和一个幸福的家；在现在的画中，可能只是一朵没有颜色的花，被标记为"枯萎的花"。儿童在经历丧失后描绘和经历的主要情感是悲伤、绝望和无力。

---

① 对应英文为"quarterback"。——译者注

技术 457　人格饼图

咨询目的：探索儿童或青少年个性的不同方面，以促进自我表露和自我意识，并作为治疗师良好的评估工具（Sinclair，2001）。

描述：我们在不同的环境中都有不同的表现：在学校一个样，和家人相处是另一个样，跟朋友在一起又不一样。让儿童和青少年在每个象限里画一幅画，代表他性格的不同部分。画完再看看，有没有什么东西被遗忘了或者需要添加到饼图中的？在人格饼图的中间画一只眼睛，因为每个人都有一只内在的眼睛，它赋予我们意识到自己人格每个部分的能力，这样我们就能看到自己的感受和自己在做什么，我们也有能力选择如何处理自己的感觉和行动。

变式：人格饼图的四象限可以被指定如下。

- **公我**。你向他人展示的那部分自我。
- **私我**。你不希望别人看到的那部分自我。
- **内在小孩**。你内心深处最深刻的情感，包括积极的和消极的，即使你已经长大了，但仍然感觉像个孩子。
- **内心的批判者**。你自己的一部分，它可能会贬低你、责骂你，或评判你所做的事情（Sinclair，2001，p. 75）。

技术 458　用木偶创造一个象征性的来访者

咨询目的：木偶是有用的，因为它为儿童和青少年提供了一个容易被操纵的自发机会，并为自我表达的象征性过程提供了机会（Narcavage，2001）。它们也不具威胁性，儿童和青少年倾向于认同所涉及的角色，并将自己的感受和人际冲突投射到它们身上。儿童和青少年能够交流他们的痛苦，而不必直接声称创伤经历和痛苦的情绪是他们自己的（Webb，1991）。

描述：为了消除孤僻儿童的症状，治疗师会将儿童和青少年的感觉投射到一个木偶上。比如，如果治疗师感觉儿童和青少年受了惊吓，木偶可能就会呈现为被吓到了——承认恐惧，向其保证它的安全。接下来，治疗师会要求儿童和青少年帮忙满足木偶的需要（比如，让他们抱着安慰受惊的木偶）。在照顾木偶的过程中，通过鼓励投射获得儿童和青少年的帮助，治疗师能够达到三个重要的目标：（1）以不具威胁的方式回应儿童和青少年的感受；（2）激活儿童参与治疗过程；（3）培养与儿童和青少年建立积极的合作关系。随着治疗的推进，木偶通常成为儿童和青少年的安全对象和促进情感表达的主要手段，能够与治疗师有更多的互动。

技术 459　生命线

咨询目的：从儿童的角度了解他们的生活经历，培养儿童表达感情的能力和创造未来的选择能力（Bruner，1963；Hobday & Ollier，1998）。

描述： 需要准备的材料包括一张大纸、记号笔、剪刀、胶水、杂志，以及其他适用于这项艺术活动的废旧物品。

- 给儿童一张大纸，让他在纸的中央画一条水平线。
- 让儿童在线的左侧写上自己的出生日期，在线的右侧写下生命的终点。治疗师将这条线按每五年分一段。然后，让儿童通过写字、画画、拼贴画、粘贴个人照片等方式，在生命线上标记重要的生活事件。治疗师通过询问儿童生活中的重要事件、里程碑时刻和重要人物来促进这一过程。儿童会慢慢回忆起简单的事情，比如，生日、上幼儿园或弟弟妹妹的出生，其他更困难的事情也会渐渐被记起。

咨询师通过询问儿童发生的事件、经历的感受和在生命线中涉及的重要人物来帮助他处理活动。关键是探索儿童对过去的感知，并将其模拟到现在。比如：“当这件事发生时，你有什么感觉？”"你现在感觉怎么样？"这个活动能帮助儿童看到事情会随着时间推移而改变和改善，并赋予他韧性。

从家庭系统的角度看游戏治疗

游戏治疗的家庭系统观点认为，与儿童和青少年一起工作最有效的方式是在他们当前的家庭、社区和支持网络的背景下。凯斯和惠特克（Keith & Whitaker, 1981）发现，"当儿童不参与治疗时，家庭的变化会更少和更慢"（p. 244）。让家庭中的所有孩子都参与进来，可以让治疗师对家庭动力、互动模式、边界，以及在家庭排列中承担的具体角色进行更准确的评估和评价，也可以让治疗师更好地理解家庭规则和不切实际的期望或文化规定，这是治疗师日益关注的问题。让所有的孩子和家庭都参与治疗，而不仅仅是某个特定的儿童或青少年，这样就能把焦点和注意力从他的身上移开，放大到这是一个家庭互动的问题，而不是某个特定的儿童或青少年的过错，因为他们往往代表了家庭中的替罪羊。这更多地代表了一种理解家庭动态的系统方法，也就是说，将家庭中的每个人作为一个整体相互联系。它还消除了家庭发生冲突或经历不和谐是某个人的过错的污名，这种污名会把某个人当成问题根源的替罪羊。此外，儿童和青少年提供了独特的见解，揭示了家庭会谈中可能被其他家庭成员否定或忽视的潜在动态。吉尔进一步强调，"游戏技术可以使父母和儿童加强沟通、理解和情感联系，可以协助治疗师完成他们的重要工作，因此被认为是家庭治疗工作中可行和关键的一部分"（1994，p. 42）。贝利和索里（Bailey & Sori, 2000）也指出，"家庭游戏治疗将治疗从成年人所熟悉的智力、大脑和抽象世界转移到儿童所熟悉的想象的、自发性的、隐喻的和创造的世界"（p. 488）。艺术治疗也是一种适用于儿童、青少年和家庭的有效技术，特别是对那些不知道如何直接表达情感的家庭（Klorer，2006）。当家庭成员以艺术或游戏为媒介时，他们就有机会表达自己在传统家庭谈话治疗中可能感到的不舒服的感觉、行为或思想。游戏和艺术治疗以更直接的方式调动情感，产生有治愈力、创造性的能量，进而使家庭成员表达他们的问题、冲突或不和（Malchiodi，2005）。

技术 460　彩色糖果转盘

咨询目的：在初始会谈与家庭一起使用，以尽量减少阻力，并让所有家庭成员参与其中（Arkell，2010）。

描述：这个活动需要彩色糖果（比如彩虹糖）。给每个家庭成员分发七颗糖果。让他们按颜色分类，不要吃。让一名成员选择一种颜色并说出他有多少（比如，"两个绿色的"）。让他们对以下问题给出两种回答。

- **绿色**：描述你家人的词语。
- **紫色**：形容你的家人开心的方式。
- **橙色**：你希望改善的家庭方面的事情。
- **红色**：你担心的事情。
- **黄色**：和家人最美好的回忆。

在一个人回答完一个问题后，让他选择下一个人并根据这个人拥有的糖果数量回答同样的问题。在每个人回答完所有问题后开始讨论，比如：

- 你学到了什么；
- 在你对家人的了解中，最令你感到惊讶的是什么；
- 你将如何努力做出一些改变或改进？

这个开放式活动促进了开放的交流，并提供了对个人和家庭动力的觉察。它也让他们与家庭成员和治疗师结成治疗联盟。

技术 461　家庭礼物

咨询目的：对家庭系统进行系统的评估，以便制订恰当的治疗计划（Lowenstein，2010）。

描述：这是一个以艺术为基础的家庭评估活动。为家人提供各种工艺用品和礼品袋。介绍家庭成员这个活动，然后告诉他们："我想让你用自己所有的物品为你的家人做一件礼物。

它应该是家里每个人都想要的礼物。它只能是一份礼物，而且你们都必须就这份礼物应该是什么，以及它在你的家庭中的使用方式达成一致。一旦你创造了礼物，就把它放在礼物袋里。你有 30 分钟的时间来决定并创作你的礼物。"

在家庭成员互送礼物后，询问以下问题：

- 你的礼物是什么样的？
- 你在创作礼物时有什么感受？
- 谁来决定礼物应该是什么？
- 你家里的两个人或更多的人能很好地一起合作吗？
- 是否有人造成了任何困难或分歧，如果有，你们是如何处理的？
- 你做这个活动的方式，有没有让你想起自己家里的事情？
- 这份礼物如何帮助你的家人？
- 还有什么可以帮助你的家人？

这个评估活动为治疗师提供了在家庭互动中讨论过程信息和内容信息的机会。过程信息关注的是家庭成员之间的关系，以及他们是如何互动的，包括言语和非语言表达、语调、精力水平、享受的程度、参与的程度，以及任何关系特质。内容信息关注的是说了什么和对谁说，包括礼物对家庭的象征意义（Gil & Sobol，2000；Sori，2006）。

技术 462　船 – 风暴 – 灯塔

咨询目的： 这是一项具有艺术性的家庭评估活动（Landgarten，1987）。

描述： 给家庭成员一块海报板，指导他们画一艘船、一场风暴和一座灯塔。在完成任务的过程中，他们必须保持安静（即不能交谈）。画完后，要求每个家庭成员写一个故事，讲述他认为在风暴来临之前、期间和之后发生的事情。在每个家庭成员分享了自己的故事后，治疗师会促成一场涉及恐惧、焦虑、帮助、绝望、危险、救援以及在需要时如何获得家庭支持的讨论。治疗师可能会用以下问题来帮助提示家庭经历：

- 你觉得在暴风雨中，你和你的家人在船上会是什么样子？
- 在暴风雨中，谁对你最有帮助？
- 在暴风雨最猛烈的时候，你可能会有什么感受（说出三种左右的感受）？
- 如果有救援，那么你认为它会如何发生？
- 你可以通过什么方式寻求帮助？

这个活动提供了对每个家庭成员内心世界的一些觉察，包括性格特征、态度、气质、行为，以及性格的优缺点。它能让治疗师和家庭成员看到谁倾向于乐观和机智，或者谁可能更悲观或更绝望。它还揭示了谁能调动内在资源面对潜在危险、威胁和冲突时获得或提议外部支持。

技术 463　首次会谈家庭纸牌游戏

咨询目的： 谈话被使用并整合到一个迷人的纸牌游戏中（Lowenstein，2010）。

描述： 治疗师要向家庭成员解释说，他们要使用标准的 52 张纸牌玩一个游戏，以帮助他们更好地了解这个家庭。游戏规则如下。

- 轮流从纸牌堆中取出最上面的一张。
- 如果你得到的纸牌上的数字是偶数，就从问题卡片堆中取出一张卡片并回答问题。
- 如果你得到的纸牌上的数字是奇数，就从问题卡片堆中挑一张卡片，让某位家人回答问题。
- 如果你选了一张 A 牌，就请家人给你一个拥抱。
- 如果你选的是 J、Q 或 K，就可以从惊喜包中挑选一些东西。在游戏结束时，所有参与游戏的人都可以从惊喜包中选择一些东西。

首次会谈家庭纸牌游戏的问题举例如下。

- 判断题：当家人寻求治疗时，他们通常会感到紧张、尴尬和不知所措。
- 填空：一个优秀治疗师是……
- 今天的会谈需要发生什么事情，才能让你觉得参加这次会谈是值得的？
- 你认为你的家庭需要改变什么？
- 判断题：家里的每个人都在让家庭变得更好。
- 如果家人得到了你需要的帮助，那么你会有什么感觉？

在这个练习中，治疗师有机会观察家庭动态，这也促进了治疗计划。

该活动可以在最后一次会谈中作为最后一次家庭纸牌游戏重复进行，包含以下问题：

- 在你接受治疗期间，家人做了哪些积极的改变？
- 家庭在哪些方面可以做得更好，或者如何更好地运作？
- 谈谈你在接受治疗期间对家人的了解。
- 谈谈你在治疗中学到的一项技能，你可以用它处理未来可能发生的日常问题。
- 如果其他家庭成员也有类似的问题并接受心理咨询，那么你会给他什么建议？
- 家庭往往会给治疗师带来独特的宝贵经验。请治疗师讲述一些你的家人教给他的东西。

技术 464　扔球

咨询目的：提供一个有趣的干预，以鼓励家庭互动和凝聚力。通过直接向每个家庭成员传达美好的事情来开启会谈，通过提升情感亲密的水平、改变沟通的方式来培养凝聚力（Post-Sprunk，2010）。

描述：先要告诉家庭成员，他们将花五分钟轮流轻轻地把球扔给其他家庭成员。当他们把球扔给某个人时，他们要对那个家庭成员说一些赞美的话。最终需要让每个家庭成员都听到至少两句其他家庭成员对自己的赞美。

处理这段经历以及来自其他家庭成员对他们的赞美，比如：

- 赞美每个人是什么感觉？
- 当其他家庭成员赞美你时，你是什么感觉？
- 你有没有收到任何意想不到的评论，或对你所听到的话感到惊讶？

然后，在家庭成员扔球时，让他们告诉接球者他们喜欢做但目前还没有做的事情。这个过程持续五分钟左右，再次处理这一经历。

接着，再次重复这个过程，但要要求接住球的家庭成员说一些他想要改变自己的事情，以及是什么阻止了他做出改变。为家庭成员提供一些时间来处理和制定改变的策略。可能的处理问题包括：

- 列出两件事，它们可以作为载体，实现你希望看到的改变；
- 这个变化对你和你的家人有多重要，请用 1~10 来打分；
- 做出这些改变后，你的家庭生活会在哪些方面得到加强和改善？

最后，当一个人把球扔给另一个人时，接受者会分享一个他可以做些什么来改善自己目前的家庭生活的想法或计划。五分钟后，鼓励家庭成员考虑所有的建议，并决定如何以及是否能将这些建议纳入他们目前的家庭生活。

技术 465　家庭优势家谱图

咨询目的：鼓励家庭成员关注家庭内部的积极品质，创造更积极的氛围（Cavett，2010）。

描述：家谱图是一种提供家族史图示的技术。它揭示了家庭的基本结构、关系和人口统计（McGoldrick，Gerson，& Petry，2008）。吉尔（Gil，2006）在开发游戏家谱图方面发挥了重要作用，其中，儿童或青少年使用微型物体来反映他对家庭成员的看法。向家人解释家谱图的概念，并协助他们在一张大纸上绘制自己的家谱图。在家庭完成家谱图之后，向他们介绍各种微型物体。然后，要求该家庭为家谱图上的每个人挑选一个微型物件，代表这个人的积极品质或每个人都喜欢这个人的品质，抑或他擅长的特质。家庭成员必须共同决定为家谱图上的每个人选一个物品。这个微型物体被放置在纸上代表此人的地方。

应该使用以下问题处理这一体验：

- 你为什么选择这些微型物体来代表家谱图中每个人的优势？
- 是不是所有的家庭成员都有一些积极的特点？
- 你是倾向于关注家庭成员的优点，还是他们的缺点？
- 如果你更多地关注每个家庭成员的优点，那么你会在家庭中改变什么？

技术 466　家庭雕塑和木偶练习

咨询目的：探索和支持家庭的积极体验，并允许家庭成员以一种创造性的、多感官的和象征性的方式表达他们的感受和觉知（Haslam，2010）。

描述：家庭雕塑和木偶练习帮助家庭成员以一种创造性、无压力、多感官和象征性的方式表达他们的感受和觉知。治疗师需要这样介绍活动："我希望每个人依次挑选一个木偶来代表你的每个家庭成员，即使这些成员不在这里。然后，把木偶放在房间的某个地方。木偶既可以靠得很近，也可以离得很远；有的高，有的低；有的公开，有的隐蔽。你们需要以能显示你们家人感觉的方式摆放木偶。"

在每个家庭成员都完成了木偶雕塑后，问以下问题，从他们那里收集更多信息。

- 你可以和我讲讲你用这些木偶创作的这个场景吗？
- 他们之间有什么样的感情？他们有亲密的朋友吗？还是有些人会打架？有互相害怕的吗？他们中是否有人感到孤立、孤独或被冷落？

技术 467　魔法钥匙

咨询目的：提高对损失的认识；用言语表达被否定的感情；讨论对儿童来说最重要的问题（Crenshaw，2004，2006，2008；Crenshaw & Garbarino，2007；Crenshaw & Hardy，2005；Crenshaw & Mordock，2005）。

描述：这个练习需要纸、记号笔和彩色铅笔。给儿童读下面的说明：

想象一下，你得到了一把魔法钥匙，可以打开一座巨大城堡中的某个房间。城堡共有四层，因为城堡很大，所以每层都有很多房间，但你的魔法钥匙只能打开众多房间中的一个。你从一层楼走到另一层楼，从一扇门走向另一扇门，看你的魔法钥匙是否能开门。接着，你终于来到你的钥匙能打开的那扇门前。你拥有着那把只能打开这扇门的魔法钥匙，你打开门后所看到的都是金钱买不到的东西——你一直认为能让你快乐的东西。假设你正在往房间里看。你会看到什么？你认为你所缺少的能让你快乐的东西是什么？一旦你脑中有了一个清晰的画面，就尽你所能地画出来。

"魔法钥匙"是一种投射式的绘画策略，能唤起他们生活中失去、渴望和缺失的主题。有些儿童画的是失踪或去世的父母，或一个不再有暴力的安全之地。这种策略聚焦于儿童尚未被满足的基本情感需求或重大损失，对于那些经历了多重损失的儿童来说很有用。许多具有严重攻击性的儿童都曾遭受过惨痛的多重损失。这种策略是获取这些感受的方式之一。像"魔法钥匙"这样的工具是为了丰富治疗和帮助治愈过程。它将作为一个跳板，引出儿童更多的感受、愿望、恐惧、梦想和希望，并作为进入儿童内心生活的载体（Crenshaw，2006，pp.19–21）。

技术 468　感觉良好的文件

咨询目的： 提升自我意识；促进积极的自我对话；减少消极的自言自语，提高自尊（Walker，2011）。

描述： 所需材料为马尼拉文件夹、记号笔、手工用品（比如，亮片、剪贴纸、胶水、纸），以及钢笔或铅笔。治疗师可以这样介绍活动："这是一个简单但有效的活动，可以对抗消极思维，为积极友爱的话语创造一个存储空间，挑战你对自己的消极想法。"

让儿童或青少年在马尼拉文件夹上写下自己的名字，比如，"杰西卡的感觉良好文件"。鼓励儿童或青少年使用手工用品，在马尼拉文件夹的正面创造一个积极向上的设计。

接下来，让儿童或青少年在一张纸上写下他的 10 个积极的品质。让他们把这张纸放进文件夹中。

然后，让儿童或青少年列出他们能认出的三个人的名单，并要求他们写一张肯定的便条，其中包括五件对自己积极的事情。提供一些潜在对象的例子会很有帮助，比如，父母、兄弟姐妹、朋友、老师或家族成员。把这个任务指定为个人任务（这是我对家庭作业的称呼），带到下一阶段。如果会谈允许，那么这个任务可以作为家庭治疗活动来完成，允许儿童或青少年在会谈期间邀请家庭成员制作这个清单。

随着肯定的便条的积累，它们应该被放在感觉良好的文件中。可以鼓励儿童或青少年，每个星期至少看一次他们的感觉良好的文件，或者当他们意识到消极的自我对话时看一看。这项活动聚焦于儿童或青少年的优点。

技术 469　情感捉迷藏

咨询目的： 为儿童、青少年和家庭提供一个安全的环境来表达和讨论自己的感受；增加对各种情绪情况的开放沟通；通过直接沟通加强家庭关系（Kennedy-Noziska，2008）。

描述：练习的材料包括写有各种感觉（比如，高兴、悲伤、愤怒、害怕、嫉妒、内疚、勇敢、兴奋、失望等）的索引卡、胶带和奖品（比如，贴纸或单独包装的小糖果）。用胶带把索引卡藏在房间各处，让它们被找到的难度不一。

治疗师需要向他们解释说，人们往往会忽视自己的感受，把它们隐藏起来，而不是去处理它们。遗憾的是，隐藏的感觉仍然存在，并继续刺激着这个人，直到这些感受被带到公开的地方并得以解决。如果这种感受隐藏得太久，有时可能就会在最意想不到的时候爆发。在这个练习中，情感开始隐藏，在捉迷藏的过程中被发现，参与团体讨论。在干预过程中，玩家轮流寻找隐藏的情感卡片，并处理他们体验卡片上所写感受的时间。

在游戏结束时，处理以下问题。

- 最容易讨论的感受是什么？
- 最难以讨论的感受是什么？
- 是将你的感受隐瞒起来好，还是说出来好？为什么会这样？
- 你在家里最容易对谁倾诉感受？为什么？
- 你在家里对谁倾诉感受最难？为什么？
- 你认为家人如何才能更好或更容易地与你交流重要的感受？
- 你从这次练习中学到了什么？

这个练习有助于建立儿童或青少年的情感词汇，促进健康的情感表达。通过避免令人痛苦的情绪，这个练习可以更有效地促进隐藏的情感表达，而这些情感可能不会被家人察觉。在整个练习过程中，把家人讨论的情绪正常化，并得到认可。作为一个额外的积极要素，管理情绪困扰的应对技能可以被识别、处理和讨论。

技术 470　情感抛环

咨询目的：增加对个人、团体或家庭的情感表达；增加感受的词汇量，至少表达四种感受（Dyson，2012）。

描述：活动所需材料包括四个塑料瓶；大米、沙子或豆子；透明的包装胶带（宽度足以覆盖感觉面）；四种不同感觉的面孔各两张；四个圆环（由两码[①]长的透明管或四个纸盘制成）；胶枪、胶棒；彩色纸；以及记号笔、蜡笔和剪刀。

表情脸谱（比如，快乐、悲伤、疯狂和害怕）可以复制到彩纸上，也可以用记号笔或蜡

[①] 1 码（yard）=3 英尺 = 91.44 厘米。——译者注

笔着色。用剪刀把它们剪下来，如果有，还可以使用手工打孔机。在每个瓶子上添加两个表情脸谱，并用透明胶带盖住，以固定圆环。圆环可以用从五金店购买的透明管制成。把透明管剪成 18 英寸的长度，用透明的包装胶带把两端连接起来。

游戏的玩法是，把瓶子放在一个空旷的地方，并在几英尺远的地上贴一段胶带。来访者站在胶带上时，拿着四个圆环，一次一个，试着在瓶子周围抛来抛去。当来访者给瓶子套上圆环时，就要喊出瓶子上的表情脸谱的名字，然后对这种情绪进行处理和讨论。比如，治疗师会说："分享你有那种情绪的时候。""什么会让你感到害怕？""让我看看你生气时的表情是什么样子。"

对一些儿童和青少年来说，识别和讨论情绪可能很困难。对治疗师来说，这个游戏是一种有趣且不惧威胁性的方式，可以让那些可能抗拒讨论情绪的儿童和青少年参与进来。如果治疗师观察到一个儿童和青少年避免用圆环套一个特定的瓶子，就要探究这种情绪是否会让儿童或青少年感到不安。为了更加适用于具体出现的问题，可以随时修改这个练习。比如："你父母离婚后，什么事让你难过？"这个游戏可以用于团体或家庭治疗，让玩家轮流识别瓶子上的表情脸谱。

技术 471 狗仔队

咨询目的：识别个人的优势和挑战；用图片创作个人故事；探讨人与物在儿童或青少年生活中的意义（Budd，2008）。

描述：这项活动所需的材料包括一台拍立得、一本剪贴簿、钢笔、记号笔和贴纸、橡皮图章等。在社交媒体时代，这是一个非常有意义的练习，尤其是对青少年来说（请注意，这一活动需要两次会谈才能完成）。

解释照片治疗的有趣概念，也就是用相机讲故事。给儿童或青少年一台拍立得，鼓励他拍下生活中有意义的人、地方和其他有趣的点。儿童或青少年将充当他自己的狗仔队，拍摄构成自己生活许多不同方面的照片。鼓励儿童或青少年给他的家人和朋友拍照，并包括优势、特殊能力、支持者、爱好等主题，捕捉他生活的方方面面。让儿童或青少年在下一次会谈之前将这些照片冲洗出来。

在下次会谈中，给儿童或青少年一本剪贴簿，把照片放进去，并附上贴纸、模板、橡皮图章和其他装饰用品，让他们以自己独特的方式装饰剪贴簿。让儿童或青少年为自己制作一本小报杂志，配上标题和简短的文字来描述杂志的内容。第一页作为封面页，需要保持空白。在所有的图片都被加上了文字和标题后，鼓励儿童或青少年浏览这些页面，然后为剪贴簿创建一个封面和标题，体现其生活主题。与儿童或青少年一起处理照片中所代表的主题，关注照片中所揭示的优点和挑战。他们注意到遗漏了什么（如果有的话）？是什么影响了他的大部分生活（比如，家庭、学校或朋友）？

技术 472　冰棒棍堆叠

咨询目的： 为评估团体/家庭功能提供挑战和结构；提高儿童或青少年的协作能力；增加对家庭成员的积极评价（Gardner & Spickelmier，2010）。

描述： 这个治疗练习需要的材料是30~50根冰棒棍、一个咖啡杯，以及一个较小的饮水杯。

让团体成员围坐成一圈，将冰棒棍平均分配给他们，并将咖啡杯放在团体中央。治疗师向他们介绍游戏，并给出以下指导：

- 作为一个团体，你们要接受的挑战是平衡这个咖啡杯上的所有冰棒棍；
- 你们将轮流放置一根冰棒棍，直到所有的冰棒棍都拿出来放置在这里；
- 你只能触碰自己的冰棒棍，不能触碰或移动其他成员的冰棒棍；
- 第一次走动时，不能说话，不能指挥别人，不能小声嘀咕，不能翻白眼，也不能发出任何声音；
- 如果冰棒棍从杯子上掉下来，游戏就要重新开始；
- 在再次开始活动之前，我们将作为一个团体，处理第一次经历中发生的事情。

这项活动为治疗师提供了丰富的信息——关于家庭动态和个人在压力情况下的功能，以及如何确保成功的结果。儿童或青少年认为自己的优势或挑战是什么？是什么影响了他的大部分生活？集思广益，积极评论。处理对其他成员的负面评论。如果家里有人指挥或对另一个成员说了负面的话，这个过程就得重新开始。在他们第一次成功地把冰棒棍放在杯子上后，他们就要继续在小杯子上做同样的事情。

用以下问题来处理这段经历。

- 第一次做对这件事的感觉如何？
- 你认为你的家人能做到吗？
- 你是否曾有过想告诉家人该怎么做的冲动？
- 在你顺利完成游戏后感觉如何？
- 当你被禁止说话的时候有什么感觉？

这是一个好机会，可以讨论不放弃，以及如何用更多方法来实现一个目标，或一起完成一项任务。

技术 473　关注积极属性

咨询目的：通过表达和接受他人（尤其是家庭成员）的积极品质来改善；通过向外表达积极的自我品质来促进积极的自我对话（Swank，2008）。

描述：所需的材料包括画纸、彩纸、蜡笔或彩色铅笔、彩色便利贴。治疗师要求儿童或青少年画出他们自己身体的轮廓。然后，治疗师要求他们思考自己的积极品质，并将每个不同的品质写在便利贴上。在他们完成任务后，治疗师要求儿童或青少年大声朗读，然后把这些品质粘在他身体的轮廓上。治疗师也可以给出儿童或青少年没有意识到的积极评价。还可以鼓励家庭成员、老师或其他重要的成年人提供积极的意见。

和儿童或青少年一起处理这些经历。表扬他在这个练习上的努力，并说："想想你只想到了自己的负面情绪的时候，比如，生气、沮丧或失望。下次当你有这些负面情绪时，我希望你能把从自己和别人那里得到的积极感受提取出来，集中精力关注那段特定的时间。"当家庭成员不断关注彼此的负面品质时，这个练习尤为有帮助。假如儿童或青少年关注他们的负面情绪，就得鼓励他们把积极的笔记放在一个特别的地方，以便查看。

技术 474　终止——治疗第一天与最后一天的感受

咨询目的：回顾治疗进展和对终止的复杂感受（Kelsey，2008）。

描述：所需的材料为彩色铅笔或钢笔、一张对折的纸。活动介绍如下："今天是我们治疗的最后一天。在纸的第一面上方写上'我第一天来治疗的感受'。现在，使用文字、符号或图片来表达你第一天来到这间办公室时的感受。"

在儿童或青少年写完后，指导他说："在纸的另一面，请写上'我在治疗最后一天也就是今天的感受'，再次使用文字、符号或图片来表达你今天的感受。"这个活动帮助儿童或青少年看到治疗的效果。做这个活动的儿童和青少年在第一面纸上画了一个大大的问号，在第二面纸上画了一张大大的笑脸。

技术 475　自尊曼陀罗

咨询目的：自尊曼陀罗（Curry & Kasser，2005）是常用曼陀罗活动的一种变式，已被证明可以减少焦虑，促进身心健康。"曼陀罗"这个词是梵文，意思是"圆"或"完成"，代表完整。曼陀罗是内部有图案的圆圈，在治疗中用于反映内在自我。在文献中，它们被描述为一种艺术治疗活动，以促进有创伤史（Green，2007）或是患有注意缺陷多动障碍（Smitheman-Brown & Church，2006）的青少年的治愈和创造力发展。荣格理论将符号沟通视为一种促进自我稳定的方式（Jung，1959）。

描述：有自残倾向的来访者很难识别自己喜欢的东西，经常关注负面的东西，无法控制自己的焦虑。曼陀罗对患有注意缺陷障碍（ADD 或 ADHD）的儿童和青少年也很有用。指导来访者选择一个曼陀罗图案填色。他选择使用的任何颜色都代表了他喜欢的自身的某个特征。在几个星期的时间里，通过识别他喜欢自己身上的某些东西来开始会谈，并用一种颜色来象征曼陀罗。很多特征，比如，独立、不害怕求助、好朋友、有创造力和决心等都可以被探索。当曼陀罗完成时，在所有特征中美的实现会使来访者变得美丽。让来访者把它挂在家里显眼的地方，作为每天的提醒。在以后的干预会谈中参考它，并在处理焦虑的想法和感觉以及自残的想法时让来访者融入曼陀罗。

技术 476　分心盒治疗

咨询目的： 分心盒治疗（distraction box therapy，DBT）教授分心技术，以协助管理汹涌而来的情绪（McKay, Wood, & Brantley, 2007）。从字面上看，分心是做其他事情来防止自我伤害。分心技术可以帮助来访者把注意力从痛苦上转移开，给来访者时间去寻找合适的应对技能。

描述： 通过学习将健康的行为与他们当下的感受相匹配，教会来访者平复伤害自己的冲动。举个例子：一个在悲伤时自残的来访者可能会考虑一些安抚行为（比如，洗泡泡浴或泡茶），而一个在愤怒时自残的来访者可能会试图撕电话簿或踩脚。然后，治疗师帮助来访者确定一份分散注意力的行动清单，被称为"分心计划"。这个计划还包括一些可以代替自残的快乐活动。愉悦活动的大清单（McKay et al., 2007）里列出了 100 多种可以用来代替自残的愉悦活动。

分心计划往往需要落在纸上，但对儿童和青少年来说，在这个过程中加入创造力会很有用。如果来访者很难记住写在纸上的分心计划，就可以制作一个分心盒。在这个盒子里，让来访者放置提醒他分心计划步骤的物品。例如，一块石头代表在家旁边的小路上散步，一块毛巾代表洗澡，一张 CD 代表放松的音乐，一张电影票存根代表社交活动。还可以让来访者在纸条上写下一些分心的想法，包括，数数、各种应对思维，以及几个朋友的电话号码。这将会增加对计划的承诺感。来访者要把盒子放在他经常去的地方（比如，床边）。随着时间的推移，他可以添加自己生活中代表了积极经历的纪念品，比如，老师的感谢卡、丝带、信件或奖励。这些提醒能帮助他产生应对思维，提升自尊。

技术 477　我的身体需要……

咨询目的： 对于自残的青少年来说，学会更好地对待自己的身体是治疗的重要组成部分。"我的身体需要……"技术允许治疗师对来访者的身体形象了解更多，同时促进来访者融入日常生活的自我护理元素。这个活动可能需要多次会谈来完成，这取决于随后的讨论

(Shapiro, 2008)。

描述：首先，要求来访者画一幅代表他整个身体形象的画。其次，咨询师会问一些与身体形象有关的问题，比如：

- 你喜欢身体的哪个部分？
- 你希望身体的哪些部位有所不同？
- 当你照镜子时，你看到了什么？
- 你认为别人在看你的时候看到了什么？

在讨论之后，治疗师帮助来访者确定他关心身体不同部位的方式。这些都是写在或画在图片上的，意思与自残相反。比如，来访者可能会在口腔或胃部附近画或写关于营养和滋养的东西。在靠近手臂或腿部的地方，可能会发现代表锻炼的词汇或图画。牙科保健、医疗保健、睡眠、个人卫生、心理治疗和根据天气适当穿衣，也可能包括在内。

技术 478　自尊便利贴

咨询目的：青少年自残最常见的两个原因是，控制压倒性的情绪和逃离麻木空虚的感觉。因此，自残被用作一种应对技术，通过带来身体上的痛苦来缓解情感上的痛苦。青少年自残的其他原因可能包括：

- 表现出对生活中某些事情的控制；
- 惩罚自己；
- 让父母不高兴；
- 避免用语言表达情感（Shapiro, 2008）。

对于咨询师来说，重要的是要明白，尽管自残不是一种健康的应对方式，但它可以是管理困难情绪的有效手段。对于这些青少年来说，他们对情绪的感受非常深刻，自伤可能会让他们觉得这是重新控制这些情绪、恢复平衡的唯一方法。此外，诉诸自残的青少年缺乏更多的适应能力来管理和表达自己的情感（Hollander, 2008）。另一种对这一人群有用的自尊活动是自尊便利贴（Hollander, 2008）。这个活动涉及来访者和他生活中的重要人物。

描述：来访者带着两本便利贴回家。在第一本便利贴上，来访者需要列出他喜欢自己的一些方面。每张便利贴上都有一个特征。来访者和治疗师可以借此做一个游戏，并朝着奖励的方向努力（每张便利贴加一分）。第二本便利贴是给来访者生活中的其他人准备的。来访者会给其他人发便利贴，让他们说出自己喜欢来访者的哪些地方。然后，来访者将这些便利贴贴在他经常看到的地方，比如，房间、储物柜、汽车、冰箱或浴室。

技术 479　关爱标签

咨询目的：针对自残青少年的"关爱标签"旨在帮助他们识别自己的情感线索，以及当这些感受发生时他们需要什么（Smith，2008）。这项活动背后的想法是，不像衣服上有标签告诉主人如何保养，人是没有这样的保养说明的。

描述：在治疗师的帮助下，来访者创建关爱标签，其中包括以下语句：

当我 _____（比如，行为、行动或情况），我感觉 _____，我需要 _____。（Smith，2008，p.57）

对于那些既不清楚自己的感受也不清楚自己在感受某种情绪时需要什么的来访者来说，这项技术尤为有用。对于一些来访者来说，这项活动会显得困难。来访者或许能识别他们的感受，但无法识别与这种情绪相关的行为、行动、情况或需求。治疗师通过提问题来帮助来访者回溯，比如："我怎么知道你感到悲伤？""如何才能让悲伤消失？"随着时间的推移，这项技术能让来访者更好地理解自残的冲动。来访者将会发现，当他生气或悲伤的时候，有时会产生自残的冲动。在治疗中，来访者将能够确定，当他感到悲伤时，他只需要找到一种方法来摆脱悲伤。这样就可以制订分心计划，包括写日记和制作一个分心盒。

小结

为遭受情感、行为或创伤性障碍的儿童和青少年确定有效的技术、治疗和治疗计划，已成为一个不断发展的领域，一些实证研究也证明了它对儿童和青少年有益。当今儿童和青少年表现出的许多障碍（比如，饮食失调、药物滥用、自残、校园枪击、自杀意念、暴力和日益增多的帮派活动）都在增加，这要求我们为了青少年的福祉和国家的未来进行干预。由于儿童和青少年独特而多样的文化和发展需求，游戏治疗越来越多地成为他们治疗的媒介。在过去 10 年中，游戏治疗作为一种初级预防措施，已经获得了巨大的发展势头，以作为补救儿童和青少年功能障碍行为的可行手段。要成为一名游戏治疗师，不仅需要从注册的游戏治疗师（同时也是一名督导）那里获得至少 150 个小时的继续教育，还需要额外的督导时间。

参考文献

Ackerman, N. (1958). *The psychodynamics of family life.* New York, NY: Basic Books.

Albee, G. W. (1982). Preventing psychopathology and promoting human potential. *American Psychologist, 37,* 1043–1050.

Alberti, R. E., & Emmons, M. L. (1986). *Your perfect right: A guide to assertive living* (5th ed.). San Luis Obispo, CA: Impact.

Allen, D. M. (1988). *Unifying individual and family therapies.* San Francisco, CA: JosseyBass. Allen, F. (1942). *Psychotherapy with children.* New York, NY: Norton.

American Dance Therapy Association (ADTA). (2009). *What is dance/movement therapy?* Retrieved from http:// www.adta.org/.

American Psychiatric Association (APA). (1994). *Diagnostic and statistical manual of mental disorders* (4th ed.). Washington, DC: Author.

Anderson, D. (1992). A case for standards of counseling practice. *Journal of Counseling and Development, 71*(2), 22–26.

Anderson, E. M., & Lambert, M. J. (1995). Short-term dynamically oriented psychotherapy: A review and meta-analysis. *Clinical Psychology Review, 9,* 503–514.

Anderson, M. (1988). *Counseling families from a system perspective.* Ann Arbor, MI: ERIC/CAPS Digest. Anderson, R. F. (1980). Using guided fantasy with children. *Elementary School Guidance & Counseling, 15,* 39–47. Andreas, C., & Andreas, S. (1989). *Heart of the mind.* Moab, UT: Real People Press.

Andrews, J.D.W. (1989). Integrating visions of reality: Interpersonal diagnosis and the existential vision. *American Psychologist, 44*(5), 803–817.

Antrobus, J. (1993). Dreaming: Could we do without it? In A. Moffitt, M. Kramer, & R. Hoffman (Eds.), *The functions of dreaming* (pp. 549–558). Albany, NY: SUNY Press.

Apolinsky, S. R., & Wilcoxon, S. A. (1991). Symbolic confrontation with women survivors of childhood sexual victimization. *The Journal of Specialists in Group Work, 16*(2), 85–90.

Ariel, S. (2005). Family play therapy. In C. Schaefer, J. McCormick & A. Ohnogi (Eds.), *International handbook of play therapy* (pp. 3–24). Lanham, MD: Rowman & Littlefield.

Arkell, K. (2010). Colored candy go around. In L. Lowenstein, (Ed.). *Assessment and treatment activities for chil- dren, adolescence, and families: Practitioners share their most effective techniques* (n.p.). Toronto, ON: Champion Press.

Aston, J. (1998), *Aston postural assessment workbook: Skills for observing and evaluating body patters,* New York, NY: Academic Press.

Axline, V. (1947). *Play therapy: The inner dynamics of childhood.* Boston, MA: Houghton Mifflin.
Bailey, C. E. & Sori, C.E.F. (2000). Involving parents in children's therapy. In C. E. Bailey (Ed.), *Children in therapy: Using the family as a resource* (pp. 475–502). New York, NY: W. W. Norton.
Bankoff, E. A., & Howard, K. I. (1992). The social network of the psychotherapy patient and effective psychotherapeutic process. *Journal of Psychotherapy Integration, 2*(4), 273–294.
Barbanell, L. (1997). Clinical report: The management of resistance using time-out technique. *International Jour- nal of Group Psychotherapy, 47*(4), 509–512.
Barker, P. (1985). *Using metaphors in psychotherapy.* New York, NY: Brunner/Mazel.
Bartenieff, I. (1980). Body movement: Coping with the environment. The Netherlands: Gordon and Breach Publishers.
Bartlett, D., Kaufman, D., & Smeltekop, R. (1993). The effects of music listening and perceived sensory experiences on the immune system. *Journal of Music Therapy, 30,* 194–209.
Bateson, G. (1972). *Steps to an ecology of mind.* New York, NY: Random House.
Beaulieu, D. (2003, July/August). Beyond just words: Multisensory interventions can heighten therapy's impact. *Psychotherapy Networker, 27*(4), 69–77.
Beck, A. T. (1976). *Cognitive therapy and emotional disorders.* New York, NY: International Universities Press.
Beck, A. T., & Emery, G. (1985). *Anxiety disorders and phobias: A cognitive perspective.* New York, NY: Basic Books.
Bedrosian, R. C., & Beck, A. T. (1980). Principles of cognitive therapy. In M. J. Mahoney (Ed.), *Psychotherapy process* (pp. 115–135). New York, NY: Plenum.
Beitman, B. D. (1997). A model of psychotherapy for the 21st century. *Psychiatric Times, 14*(4), 202–210.
Belfer, P. L., Munoz, L. S., Schacter, J., & Levendusky, P. G. (1995). Cognitive behavior therapy for agoraphobia and panic disorder. *International Journal of Group Psychotherapy, 45*(2), 185–205.
Benedict, H. (2006). Object relations play therapy. In C. Schaefer & H. Kaduson (Eds.), *Contemporary play therapy: Theory, research, and practice* (pp. 3–27). New York, NY: Guilford.
Benson, H. (1974). Your innate asset for combating stress. *Harvard Business Review, 52,* 49–60.
Berg, I. K., & Miller, S. D. (1992). *Working with the problem drinker: A solution-focused approach.* New York, NY: W. W. Norton.
Bernard, M. E., Kratochwill, T. R., & Keefauver, L. W. (1983). The effects of rational emotive therapy and self-instruction training on chronic hair pulling. *Cognitive Therapy and Research, 7,* 273–280.
Bernau-Eigen, M. (1998) Rolfing: A somatic approach to the integration of human structures. *Nurse Practitioner, 9,* 235–242.
Berne, E. (1961). *Transactional analysis in psychotherapy: A systemic individual and social psychiatry.* New York, NY: Grove Press.
Berne, E. (1964). *Games people play: The psychology of human relations.* New York, NY: Grove Press.
Bernstein, D. A. & Borkover, T. D. (1973). *Progressive relaxation training: A manual for helping professionals.* Champaign, IL: Research Press.
Beutler, L. E., & Clarkin, J. (1990). *Systematic treatment selection: Toward targeted therapeutic interventions.* New York, NY: Brunner/Mazel.
Beutler, L. E., Clarkin, J. F., & Bongar, B. (2000). *Guidelines for the systematic treatment of the depressed patient.*
New York, NY: Oxford University Press.
Beutler, L. E., Goodrich, G., Fisher, D., & Williams, R. E. (1999). Use of psychological tests/instruments

for treat- ment planning. In M. Maruish (Ed.), *Use of psychological testing for treatment planning and outcome assessment* (2nd ed., pp. 81–113). Hillsdale, NJ: Lawrence Erlbaum.

Bixler, R. (1949). Limits are therapy. *Journal of Consulting Psychology, 13*, 1–11.

Bloch, S., & Crouch, E. (1985). *Therapeutic factors in group psychotherapy.* Oxford, England: Oxford University Press.

Blocher, D. H. (1974). *Developmental counseling* (2nd ed.). New York, NY: Ronald.

Boldt, S. (1996). The effects of music therapy on motivation, psychological well-being, physical comfort, and exercise endurance of bone marrow transplant patients. *Journal of Music Therapy, 33*(3), 164–188.

Bornstein, P. H., & Sipprelle, C. N. (1973, April 6). *Clinical applications of induced anxiety in the treatment of obesity.* Paper presented at the Southeastern Psychological Association Meeting, Atlanta, Georgia.

Bowen, M. (1971). Family therapy and family group therapy. In H. Kaplan & B. Sadock (Eds.), *Comprehensive group psychotherapy* (pp. 106–136). Baltimore: Williams & Wilkins.

Bowen, M. (1974). Toward the differentiation of self in one's family of origin. In F. Andres & J. Lorio (Eds.), *Georgetown Family Symposium* (Vol. I, pp. 222–242). Washington, DC: Department of Psychiatry, Georgetown University Medical Center.

Bowen, M. (1975). Family therapy after twenty years. In S. Arieti (Ed.), *American handbook of psychiatry* (Vol. 5). New York, NY: Basic Books.

Bowen, M. (1978). *Family therapy in clinical practice.* New York, NY: Jason Aronson. Bowlby, J. (1982). *Attachment.* (2nd ed.). New York, NY: Basic Books.

Boy, A. V., & Pine, G. J. (1983). Counseling: Fundamentals of theoretical renewal. *Counseling and Values, 27*, 248–255.

Brabeck, M. M., & Welfel, E. R. (1985). Counseling theory: Understanding the trend toward eclecticism from a developmental perspective. *Journal of Counseling and Development, 63*(6), 343–348.

Bramblett, J. (1991). *When good-bye is forever: Learning to live again after the loss of a child.* New York, NY: Ballantine.

Brammer, L. M., & Shostrom, E. L. (1968). *Therapeutic psychology: Fundamentals of counseling and psychotherapy* (2nd edn.). Englewood Cliffs, NJ: Prentice-Hall.

Brammer, L. M., & Shostrom, E. L. (1977). *Therapeutic psychology: Fundamentals of counseling and psychotherapy* (3rd edn.). Englewood Cliffs, NJ: Prentice-Hall.

Brammer, L. M., & Shostrom, E. L. (1982). *Therapeutic psychology: Fundamentals of counseling and psychotherapy* (4th ed.). Englewood Cliffs, NJ: Prentice-Hall.

Brigman, G., & Earley, B. (1990). *Peer helping: A training guide.* Portland, MA: J. Weston Walch.

Brooks, R. (1985). The beginning sessions of child therapy: Of messages and metaphors. *Psychotherapy, 22*, 761–769.

Brooks. R. (1987). Storytelling and the therapeutic process for children with learning disabilities. *Journal of Learn- ing Disabilities, 20,* 546–550.

Brown, N. W. (1996). *Expressive processes in group counseling.* Westport, CT: Praeger.

Bruner, J. S. (1963). "Man: A Course of Study." Occasional Paper No 3. In Educational Developmental Center. Cambridge, MA: Educational Services, Inc.

Bruner, J. S. (1991). The narrative construction of reality. *Critical Inquiry, 18*(1), 1–21. Bruscia, K. (1998). *Defining music therapy* (2nd ed.), Gilsum, NH: Barcelona Publishers.

Budd, D. (2008). Empowering adolescents to realize their potential: Innovative activities to engage the "I don't know, I don't care" responsive youth through expressive arts and play. In L. Lowenstein, (Ed.). *Assessment and treatment activities for children* (pp. 34–36). Toronto ON: Champion Press.

Bulkeley, K. (1999). *Visions of the night: Dreams, religion, and psychology.* Albany, NY: State University of New York Press.

Bundy-Myrow, S. & Booth, P. (2009). Theraplay: Supporting attachment relationships. In K. O'Conner & L. M. Braverman (Eds.), *Play therapy theory and practice: Comparing theories and techniques* (2nd ed., pp. 315–366). Hoboken, NJ: John Wiley & Sons.

Burns, D. D. (1989). *The feeling good handbook: Using the new mood therapy in everyday life.* New York, NY: William Morrow.

Butler, A. C., & Beck, J. S. (2000). Cognitive therapy outcomes: A review of meta-analyses. *Journal of the Norwe- gian Psychological Association, 37,* 1–9.

Byrum, B. (1989). New age training technologies: The best and the safest. In J. W. Pfeiffer (Ed.), *The 1989 annual: Developing human resources* (pp. 79–89). San Diego, CA: University Associates.

Caine, L. (1974). *Widow.* New York, NY: Morrow.

Canfield, J., & Wells, H. C. (1976). *100 ways to enhance self-concept in the classroom: A handbook for teachers and parents.* Englewood Cliffs, NJ: Prentice-Hall.

Cantwell, D. P., & Carlson, G. A. (1983). *Affective disorders in childhood and adolescence.* New York, NY: Spectrum. Caple, R. B. (1985). Counseling and the self-organization paradigm. *Journal of Counseling and Development, 64,* 173–178.

Carkhuff, R. R., & Berenson, B. G. (1967). *Beyond counseling and psychotherapy.* New York, NY: Holt, Rinehart & Winston.

Carmichael, K. D. (2006). *Play therapy: An introduction.* Upper Saddle River, NJ: Pearson Merrill Prentice Hall. Carrington, P. (1977). *Freedom in meditation.* Kendall Park, NJ: Pace Educational Systems.

Carroll, M. R., & Wiggins, J. (1990). *Elements of group counseling: Back to the basics.* Denver, CO: Love Publishing. Cattanach, A. (2008). *Narrative approaches in play with children.* Philadelphia, PA: Jessica Kingsley.

Cautela, J., & McCullough, L. (1978). Covert conditioning: A learning-theory perspective on imagery. In J. L. Singer & K. S. Pope (Eds.), *The power of human imagination* (pp. 227–254). New York, NY: Plenum

Cavett, A. (2010). Family strength genogram. In L. Lowenstein, (Ed.).*Creative family therapy techniques: Play, art, and expressive therapies to engage children in family sessions* (pp. 20–22). Toronto, ON: Champion Press.

Centers for Disease Control and Prevention (CDC) (2013). *Understanding and preventing violence: Summary of research activities.* Atlanta, GA: National Center for Injury Prevention and Control, Division of Violence Preven- tion. Retrieved from www.cdc.gov/violenceprevention.

Chandler, C. K. (2005). *Animal assisted therapy in counseling.* New York, NY: Routledge.

Clayton, B. (2010). Music therapy activity ideas [Blog post]. Retrieved from http://musictherapyac tivities.blogspot.com/.

Clen, S. L., Mennin, D. S. & Fresco, D. M. (2011). Major depressive disorder. In M. J. Zvolensky, A. Bernstein & A. A. Vujanovic (Eds.), *Distress tolerance: Theory, research, and clinical applications* (pp. 149–170). New York, NY: Guilford Press.

Coleman, V. D. (1998). Lifeline. In H. G. Rosenthal (Ed.), *Favorite counseling and therapy techniques* (pp. 51–53). Washington, DC: Accelerated Development.

Cook, A. S., & Dworkin, D. S. (1992). *Helping the bereaved: Therapeutic interventions for children, adolescents, and adults.* New York, NY: Basic Books.

Cooley, L. (2009). *The power of groups: Solution-focused group counseling in schools*. Thousand Oaks, CA: Corwin Press.

Coppersmith, E. (1980). The family floor plan: A tool of training, assessment, and intervention in family therapy. *Journal of Marital & Family Therapy, 6,* 141–145.

Corder, B. (1986). Therapeutic games in group therapy with adolescence. In C. E. Schaefer & S. E. Reid. (Eds.), *Game play: Therapeutic use of childhood games* (pp. 279–290). New York, NY: Wiley.

Corey, M. S., & Corey, G. (1987). *Groups: Process and practice* (3rd ed.). Monterey, CA: Brooks/Cole.

Corsini, R. J. (1989). Introduction. In R. J. Corsini & D. Wedding (Eds.). *Current psychotherapies* (4th ed., pp. 1–16). Itasca, IL: Peacock.

Corsini, R. J., & Wedding, D. (1989). *Current psychotherapies* (4th ed.). Itasca, IL: Peacock. Cox, R. H. (1973). *Religious systems and psychotherapy.* Springfield, IL: Charles C. Thomas.

Crawford, T., & Ellis, A. (1989). A dictionary of rational-emotive feelings and behaviors. *Journal of Rational-Emotive and Cognitive Therapy, 7,* 3–28.

Crenshaw, D. A. (2004) *Engaging resistant children in therapy: Projective drawing and storytelling strategies.* Rhinebec, NY: Rhinebeck Child and Family Center Publications.

Crenshaw, D. A. (2006). *Evocative strategies in child and adolescent psychotherapy.* New York, NY: Jason Aronson.

Crenshaw, D. A. (2008). *Therapeutic engagement of children and adolescents: Play, symbol, drawing and storytelling strategies.* New York, NY: Jason Aronson.

Crenshaw, D. A., & Garbarino, J. (2007). The hidden dimension: Profound sorrow and buried human potential in violent youth. *Journal of Humanistic Psychology, 47,* 160–174.

Crenshaw, D. A., & Hardy, K. V. (2005). Understanding and treating the aggression of traumatized children in out-of-home care. In N. Boyd-Webb (Ed.).*Working with traumatized youth in child welfare* (pp. 171–195). New York, NY: Guilford.

Crenshaw, D. A., & Mordock, J. B.(2005). *Handbook of play therapy with aggressive children.* New York, NY: Jason Aronson.

Crose, R. (1990). Reviewing the past in the here and now: Using Gestalt therapy techniques with life review. *Jour- nal of Mental Health Counseling, 12*(3), 279–287.

Cross, T. L., Bazron, B. J., Dennis, K. W., & Isaacs, M. R. (1989). *Toward a culturally competent system of care. Vol. 1: A monograph on effective services for minority students who are severely emotionally disturbed.* Washington, D.C.: Georgetown University, Child Development Center, Child and Adolescent Service System Program, Technical Assistance Center.

Cummings, N., & Sayama, M. (1995). *Focused psychotherapy: A casebook of brief, intermittent psychotherapy through- out the life cycle.* New York, NY: Brunner/Mazel.

Curry, N. N., & Kasser, T. (2005). Can coloring mandalas reduce anxiety? *Art Therapy: Journal of the American Art Therapy Association, 22*(1), 81–85.

David-Ferdon, C. & Kaslow, N. J. (2008). Evidence-based psychosocial treatments for child and adolescent depression. *Journal of Clinical Child & Adolescent Psychology, 37*(1), 62–104.

Davidson, P. (2001). The mad game. In H. G. Kaduson & C. E. Schaefer (Eds.), *101 more favorite play therapy techniques* (pp. 224–225). Northvale, NJ: Jason Aronson, Inc.

Davis, H., & Fallowfield, L. (1991). *Counselling and communication in health care.* Chichester, England: Wiley. Davis, T. E. & Osborn, C. J. (2000). *The solution-focused school counselor: Shaping professional practice.* Philadel-phia, PA: Accelerated Development.

De Jong, O., & Berg, I. K. (2008). *Interviewing for solutions* (3rd ed.) Belmont, CA: Thomson Brooks/Cole. de Shazer, S. (1982). *Patterns of brief family therapy.* New York, NY: Guilford.

de Shazer, S. (1985). *Keys to solution in brief therapy.* New York, NY: W. W. Norton. de Shazer, S. (1991). *Putting difference to work.* New York, NY: W. W. Norton.

de Shazer, S. (1994). *Words were originally magic.* New York, NY: W.W. Norton & Co.

de Shazer, S. & Berg, I. K. (1997), What works: Remarks on research aspects of solution-focused brief therapy. *Journal of Family Therapy, 19*, 121–134.

de Shazer, S., Dolan, Y. M., Korman, H., Trepper, T. S., McCollum, E. E., & Berg, I. K. (2006), *More than miracles: The state of the art of solution focused therapy.* New York, NY: Haworth Press.

Devi, I. (1963). *Renew your life through yoga.* New York, NY: Prentice-Hall. Dicks, H. (1967). *Marital tensions.* New York, NY: Basic Books.

Dies, R. R. (1994). The therapist's role in group treatments. In H. S. Bernard & K. R. MacKenzie (Eds.), *Basics of group psychotherapy* (pp. 60–99). New York, NY: Guilford.

Dies, R. R., & Dies, K. T. (1993). The role of evaluation in clinical practice: Overview and group treatment illustra- tion. *International Journal of Group Psychotherapy, 43*, 77–105.

Dinkmeyer, D. C., & Losoncy, L. E. (1980). *The encouragement book: Becoming a positive person.* Englewood Cliffs, NJ: Prentice-Hall.

Dinkmeyer, D. C., Pew, W. L., & Dinkmeyer, D. C., Jr. (1979). *Adlerian counseling and psychotherapy.* Monterey, CA: Brooks/Cole.

Dohrenwend, B. S., & Dohrenwend, B. P. (1985). Life stress and psychopathology. In H. Goldman & S. I. Goldston (Eds.), *Preventing stress related psychiatric disorders* (DHHS Pub. No., ADM 85–1366, pp. 37–51). Rockville, MD: NIMH.

Domhoff, G. W. (1996). *Finding meaning in dreams: A quantitative approach.* New York, NY: Plenum. Downing, J. (1988). Counseling interventions with depressed children. *Elementary School Counselor,* 22(3), 296–301.

Drewes, A. A. (2001). The gingerbread person feeling map. In H. G. Kaduson & C. E. Schaefer (Eds.), *101 more favorite play therapy techniques* (pp. 92–97). Northvale, NJ: Jason Aronson, Inc.

Duhl, B. S. (1983). *From the inside out and other metaphors.* New York, NY: Brunner/Mazel.

Duhl, B. S., & Duhl, F. J. (1981). Integrative family therapy. In A. S. Gurman & D. P. Knniskem (Eds.), *Handbook of family therapy* (pp. 236–258). New York, NY: Brunner/Mazel.

Duhl, F. S., Kantor, D., & Duhl, B.S. (1973). Learning space and action in family therapy: A primer of sculpting. In D. Bloch (Ed.), *Techniques of family psychotherapy: A primer* (pp. 119–139). New York, NY: Grune & Stratton.

Dunne, P. (2014). *Life size dolls, masks, life scripts, narradrama, photo and drama therapy.* Los Angeles, CA: The Drama Therapy Institute. Retrieved from http://www.dramatherapyinstitutela.com.

Dyer, W. W., & Vriend, J. (1977). *Counseling techniques that work.* New York, NY: Funk & Wagnall. Dyson, P (2012). Feelings. Ring toss. Retrieved from www.pamdyson.com and www.stlplaytherapy.com.

Egan, G. (1990). *The skilled helper: A systematic approach to effective helping* (4th ed.). Pacific Grove, CA: Brooks/ Cole.

Elias, M. J. (1989). Schools as sources of stress to children: An analysis of causal and ameliorative influences. *Journal of School Psychology, 27*, 393–407.

Ellis, A. (1973). *Humanistic psychotherapy: The rational-emotive approach.* New York, NY: McGraw-Hill. Ellis, A. (1975). *How to live with a neurotic.* North Hollywood, CA: Wilshire Books.

Ellis, A. (1979). The theory of rational-emotive therapy. In A. Ellis & J. M. Whiteley (Eds.), *Theoretical and empirical foundations of rational-emotive therapy* (pp. 33–60). Monterey, CA: Brooks/Cole.

Ellis, A. (1985). Expanding the ABC's of rational-emotive therapy. In M. J. Mahoney & A. Freeman (Eds.), *Cogni- tion and psychotherapy* (pp. 313–323). New York: Plenum.

Ellis, A. (1988). *How to stubbornly refuse to make yourself miserable about anything, yes anything.* New York, NY: Kensington.

Ellis, A. (1989). Comments on my critics. In M. E. Bernard & R. DiGiuseppe (Eds.). *Inside rational-emotive therapy: A critical appraisal of the theory and therapy of Albert Ellis* (pp. 199–260). San Diego, CA: Academic Press.

Ellis, A. (1990). How can psychological treatment aim to be briefer and better? The rational-emotive approach to brief therapy. In J. K. Zeig & S. G. Gilligan (Eds.), *Brief therapy: Myths, methods, and metaphors* (pp. 291–302). New York, NY: Brunner/Mazel.

Ellis, A. (1992). Group rational-emotive and cognitive-behavioral therapy. *International Journal of Group Psycho- therapy, 42*(1), 63–80.

Ellis, A., & Dryden, W. (1990). The basic practice of RET. In W. Dryden (Ed.), *The essential Albert Ellis* (pp. 145–183). New York, NY: Springer.

Ellis, A., & Harper, R. A. (1975). *A new guide to rational living.* Hollywood, CA: Wilshire.

Ellis, A., Sichel, J., Yeager, R., DiMattia, D., & DiGiuseppe, R. (Eds.). (1989). *Rationalemotive couples therapy.* New York, NY: Pergamon.

Emery, G., & Campbell, J. (1986). *Rapid relief from emotional distress.* New York, NY: Fawcett Columbine. Erlanger, M. A. (1990). Using the genogram with the older client. *Journal of Mental Health Counseling, 12*(3), 321–336.

Estes, C. P. (1992). *Women who run with the wolves: Myths and stories of the wild woman archetype.* New York, NY: Ballantine Books.

Everly, G. S., Jr., & Mitchell, J. T. (1999). *Critical Incident Stress Management (CISM): A new era and standard of care in crisis intervention.* Ellicott City, MD: Chevron.

Fagan, J., & Shepherd, I. L. (1970). *Gestalt therapy now: Theory, techniques, applications.* New York, NY: Harper & Row.

Fairbairn, W.R.D. (1967). *An object relations theory of personality.* New York, NY: Basic Books.

Falvey, E. (1989). Passion and professionalism: Critical rapprochements for mental health research. *Journal of Mental Health Counseling, 11,* 86–105.

Farthing, C. W. (1992). *The psychology of consciousness.* Englewood Cliffs, NJ: PrenticeHall. Feldenkrais, M. (2002). *The potent self: A study of spontaneity and compulsion.* Berkeley, CA: Frog Ltd.

Ferran, L (2010). James Ray arrested in Sedona sweat lodge deaths. ABC News Internet: Yahoo!News, Inc. Sunnyvale, CA. Retrieved from http://abcnews.go.com/GMA/spiritual-leader- james-ray-arrested-sweat-lodge-deaths/story?id=9741781.

Fezler, W. (1990). *Imagery for healing, knowledge, and power.* New York, NY: Simon & Schuster. Fiebert, M.S. (1983). *Ways of growth* (3rd ed.). Lexington, MA: Ginn.

Fisch, R., Weakland, J. H., & Segal, L. (1982). *The tactics of change: Doing brief therapy.* San Francisco, CA: Jossey-Bass.

Fisher, S., & Greenberg, R. (1977). *The scientific credibility of Freud's theories and therapy.* New York, NY: Basic Books.

Fisher-Turk, E. (2005). Phototherapy. *Wholistic Healing Publications, 5*(3), 1–10.

Flannery, R. B. (2004). *Posttraumatic stress disorder: The victim's guide to healing and recovery* (2nd ed). New York, NY: American Mental Health Foundation.

Foa, E. B., Stekette, G. S., & Ascher, L. M. (1980). Systematic desensitization. In A. Goldstein & E. B. Foa (Eds.), *Handbook of behavioral interventions: A clinical guide* (pp. 46–63). New York, NY: Wiley.

Fonagy, P. (1999). Report prepared by the Research Committee of the International Psychoanalytic Association at the request of the President Editor and Chair. London: International Psychoanalytic Associations.

Fortier, J. (2003). My brain. In H. G. Kaduson & C. E. Schaefer (Ed.), *101 more favorite play therapy techniques* (pp. 96–101). Lanham, MD: Rowman & Littlefield.

Foulkes, D. (1985). *Dreaming: A cognitive-psychological analysis.* Hillsdale, NJ: Lawrence Erlbaum.

Foulkes, D. (1999). *Children's dreaming and the development of consciousness.* Cambridge, MA: Harvard University Press.

Freeman, A., & DeWolf, R. (1989). *Woulda, coulda, shoulda.* New York, NY: Silver Arrow Books.

Freedman, J., & Combs, G. (1996). *Narrative therapy: The social construction of preferred realities.* New York, NY: Norton.

Freud, A. (1974). The methods of child analysis. In *The writings of Anna Freud.* New York, NY: International Universities Press.

Freud, S. (1961). *The psychopathology of everyday life.* New York, NY: Signet. (Original work published 1901).

Frey, D. (2003). *Play therapy strategies for the treatment of anger.* Dayton, OH: Mandala Publishing.

Fuhriman, A. & Burlingame, G. M. (1990). Consistency of matter: A comparative analysis of individual and group process variables. *The Counseling Psychologist, 19*, 1, 6–62.

Gallo-Lopez, L. (2000). A creative play therapy approach to the group treatment of young sexually abused children. In H. G. Kaduson & C. E. Schaefer (Eds.), *Short-term play therapy for children* (pp. 278–281). New York: NY: Guilford Press.

Gardner, R. (1986). The game of checkers in child therapy. In C. E. Schaefer & S. E. Reid (Eds.), *Game play: Therapeutic use of childhood games* (pp. 215–232). New York, NY: Wiley.

Gardner, B. & Spickelmier, M. (2010). Working with adolescents. In A. Munns & Atkinson, N. (Eds.), *Applications of family & group theraplay* (pp. 249–264). Lanham, MD: Jason Aronson.

Garfield, S. L., & Bergin, A. E. (Eds.). (1986). *Handbook of psychotherapy and behavior change* (3rd ed.). New York, NY: Wiley.

Gelso, C. J., & Carter, J. A. (1985). The relationship in counseling and psychotherapy: Consequences, components, and theoretical antecedents. *The Counseling Psychologist, 13,* 155–243.

Gibson, R. L., & Mitchell, M. M. (1990). *Introduction to counseling and guidance* (3rd ed.). New York, NY: Macmillan.

Gil, E. (1994). *Play in family therapy.* New York, NY: Guilford.

Gil, E. (2003). Family play therapy: "The bear with short nails." In C. Schaefer (Ed.), *Foundations of play therapy* (pp. 192–218). New York, NY: Wiley.

Gil, E. (2006). *Helping abused and traumatized children: Integrating directive and nondirective approaches.* New York, NY: Guilford.

Gil, E., & Sobol, B. (2000). Engaging families in therapeutic play. In C. E. Bailey (Ed.), *Children in therapy: Using the family as a resource* (pp. 341–382). New York, NY: W. W. Norton.

Ginott, H. (1959). The theory and practice of therapeutic intervention in child treatment. *Journal of Consulting Psychology, 23*, 160–166.

Ginter, E. J. (1988). Stagnation in eclecticism: The need to recommit to a journey. *Journal of Mental Health*

Counseling, 11, 77–85.

Gladfelter, J. (1990). Integrated psychotherapy. In J. K. Zeig & M. M. Munion (Eds.), *What is psychotherapy?* (pp. 336–340). San Francisco, CA: Jossey/Bass.

Gladfelter, J. (1992). Redecision therapy. *International Journal of Group Psychotherapy, 42*(3), 319–334. Glasgow, A. (1999). Sample activities: Anger management exercise: Draining. Retrieved from http:www. therapeu-ticresources.com/sampleactivity.html.

Glasser, W. (1982). Interview by D. B. Evans, What are you doing? An interview with William Glasser. *Personnel and Guidance Journal, 61,* 460–462.

Glasser, W. (1985). *Control theory.* New York, NY: Harper & Row.

Glasser, W. (1999). *The language of choice theory.* New York, NY: HarperCollins. Gleick, J. (1988). *Chaos: Making a new science.* New York, NY: Penguin.

Goldenberg, I., & Goldenberg, H. (1985). *Family therapy: An overview.* Monterey, CA: Brooks/Cole. Goldenson, R. M. (1984). Post-traumatic stress disorder. In *Longman dictionary of psychology and psychiatry.* New York, NY: Longman.

Goldman, D. J. (1976). Meditation helps break the stress spiral. *Psychology Today, 9(9),* 82–84.

Goldman, D. J., & Schwartz, G. E. (1976). Meditation as an intervention in stress reactivity. *Journal of Consulting and Clinical Psychology, 44,* 456–466.

Goldman, L. (2001). *Breaking the silence: A guide to helping children with complicated grief-suicide, homicide, aids, violence and abuse.* New York, NY: Brunner-Routledge.

Goleman, D. (1999). *Emotional intelligence.* New York, NY: Bantam.

Gorski, P.C. (2014). *Circles of my multicultural self.* Retrieved from http://www.edchange.org/mul ticultural/activities/circlesofself_handout.html.

Gottman, J. M. (1994). *What predicts divorce? The relationship between marital process and marital outcomes.* Hills- dale, NJ: Erlbaum.

Gottman, J. M. (1999). *The marriage clinic: A scientifically-based marital therapy.* New York, NY: W. W. Norton.

Green, E. (2009). Jungian analytical play therapy. In K. O'Connor & L. M. Braverman (Eds,), *Play therapy theory and practice: Comparing theories and techniques* (2nd ed., pp. 83–125). New York: NY: Wiley.

Green, E. J. (2007). The crisis of family separation following traumatic mass destruction: Jungian analytical play therapy in the aftermath of Hurricane Katrina. In N. B. Webb (Ed.), *Play therapy with children in crisis: Indi- vidual group and family treatment* (3rd ed., pp. 368–388). New York, NY: Guilford Press.

Grinspoon, L. (Ed.). (1991, February). Post-traumatic stress: Part I. *Harvard Mental Health Letter, 7*(8), 1–4. Guerney, B. (1964). Filial therapy used as a treatment method for disturbed children. *Evaluation, 3,* 34–35.

Guerney, L. (1975). Filial therapy program. In H. L. Benson (Ed.), *Treating relationships* (pp. 67–91). Lake Mills, IA: Graphic Publishing.

Gutterman, T. J. (1992). Disputation and reframing: Contrasting cognitive-change methods. *Journal of Mental Health Counseling, 14,* 440–456.

Gutterman, T. J. (2006). *Mastering the art of solution-focused counseling.* Alexandria, VA: American Counseling Association.

Gutterman, T. J. (2013). *Mastering the art of solution-focused counseling* (2nd ed.). Alexandria, VA: American Counseling Association.

Gwain, G. (1982). Active visualization: Creating what you want. *Professional Psychology: Research and Practice, 13,* 211–216.

Haley, J. (1976). *Problem solving therapy.* San Francisco, CA: Jossey-Bass.
Haley, J. (1984). *Ordeal therapy: Unusual ways to change behavior.* San Francisco, CA: JosseyBass.
Hall, C. S. (1953a). A cognitive theory of dream symbols. *The Journal of General Psychology, 48,* 169–186.
Hall, C. S. (1953b). A cognitive theory of dreams. *The Journal of General Psychology, 49,* 273–282. Abridged version in M. F. DeMartino (Ed.). (1959). *Dreams and personality dynamics* (pp. 123–134). Springfield, IL: Charles C. Thomas.
Hambridge, G. (1955). Structured play therapy. *American Journal of Orthopsychiatry, 25,* 304–310. Handly, R., & Neff, P. (1985). *Anxiety and panic attacks: Their cause and cure.* New York, NY: Ballantine.
Hansen, J., Stevie, R., & Warner, R. (1986). *Counseling: Theory and process* (4th ed.). Boston, MA: Allyn & Bacon.
Hansen, J. C., Warner, R. W., & Smith, E. J. (1980). *Group counseling: Theory and practice* (2nd ed.). Chicago, IL: Rand McNally.
Harvey, S. (2006). Dynamic play therapy. In C. Schaefer & H. Kaduson (Eds.), *Contemporary play therapy* (pp. 55–81). New York, NY: Guilford.
Haslam, D. (2010). Family sculpting with puppets. In L. Lowenstein, (Ed). *Creative family therapy techniques: Play, art and expressive therapies to engage children in family sessions.* Toronto, ON: Champion Press.
Hartman, A. & Laird, J., (1983). *Family centered social work practice.* New York, NY: The Free Press. Heider, J. (1985). *The Tao of leadership.* Atlanta, GA: Humanics New Age.
Hellman, C. A., Morrison, B. K., & Abramowitz, L. M. (1986). The stress of therapeutic work. *Journal of Mental Health Counseling, 8,* 36–40.
Helmstetter, S. (1986). *What to say when you talk to yourself.* New York, NY: Pocket Books.
Henry, W. P., Schacht, T. E., & Strupp, H. H. (1986). Structural analysis of social behavior: Application to a study of interpersonal process in differential psychotherapeutic outcome. *Journal of Counseling and Clinical Psychol- ogy. 54,* 27–31.
Herr, E. L. (1989). *Counseling in a dynamic society: Opportunities and challenges.* Alexandria, VA: American Asso- ciation of Counseling and Development.
Hershenson, D. B., Power, P. W. & Seligman, L. (1989a). Mental health counseling theory: Present status and future prospects, *Journal of Mental Health Counseling, 11,* 44–69.
Hershenson, D. B., Power, P. W. & Seligman, L, (1989b). Counseling theory as a projective test. *Journal of Mental Health Counseling, 11,* 273–279.
Hill, H. (1992). Fairy tales: Visions for problem resolution in eating disorders. *Journal of Counseling and Develop- ment, 70,* 584–587.
Hobday, A., & Ollier, K. (1998). *Creative therapy with children and adolescent.* Atascadero, CA: Impact Publishers. Hollander, M. (2008). *Helping teens for who cut: Understanding and ending self-injury.* New York, NY: Guilford.
Horn, T. (2001). Balloons of anger. In H. G. Kaduson & C. E. Schaefer (Ed.), *101 more favorite play therapy techniques* (pp. 250–253). Northvale, NJ: Jason Aronson, Inc.
Horvath, A. O., & Greenberg, L. S. (1994). *The working alliance: Theory, research, and practice.* New York, NY: Wiley.
Howard, M., Nance, D. W., & Myers, C. (1986). *Adaptive counseling and therapy: A systematic approach to select- ing effective treatments.* San Francisco, CA: Jossey-Bass.
Howe, L. W., & Howe, M. M. (1975). *Personalizing education: Values clarification and beyond.* New York, NY: Hart.

Hunt, H. (1989). *The multiplicity of dreams: Memory, imagination, and consciousness.* New Haven, CT: Yale Uni- versity Press.

Ivey, A. E. (1989). Mental health counseling: A developmental process and profession. *Journal of Mental Health Counseling, 11,* 26–35.

Ivey, A. E., & Simek-Downing, L. (1980). *Counseling and psychotherapy: Skills, theories, and practice.* Englewood Cliffs, NJ: Prentice-Hall.

Jackson, D. P., & Weakland, J. H. (1961). Conjoint family therapy: Some considerations on theory, technique, and results. *Psychiatry, 24,* 30–45.

Jacobs, M. (1998). *The presenting past: The core of psychodynamic counseling and therapy.* London, England: Open University Press.

Jaffe, D. T., & Bresler, D. E. (1980). Guided imagery: Healing through the mind's eye. In J. E. Shorr, G. E. Sobel, P. Robin, & J. A. Cannella (Eds.), *Imagery: Its many dimensions and applications* (pp. 253–266). New York, NY: Plenum.

Jamison, K. R. (1995). *An unquiet mind.* New York: Alfred A. Knopf.

Johnson, C., & Maddi, K. (1986). The etiology of bulimia: Biopsychosocial perspectives. In S. Feinstein (Ed.), *Adolescent psychiatry, developmental and clinical issues* (Vol. 13, pp. 253–273). Chicago, IL: University of Chi- cago Press.

Johnson, D. W., & Johnson, F. P. (2009). Leading growth and counseling groups. *Joining together: Group therapy and group skills.* (10th ed., pp. 501–502). Upper Saddle River, NJ: Pearson.

Johnson, K. (1998). *Trauma in the lives of children:* Crisis *and stress management techniques for counselors, teachers, and other professionals.* Alameda, CA: Hunter House.

Juhnke, G. A., & Shoffner M. F. (1999). The family debriefing model: An adapted critical incident stress debriefing for parents and older sibling suicide survivors. *Family Journal: Counseling and Therapy for Couples and Families 7,* 342–348.

Juhnke, G. A. (2002). Intervening with school students after terrorist attacks. In G. R. Walz & C. J. Kirkman (Eds.), *Helping people cope with tragedy & grief* (pp. 13–17). Greensboro, NC: CAPS Publications

Jung, C. G. (1959). *The archetypes and the collective unconscious.* Princeton, NJ: Princeton University Press.

Kabat-Zinn, J. (2003). Mindfulness-based interventions in context: Past, present and future. *Clinical Psychology Science and Practice, 10*(2), 144–156.

Kaduson, H. G. (2001). The feeling word game. In H. G. Kaduson & Schaefer, C. E. (Eds.), *101 favorite play therapy techniques* (pp. 19–21). Northvale, NJ: Jason Aronson, Inc.

Kagan, J. (1998). How to become who you are. *Family Therapy Networker, 98,* 52–63.

Kaliff, D. M. (1980). *Sandplay: A psychotherapeutic approach to the psyche.* Boston, MA: Sigo Press.

Kaplan, K J., Capace, N. K., Clyde. J.D. (1984). A bidimensional distancing approach to transactional analysis: A suggested revision of the OK corral. *Transactional Analysis Journal, 15,* 114–119.

Kaufmann, Y. (1989). Analytical psychotherapy. In R. J. Corsini & D. Wedding (Eds.), *Current psychotherapies* (4th ed.) (pp. 118–132). Itasca, IL: F. E. Peacock.

Keat, D. B. (1985). Child-adolescent multimodal therapy: Bud the boss. *Journal of Humanistic Education and Development, 23,* 183–192.

Keith, D. V. & Whitaker, C. A. (1981). Play therapy: A paradigm for work with families. *Journal of Marital and Family Therapy, 7,* 243–254.

Kelly, K. R. (1988). Defending eclectism: The utility of informed choice. *Journal of Mental Health Counseling, 10,* 210–213.

Kelsey, S. (2008). How I felt the first day. In L. Lowenstein, (Ed.). *Assessment and treatment activities for children* (pp. 27–29). Toronto, ON: Champion Press.

Kernberg, O. (1984). *Severe personality disorders.* New Haven, CT. Yale University Press.

Kenney-Noziska, S. (2008). *Techniques-techniques-techniques: Play-based activities for children, adolescents & fami- lies.* West Conshohocken, PA: Infinity Publishing.

Kerr, M. (1980). Emotional factors in physical illness: A multigenerational perspective. In R. R. Sagar (Ed.), *Georgetown family symposia: Vol. 4 (1977–78)* (pp. 47–63). Washington, DC: Georgetown University.

Kerr, M., & Bowen, M. (1988). *Family evaluation: An approach based on Bowen theory.* New York, NY: W. W. Norton.

Kirschner, D., & Kirschner, S. (1986). *Comprehensive family therapy: An integration of systemic and psychodynamic treatment models.* New York, NY: Brunner/Mazel.

Klein, M. (1932). *The psychoanalysis of children.* New York, NY: Delacorte Press/Seymour Lawrence. Klein, M. (1959). *Our adult world and its roots in infancy.* London, England: Tavistock.

Klein, M. (1963). *Our adult world and other essays.* London, England: Heinemann Medical Books. Klein, M. (1975). *The psychoanalysis of children.* New York, NY: Delacorte.

Klerman, G., & Weissman, M. (1985). Affective responses to stressful life events. In H. Goldman & S. Goldston (Eds.), *Preventing stress-related psychiatric disorders* (DHHS Pub. No. ADM 85–1366, pp. 55–76). Rockville, MD: NIMH.

Klimek, D., & Anderson, M. (1988). *Inner world, outer world: Understanding the struggles of adolescence.* Ann Arbor, MI: The University of Michigan. (ERIC Clearinghouse on Counseling and Personnel Services No. ED 290 118.)

Klorer, P. G. (2006). Art therapy with traumatized families. In L. Carey (ed.), *Expressive and creative arts, methods for trauma survivors* (pp. 115–132). London, England: Jessica Kingsley Publishers.

Knell, S. & Dasari, M. (2009). CBPT: Implementing and integrating CBPT into clinical practice. In A. Drewes (Ed.), *Blending play therapy with cognitive behavior therapy: Evidenced-based and other effective treatments and techniques* (pp. 321–353). New York, NY: Wiley.

Knudson, R. M., & Minier, S. (1999). The on-going significance of significant dreams: The case of the bodiless head. *Dreaming, 9*(4), 235–245.

Kohut, H. (1959). Introspection, empathy, and psychoanalysis. *Journal of the American Psychoanalysis Association, 7,* 459–483.

Kohut, H. (1971). *The analysis of the self.* New York, NY: International Universities Press. Kohut, H. (1977). *The restoration of the self.* New York, NY: International Universities Press.

Kom, E. R., & Johnson, K. (1983). *Visualization: The use of imagery in the health professions.* Homewood, IL: Dow-Jones/Irwin.

Kottman, T. (1990). Counseling middle school students: Techniques that work. *Elementary School Guidance and Counseling, 25*(2), 138–145.

Kottman, T. (2001). *Play therapy: Basics and beyond.* Alexandria, VA: American Counseling Association. Kranzow, K. (1973). Deliberate psychological education. *The Personnel and Guidance Journal, 48*(6), 72–78. Krumboltz, J., & Krumboltz, H. (1972). *Changing children's behavior.* New York, NY: Prentice Hall.

Krumboltz, J. D., & Thoresen, C. E. (1976). *Counseling methods.* New York, NY: Holt, Rinehart & Winston. Kuiken, D., & Sikora, S. (1993). The impact of dreams on waking thoughts and feelings. In E. A. Moffitt, E. M.

Kramer, et al. (Eds.), *The functions of dreaming* (pp. 610). Albany, NY: State University of New York Press.

LaFayette, J. M., & Stern, T. A. (2004). The impact of a patient's suicide on psychiatric trainees: A case study and review of the literature. *Harvard Review of Psychiatry, 12,* 49–50.

Lakoff, G. (1997). How unconscious metaphorical thought shapes dreams. In D. Stein (Ed.), *Cognitive science and the unconscious* (pp. 89–120). Washington, DC: American Psychiatric Press.

Lambert, M. J. (1989). The individual therapist's contribution to psychotherapy process and outcome. *Clinical Psychology Review, 9,* 469–485.

Lambert, M. J., Shapiro, D. A., & Bergin, A. E. (1986). The effectiveness of psycho therapy. In S. L. Garfield & A. E. Bergin (Eds.), *Handbook of psychotherapy and behavior change* (pp. 111–141). New York, NY: Wiley.

Lampropoulos, G. K. (2000). Evolving psychotherapy integration: Eclectic selection and prescriptive applications of common factors in therapy. *Psychotherapy, 37*(4), 285–297.

Landgarten, H. B. (1987). *Family art therapy: A clinical guide and casebook:* New York, NY: Routledge. Landreth, G. L. (1991). *Play therapy: The art of the relationship.* Levittown, PA: Accelerate Development. Landreth, G., & Bratton, S. (1999). *Play therapy.* ERIC Digest. Greensboro, NC: ERIC Clearinghouse on Coun-seling and Student Services. (ERIC Document Reproduction Service No. ED430172).

Larrabee, M., & Wilson, B. (1981). Teaching teenagers to cope through family-life simulations. *The School Coun- selor, 28,* 117–123.

Lawrence, B. (2001). Saying good-bye: Breaking the links in a chain. In H. G. Kaduson & C. E. Schaefer (Eds.), *101 more favorite play therapy techniques* (pp. 77–79). Northvale, NJ: Jason Aronson.

Lazarus, A. A. (1977). *In the mind's eye: The power of imagery for personal enrichment.* New York: Guilford Press. Lazarus, A. A., Beutler, L. E., & Norcross, J. C. (1992). The future of technical eclecticism. *Psychotherapy, 29,* 11–20.

Leben, N. Y. (1994). *Directive group play therapy—60 structured games for the treatment of ADHD, low self-esteem, and traumatized children.* Pflugerville, TX: Morning Glory Treatment Center for Children.

Lemons, H. (1999). *Saying goodbye to your grief: A book designed to help people who have experienced crushing losses survive and grow beyond the pain.* Macon, GA: Smyth & Helwys Publishing.

Levitsky, A., & Perls, F. S. (1973). The rules and games of gestalt therapy. In J. Fagan & I. L. Shephard (Eds.), *Gestalt therapy now* (pp. 140–149). Palo Alto, CA: Science and Behavior Books. Levy, D. (1938). Release therapy for young children. *Psychiatry, 1,* 387–389.

Levy, F. J. (2014). Integrating the arts in psychotherapy: Opening the doors of shared creativity. *American Journal of Dance Therapy, 36,* 6–27. Retrieved from www.Springerlink.com.

Lewis, C. S. (1963). *A grief observed.* Greenwich, CT: Seabury Press.

Lewis, H. R., & Streitfield, H. S. (1970). *Growth games: How to tune in yourself, your family, your friends.* New York, NY: Bantam Books.

Lieberman, M. (1986). *Art therapy for groups.* Cambridge, MA: Brookline.

Lilly, J. P. (2006, September). *Jungian play therapy.* Paper presented at the Iowa Association for Play Therapy Annual Conference, Iowa City, IA.

Linden, W., & Wen, F. K. (1990). Therapy outcome research, health care policy, and the continuing lack of accu-mulated knowledge. *Professional Psychology: Research & Practice, 21,* 482–488.

Linehan, M. M. (1993). *Cognitive-behavioral treatment of borderline personality disorder.* New York, NY: Guilford. Lipsey, M., & Wilson, D. (1993). The efficacy of psychological, educational, and behavioral treatment: Confirma-tion from meta-analysis. *American Psychologist, 48,* 1181–1209.

Lowenfeld, M. (1950). The nature and use of the Lowenfeld world technique in work with children and adults. *Journal of Psychology, 30,* 325–331.

Lowenstein, L. (Ed.). (2010). *Creative family therapy techniques: Play, art and expressive therapies to engage chil- dren in family sessions*: Toronto, ON: Champion Press.

Luborsky, L., Crits-Cristoph, P., Mintz, J., & Auerbach, A. (1988). *Who will benefit from psychotherapy: Predicting therapeutic outcomes.* New York, NY: Basic Books.

Maharishi, M. Y. (1972). *The science of living and the art of being.* New York, NY: Signet.

Main, A. P., & Roark, A. E. (1975). A consensus method to reduce conflict. *Personnel and Guidance Journal, 53,* 754–759.

Maitland, R. (1975). *Essentials of meditation.* Lakemont, GA: CSA Press. Malchiodi, C. A. (2005). *Expressive therapies.* New York, NY: Guilford.

Maletic, V. (2010). *Dance dynamica: effort and phrasing.* Columbus, OH: Grade A Notes.

Marcer, D. (1986). *Biofeedback and related therapies in clinical practice.* Rockville, MD: Aspen Publishers. Marquis, J., Morgan, W., & Piaget, G. (1973). *A guidebook for systematic desensitization* (3rd ed.), Palo Alto, CA: Veterans Workshop.

Martin, D. G. (2011). *Counseling and therapy skills.* Long Grove, IL: Waveland Press. Marston, S. (1994). *The divorced parent.* New York, NY: William Morrow.

Marziali, E. A. (1992). People in your life. Development of a social support measure for predicting psychotherapy outcome. *Journal of Nervous Mental Disorders, 175*(6), 327–338.

Maslach, C. (1982). *Burnout: The cost of caring.* New York, NY: Prentice-Hall.

Maultsby, M. C. (1975). *Help yourself to happiness.* New York, NY: Institute for Rational Living

McAdams, C. R. & Foster, V. A. (2002). An assessment of resources for counselors coping and recovery in the aftermath of client suicide. *Journal of Humanistic Counseling, Education, and Development, 41,* 232–241.

McBride, M. C., & Martin, G. E. (1990). A framework or eclecticism: The importance of theory to mental health counseling. *Journal of Mental Health Counseling, 12,* 495–505.

McCaffry, B. L. (2002). The privilege exercise. Sonoma State University, Rohnert Park, CA. Retrieved from https://userpages.umbc.edu~korenman/wmst/privilege1.html, pp. 4–6.

McDowell, B. (2004). The pick-up-sticks game. In H. Gerard Kaduson & C. E. Schaefer (Eds.), *101 favorite play therapy techniques* (pp. 145–149). Lanham, MD: Rowman & Littlefield.

McGoldrick, M., Gerson, R., & Petry, S. (2008). *Genograms: Assessment and intervention* (3rd ed.). New York, NY: W. W. Norton.

McKay, M., Davis, M., & Fanning, P. (1983). *Messages: The communication skills book.* Oakland, CA: Harbinger.

McKay, M., Wood, J.C., & Brantley, J. (2007). *Dialectical behavior therapy skills workbook: Practical DBT exercises for learning mindfulness, interpersonal effectiveness, emotion regulation, & distress tolerance.* Oakland, CA: New Harbinger Publications.

McKay, M. J., & Fanning, P. (1999). Sample activities: An exercise from The Daily Relaxer. Retrieved from http:www.therapeuticresources.com/sampleactivity.html.

McMullin, R., & Giles, T. (1981). *Cognitive behavior therapy: A restructuring approach.* New York, NY: Grune & Stratton.

Meichenbaum, D. (1977). *Cognitive behavior modification: An integrated approach.* New York, NY: Plenum. Metcalf, L (2008). *Counseling toward solutions: A practical solution-focused program for working with students, teachers, and parents* (2nd ed.). San Francisco, CA: John Wiley & Sons, Inc. Miller, J. E. (2003). *Grief tips.* Fort Wayne, IN: Willowgreen Publishing.

Minuchin, S. (1974). *Families and family therapy.* Cambridge, MA: Harvard University Press.

Minuchin, S., & Fishman, H. (1981). *Techniques of family therapy.* Cambridge, MA: Harvard University Press.

Molnar, A. & de Shazer, S. (1987). Solution-focused therapy: Toward the identification of therapeutic tasks. *Jour-nal of Marital and Family Therapy. 13*(4): 349–358.

Moore, C. L. & Yamamoto, K. (2012). *Beyond words: Movement, observation and analysis* (2nd ed.) New York, NY: Routledge.

Moos, R. H. (1990). Depressed outpatients' life contexts, amount of treatment and treatment outcome. *Journal of Nervous Mental Disorders, 178*(2), 105–112.

Morris, D. (1994). *Bodytalk: The meaning of human gestures.* New York, NY: Crown Publishers.

Morris, R., & Kratochwill, T. (1983). *Treating children's fears and phobias: A behavioral approach.* New York, NY: Pergamon Press.

Murphy, J. J. (1997). *Solution-focused counseling in middle and high schools.* Alexandria, VA: American Counseling Association.

Myers, D. (1994). *Disaster response and recovery: A handbook for mental health professionals.* Rockville, MD: Center for Mental Health Services.

Myers, R. (2000). The family chip system. Villa Park, CA: Child Development Institute. Retrieved from http://www.practicalparent.org.uk/chip.htm.

Nader, K., Dubrow, K., & Stamm, B. H. (Eds.). (1999). *Honoring differences: Cultural issues in the treatment of trauma and loss.* Philadelphia, PA: Brunner/Mazel.

Nance, D. W., & Myers, P. (1991). Continuing the eclectic journey. *Journal of Mental Health Counseling, 13*(1), 119–130.

Narcavage, C. J. (2001). Using puppets to create a symbolic client. In H. G. Kaduson & C. E. Schaefer (Eds.), *101 more favorite play therapy techniques* (pp. 224–225). Northvale, NJ: Jason Aronson.

Nicholas, M., & Forrester, A. (1999). Advantages of heterogeneous therapy groups in the psychotherapy of the traumatically abused: Treating the problem as well as the person. *International Journal of Group Psychotherapy, 49*(3), 323–328.

Nichols, M. P. (1987). *The self and the system.* New York, NY: Brunner/Mazel.

Nichols, M. P., & Schwartz, R. C. (2005). *The essentials of family therapy.* New York, NY: Allyn & Bacon.

Nicholson, R. A., & Berman, J. S. (1983). Is follow-up necessary in evaluating psychotherapy? *Psychological Bul-letin, 93,* 261–278.

Nickerson, E., & O'Laughlin, K. (1982). The therapeutic use of games. In C. E. Schaefer & K. J. O'Conner (Eds.), *Handbook of play therapy* (pp. 174–187). New York, NY: Wiley.

Norcross, J. C. (Ed.). (1986). *Handbook of eclectic therapy.* New York, NY: Bruner/Mazel.

Norcross, J. C., & Goldfried, M. R. (Eds.). (1992). *Handbook for psychotherapy integration.* New York, NY: Basic Books.

Norcross, J. C. (Ed.). (1986). *Handbook of eclectic therapy.* New York, NY: Brunner/Mazel.

Norton, C. C., & Norton, B. E. (1997). *Reaching children through play therapy: An experiential approach.* Denver, CO: The Publishing Cooperative.

Norton, C. C., & Norton, B. E. (2006). Experiential play therapy. In C. Schaefer & H. Kaduson (Eds.), *Contemporary play therapy: Theory, research and practice* (pp. 28–54). New York, NY: Guilford.

Norton, C. C., & Norton, B. E. (2008). *Reaching children through play therapy: An experiential approach.* Denver, CO: White Apple Press.

Norcross, J. D., & Prochaska, J. O. (1983). Clinician's theoretical orientations: Selection, utilization and efficacy. *Professional Psychology: Research and Practice, 14,* 197–208.

Notarius, C., & Markman, H. (1993). *We can work it out: Making sense of marital conflict.* New York, NY: Putman.

Oaklander, V. (1988). *Windows to our children: A Gestalt therapy approach to children and adolescents.* Highland, NY: Gestalt Journal Press.

Oaklander, V, (1994). Gestalt play therapy. In K. O'Conner & C. Schaefer (Eds.), *Handbook of play therapy* (Vol. 2, pp. 143–156). New York, NY: Willey.

O'Conner, K. (2009). Ecosystemic play therapy. In K. O'Connor & L. M. Braverman (Eds.), *Play therapy theory and practice: Comparing theories and techniques* (2nd ed., pp. 367–450). New York, NY: Wiley.

Okum, B. F. (1990). *Seeking connections in psychotherapy.* San Francisco, CA: Jossey-Bass.

O'Malley, S. S., Suh, C. S., & Strupp, H. H. (1983). The Vanderbilt psychotherapy process scale: A report of the scale development and a process outcome study. *Journal of Consulting and Clinical Psychology, 51,* 581–586.

Pallaro, P. (Ed.) (1999). *Authentic movement: essays by Mary Starks Whitehouse, Janet Adler & Joan Chodorow.* Philadelphia, PA: Jessica Kingsley Publishers.

Patterson, C. H. (1986). *Theories of counseling and psychotherapy* (4th ed.). New York, NY: Harper & Row.

Pelletier, K. R. (1980). *Holistic medicine.* New York, NY: Delacorte.

Perls, F. S. (1969). *Gestalt therapy verbatim.* Lafayette, CA: Real People Press.

Perls, F. S. (1973). *The Gestalt Approach and Eyewitness to Therapy.* Palo Alto, California Science and Behavior Books, New York: Bantam Books.

Perry, W. (2008). *Basic counseling techniques: A beginning therapist toolkit* (2nd ed.). Bloomington, IN: Author House.

Peterson, S., & Straub, R. L. (1992). *School crisis survival guide: Management techniques and materials for coun- selors and administrators.* West Nyack, NY: Center for Applied Research in Education.

Pollack, H. B., & Sian, J. B. (1995). Reflections and suggestions on leadership of psychotherapy groups. *Interna- tional Journal of Group Psychotherapy, 45*(4), 507–519.

Post-Sprunk, T. (2010a). Boat-storm-lighthouse assessment. In L. Lowenstein, (Ed.). *Creative family therapy techniques: Play, art and expressive therapies to engage children in family sessions* (pp. 12–13). Toronto, ON: Champion Press.

Post-Sprunk, T. (2010b). Toss the ball. In L. Lowenstein, (Ed.). *Creative family therapy techniques: Play, art and expressive therapies to engage children in family sessions* (p. 250). Toronto, ON: Champion Press.

Powers, R. L., & Haln, J. M. (1977). Creativity in problem-solving: The double dialogue technique. *Individual Psychologist. 14*(1), 22–32.

Prochaska, J. O., DiClemente, C. C., & Norcross, J. C. (1992). In search of how people change. *American Psychologist, 47*(9), 1102–1114.

Prochaska, J. O., & Prochaska, J. M. (1994). A transtheoretical model of change for addictive behaviors. In M. Gossop (Ed.), *Psychological treatment for addictive behaviors* (pp. 222–242). Barcelona, Spain: Cevron.

Purkey, W. W., & Schmidt, J. J. (1990). *Invitational/earning for counseling and development.* Ann Arbor, MI: ERIC/CAPS Select.

Putnam, F. W. (1991). Dissociative disorders in children and adolescents: A developmental perspective. *Psychiatric Clinics of North America, 14*(3), 519–531.

Rando, T. A. (1984). *Grief, dying, and death: Clinical interventions for caregivers.* Cambridge, IL: Research Press. Rathus, S. A., & Nevid, J. S. (1977). *BT: Behavior therapy strategies for solving problems in living.* New York, NY: Signet.

Reddy, L. A., & Savin, H. (2000). Designing and conducting outcome studies. In H. A. Savin & S. S. Kiesling (Eds.), *Accountability systems of behavioral health care* (pp. 132–158). San Francisco, CA: Jossey-Bass.

Renard, S., & Sockol, K. (1987). *Creative drama: Enhancing self-concepts and learning.* Minneapolis, MN: Edu- cational Media.

Rhyne, J. (1970). The gestalt art experience. In J. Fagan & I. Lee (Eds.), *Gestalt therapy now* (pp. 274–284). New York, NY: Harper & Row.

Richardson, R. W. (1987). *Family ties that bind.* Bellingham, WA: Self-Counsel Press.

Roark, A. E. (1978). Interpersonal conflict management. *Personnel and Guidance Journal, 57,* 400–402.

Robbins, A. (1986). *Unlimited power: The new science of personal achievement.* New York, NY: Fawcett Columbine. Roberts, C. G., & Guttormson, L. (1990). *You and stress: A survival guide for adolescence.* Minneapolis, MN: Free Spirit Press.

Robertson, M. H. (1995). *Psychotherapy education and training: An integrative perspective.* Madison, CT: Inter- national Universities Press.

Rogers, C. R. (1951). *Client-centered therapy: Its current practice, implications, and theory.* Boston, MA: Houghton Mifflin.

Rogers, C. R. (1986). Client-centered therapy. In I. Kutash & A. Wolf (Eds.), *Psychotherapist's casebook: Theory and techniques in the practice of modern therapies* (pp. 197–208). San Francisco, CA: Jossey-Bass.

Romen, A. (1981). *Self-suggestion and its influence on the human organism.* Armonk, NY: M. E. Sharpe. Rosen, M., & Brenner, S. (1993). The Rosen method of movement. New York, NY: Random House, Inc.

Rychlak, J. F. (1985). Eclecticism in psychological theorizing: Good and bad. *Journal of Counseling and Develop- ment, 63*(6), 351–353.

Sabatino, J. A., & Smith, L. M. (1990). Rational self-analysis. *Journal of Counseling and Development, 69,* 167–172.

Safran, J. C., Segal, Z. V., Vallis, T. M., Shaw, B. F., & Samstag, L. W. (1993). Assessing patient suitability for short-term cognitive therapy with an interpersonal focus. *Cognitive Therapy and Research, 17,* 23–38.

Sanders, F. M. (1989). Marital conflict and psychoanalytic therapy in the middle years. In J. Oldham & R. Liebert (Eds.), *The middle years: New psychoanalytic perspectives.* New Haven, CT: Yale University Press.

Satir, V. (1967). *Conjoint family therapy.* Palo Alto, CA: Science and Behavior Books.

Satir, V., & Baldwin, M. (1983). *Satir step by step: A guide to creating change in families.* Palo Alto, CA: Science and Behavior Books.

Schaefer, C. E., Briesmeister, J. M., & Fitton, M. E. (1984). *Family therapy techniques for problem behavior of chil- dren and teenagers.* San Francisco, CA: Jossey-Bass.

Schaefer, C., & Drewes, A. (2009). The therapeutic powers of play and play therapy. In A. Drewes (Ed.), *Blend- ing play therapy with cognitive behavioral therapy: Evidenced-based and other effective treatment and techniques* (pp. 3–15). Hoboken, NJ: Wiley.

Schaefer, C. E., & Reid, S. (Eds.). (1986). *Game play: Therapeutic use of childhood games.* New York, NY: Wiley. Scharf, D., & Scharf, J. S. (1987). *Object relations family therapy.* Northvale, NJ: Jason Aronson, Inc.

Scheidlinger, S. (1997). Group dynamics and group psychotherapy revisited: Four decades later. *International Journal of Group Psychotherapy, 47*(2), 141–159.

Schimmel, C. J., & Jacobs, E. (2011). *Ten creative counseling techniques for helping clients deal with anger.* Retrieved from http://counselingoutfitters.com/vistas/vistas11/Article_53.pdf.

Schriner, C. (1990). *Feel better now: 30 ways to handle frustration in three minutes or less.* Rolling Hills Estates, CA: Jalmar Press.

Schultz, K. D. (1984). *The use of imagery in alleviating depression.* In A. A. Sheikh (Ed.), *Imagination and healing* (pp. 129–158). Farmingdale, NY: Baywood.

Seligman, M.E.P. (1995). The effectiveness of psychotherapy: The *Consumer Reports* study. *American Psychologist, 50,* 965–974. Retrieved from http://www.apa.org/journals/seligman.html.

Seltzer. L. F. (1986). *Paradoxical strategies in psychotherapy: A comprehensive overview and guidebook.* New York, NY: Wiley.

Selvini-Palazzoli, M. (1978). *Paradox and counterparadox.* New York, NY: Jason Aronson.

Serok, S. (1986). Therapeutic implications of games with juvenile delinquents. In C. E. Schaefer & S. E. Reid (Eds.), *Game play: Therapeutic use of childhood games* (pp. 311–329). New York, NY: Wiley.

Sexton, T. L., & Whiston, S. C. (1991). Review of the empirical basis for counseling: Implications for practice and training. *Counselor Educations and Supervision, 30*(6), 330–354.

Shapiro, D. A., & Shapiro, D. (1982). Meta-analysis of comparative therapy outcome studies: A replication of refinement. *Psychological Bulletin, 92,* 581–604.

Shapiro, L. E. (2008). *Stopping the pain: A workbook for teens who cut & self-injure.* Oakland, CA: New Harbinger Publications.

Shapiro, S. (1992). Trauma, ego defenses and behavioral reenactment. In S. Shapiro & G. M. Dominiak (Eds.). *Sexual trauma and psychopathology: Clinical intervention with adult survivors* (pp. 61–63). New York, NY: Lexington Books.

Shapiro, S. L. (2009). The integration of mindfulness and psychology. *Journal of Clinical Psychology, 65*(6), 555–560. Retrieved from www.interscience.wiley.com.

Sheikh, A. A. (1976). Treatment of insomnia through eidetic imagery: A new technique. *Perceptual and Motor Skills, 43,* 994.

Sheikh, A. A., & Jordan, C. S. (1983). Clinical uses of mental imagery. In A. A. Sheikh (Ed.), *Imagery: Current theory, research, and application* (pp. 391–435). New York, NY: Wiley.

Sheikh, A. A., & Sheikh, D. S. (Eds.). (1985). *Imagery in education.* Farmingdale, NY: Baywood Publishing.

Sherman, R., & Fredman, N. (1986). *Handbook of structural techniques in marriage and family therapy.* New York, NY: Brunner/Mazel.

Shorr, J. E. (1974). *Psychotherapy through imagery.* New York, NY: Intercontinental Medical.

Short, G. (2008). Developmental play therapy for very young children. In C. Schaefer, S. Kelly-Zion, J. McCormick, & A. Ohnogi (Eds.), *Play therapy for very young children* (pp. 367–377). Lanham, MD: Jason Aronson, Inc.

Short, G. F. (2001). Art or verbal metaphors for children experiencing loss. In H. G. Kaduson & C. E. Schaefer (Eds.), *101 more favorite play therapy techniques* (pp. 40–43). Northvale, NJ: Jason Aronson.

Silva, J., & Stone, R. B. (1983). *The Silva mind control method for business managers.* Englewood Cliffs, NJ: Prentice-Hall.

Simon, G. M. (1989). An alternative defense of eclecticism: Responding to Kelly and Ginter. *Journal of Mental Health Counseling, 11,* 280–288.

Simon, G. M. (1991). Theoretical eclecticism: A goal we are obligated to pursue. *Journal of Mental Health Coun- seling, 13*(1), 367–378.

Simon, S. B., Howe, L. W., & Kirschenbaum, H. (1972). *Values clarification: A handbook of practical strategies for teachers and students.* New York, NY: Hart.

参考文献

Simonton, O. C., Mathews-Simonton, S., & Creighton, J. S. (1978). *Getting well again.* Los Angeles, CA: Tarcher.
Sinclair, T. M. (2001). The personality pie. In H. G. Kaduson & C. E. Schaefer (Eds.), *101 more favorite play therapy techniques* (pp.72–76). Northvale, NJ: Jason Aronson.
Sklare, G. B. (2005). *Brief counseling that works: A solution-focused approach for school counselors* (2nd ed.), Thou- sand Oaks, CA: Corwin Press.
Smith, D. (1982). Trends in counseling and psychotherapy. *American Psychologist, 37*, 802–809.
Smith, J. (2008). Care tags. In L. Lowenstein (Ed.), *Favorite therapeutic activities for children and teens: Practi- tioners share their most effective interventions.* Toronto, ON: Champion Press.
Smith, R., Moallem, M., & Sherrill, D. (1997). How preservice teachers think about cultural diversity: A closer look at factors which influence their beliefs towards equality. *Educational Foundations, 11*(2), 41–61.
Smitheman-Brown, V., & Church, R. P. (2006). Mandala drawing: Facilitating creative growth in children with A.D.D. or A.D.H.D. *Art Therapy: Journal of the American Art Therapy Association, 13*(4), 252–260.
Sori, C. F. (2006). *Engaging children in family therapy: Creative approaches to integrating theory and research in clinical practice.* New York, NY: Routledge.
Spinelli, E. (1994). *Demystifying therapy.* London, England: Constable.
Spivack, G., Platt, J., & Shure, M. (1976). *The problem-solving approach to adjustment.* San Francisco, CA: Jossey-Bass.
Stanton, M. D. (1984). Fusion, compression, diversion, and the workings of paradox: A theory of therapeutic/systemic change. *Family Process, 23*, 135–167.
Stockton, R., & Morran, D. (1982). Review and perspectives of critical dimensions in therapeutic small group research. In G. M. Gazda (Ed.), *Basic approaches to group psychotherapy and group counseling* (3rd ed., pp. 47–68). Springfield, IL: Charles C. Thomas.
Strong, S. R., & Claiborn, C. D. (1982). *Change through interaction: Social psychological processes of counseling and psychotherapy.* New York, NY: Wiley.
Strupp, H. H. (1981). Clinical research, practice and the crisis of confidence. *Journal of Consulting and Clinical Psychology, 49,* 216–219.
Strupp, H. H., & Bergin, A. E. (1969). Some empirical and conceptual bases for coordinated research in psycho- therapy. *International Journal of Psychiatry, 7,* 68.
Suler, J. R. (1996). *Teaching clinical psychology: Family sociograms.* Retrieved from www.rider.edu/sites/suler/sociogram.html.
Suler, J. (2003). *In class exercises.* Retrieved from http://truecenterpublishing.com/tcp/inclassex.html.
Suler, J. (2008). Image, word, action: Interpersonal dynamics in photo-sharing community. *CyberPsychology and Behavior, 11*(5), 555–560.
Swank, J. M. (2008). The use of games: A therapeutic tool with children and families. *International Journal of Play Therapy, 17*(2), 154–167.
Taft, J. (1933). *The dynamics of therapy in a controlled relationship.* New York, NY: Macmillian. Talmon, M. (1990). *Single session therapy.* San Francisco, CA: Jossey-Bass.
Taylor, J. W. (1984). Structured conjoint therapy for spouse abuse cases. *Social Casework, 65,* 11–18.
Thompson, M. J. (2009). Animal-assisted play therapy: Canines as co-therapist. In G. R. Walz, J. C. Bleuer, & R. K. Yep (Eds.), *Compelling counseling interventions, NISTA 2009* (pp. 199–209). Alexandria, VA: American Counseling Association.
Thompson, R. A. (1990, February). Strategies for crisis management in the schools. *National Association of Sec-*

ondary School Principals Bulletin, 14(6), 54–58.

Thompson, R. A. (1993). Post-traumatic stress and post-traumatic loss debriefing: Brief strategic intervention for survivors of sudden loss. *The School Counselor, 34,* 133–138.

Thompson, R. A. (2012). Professional school counseling: Best practices for working in the schools (3rd ed.). New York, NY: Routledge.

Tillett, R. (1984). Gestalt therapy in theory and practice. *British Journal of Psychiatry, 145,* 231–235.

Trimble, L., Jackson, K, & Harvey, D. (2000). Client suicidal behavior: Impact, interventions, and implications for psychologists. *Australian Psychologist, 35,* 227–232.

Trotzer, J. P. (1986). *Marriage and family: Better ready than not.* Muncie, IN: Accelerated Development. Truax, C. B., & Carkhuff, R. R. (1967). *Towards effective counseling and psychotherapy.* Chicago, IL: Aldine.

Van De Riet, V., Korb, M. P., & Gorrell, J. J. (1980). *Gestalt therapy: An introduction.* New York, NY: Pergamon Viorst, J. (1998) *Necessary Losses: The Love, Illusions, Dependencies and Impossible Expectations that all of us have to give up in order to grow.* New York: Fireside.

Visser, C. (2011). *21 Solution-focused techniques: the progress-focused approach.* Retrieved from www.progressfo-cused.com. Reprinted with permission.

Vriend, J. (1985). *Counseling powers and passions: More counseling techniques that work.* Alexandria, VA: American Association of Counseling and Development.

Wachtel, E. R. (1982). The family psyche over three generations: The genogram revisited. *Journal of Marriage and Family Therapy, 8,* 335–343.

Walen, S. R., DiGiuseppe, R., & Wessler, R. L. (1980). *A practitioner's guide to rational emotive therapy.* New York, NY: Oxford University Press.

Walker, K, (2011). Feel good file. In E. Lowenstein (Ed.), *Children, adolescents & family practitioners share their most effective techniques* (pp. 58–59). Toronto, ON: Champion Press.

Walker, W. (1992, November 16). *Jungian analysis.* Audio Cassette Recording, 4–92. Memphis, TN: Center for Counseling and Education.

Walsh, W. M. (1992). Twenty major issues in remarriage families. *Journal of Counseling and Development, 70*(6), 200–203.

Walter, J. L., & Peller, J. E. (1992). *Becoming solution focused in brief therapy.* New York, NY: Brunner/Mazel. Walters, V. (1981). The living school. *RETwork, 1*(1), 136–144.

Webb, N. B. (1991). *Playing for their lives: Helping troubled children through play therapy.* New York, NY: Free Press.

Weeks, G. R. & Treat, S. R. (2001). *Couples in treatment: Techniques and approaches for effective practice* (2nd ed), New York: NY: Brunner-Routledge/Taylor and Francis.

Weinhold, J. (1987). Altered states of consciousness. *Journal of Humanistic Psychology,12,* 14–17. Weitzman, S. (2007). *Seven essential skills to teach children.* Belleville, ON: Self-Published.

White, J., & Fadiman, J. (Eds.). (1976). *Relax: How you can feel better, reduce stress, and overcome tension.* New York, NY: Dell/Confucian Press.

White, M. (2005). *An outline of narrative therapy.* Retrieved from www.massety.ac.nz.

White, M., & Epston, D. (1990). *Narrative means to therapeutic ends.* New York, NY: Norton

Wilde, G. (1992). *Rational counseling with school-aged populations: A practical guide.* Muncie, IN: Accelerated Development.

Wilde, G. (1996). *Treating anger, anxiety, and depression in children and adolescents: A cognitive-behavioral perspective.* Washington, DC: Accelerated Development.

Williams, W. C., & Lair, G. S. (1991). Using a person-centered approach with children who have disabilities. *Elementary School Guidance and Counseling, 25*(3), 194–203.

Winnicott, D. W. (1965). *The maturational process and the facilitating environment.* New York, NY: International Universities Press.

Witmer, J. M., & Young, M. E. (1985). The silent partner: Uses of imagery in counseling. *Journal of Counseling and Development, 64*(3), 187–190.

Witmer, J. M., & Young, M. E. (1987). Imagery in counseling. *Elementary School Guidance and Counseling, 22*(1), 5–15.

Wolpe, J. (1982). *The practice of behavior therapy* (3rd ed.). New York, NY: Pergamon. Wolterstorff, N. (1982). *Lament for a son.* Grand Rapids, MI: Eerdmans.

Wright, J., Coley, S., & Corey, G. (1989). Challenges facing human services education today. *Journal of Counseling and Human Service Professions, 3*(2), 3–11.

Wubbolding, R. (1991). *Understanding reality therapy.* New York, NY: Harper-Collins. Wubbolding, R. (2000). *Reality Therapy for the 21st Century.* New York, NY: Routledge. Yalom, I. D. (1985). *The theory and practice of group psychotherapy.* New York, NY: Basic Books.

Yontef, G. M. (1993). *Awareness, dialogue and process: Essays on Gestalt therapy.* Gouldsboro, ME: The Gestalt Journal Press, Inc.

Zilbergeld, B., & Lazarus, A. (1987). *Mind power.* Boston, MA: Little, Brown.

Zimbardo, P. G. (1977). *Shyness: What it is and what to do about it.* Menlo Park, CA: Addison Wesley. Zimmerman, J., & Dickerson, V. (1996). *If problems talked: Narrative therapy in action.* New York, NY: Guilford. Zirpoli, T. J., & Melloy K. J. (1993). *Behavior management: Applications for teachers and parents.* New York, NY: MacMillan.

Counseling Techniques

参考书目

Akeroyd-Guillory, D. (1988). A development view of anorexia nervosa. *The School Counselor, 36,* 24–33.

Armeniox, L. (2000). Dance therapy recognized as counseling specialty. *The National Certified Counselor, 17*(1), 3.

Arrindell, W. A., Sanderman, W. J., Hogeman, J. H., Pickersgill, M. G., Kwee, G. T., Van der Molen, H. T., & Lingsma, M. M. (1990). Correlates of assertiveness. *Advances in Behavior Research and Therapy, 12,* 153–182.

Association for Play Therapy. (1997). Play therapy definition. *Association for Play Therapy Newsletter, 16*(2), 4.

Attneave, G. S. (1990). A network model for helping. *Journal of Mental Health Counseling, 12*(1), 24–30.

Attwood, A. J. (1998). Clinical change in adolescent aggressive behavior: A group therapy approach. *Journal of Children and Adolescent Group Therapy, 8,* 1, 23–33.

Babensee, B. A., & Pequette, J. R. (1982). *Perspectives on loss: A manual for educators.* Evergreen, CO: self-published.

Basco, M. R. (2005). *The bipolar workbook: Tools for controlling your mood swings.* New York, NY: Guilford.

Bayles, F. (2000, April 13). War on an eyesore that wrecks city life. *USA Today,* p. 3A.

Beck, A. T. (1976). *Cognitive therapy and emotional disorders.* New York, NY: International Universities Press.

Beitman, B. D. (1994). Stop exploring! Start defining the principles of psychotherapy integration: Call for a consensus. *Journal of Psychotherapy, 4*(3), 203–228.

Belkin, G. S. (1988). *Contemporary psychotherapies* (2nd ed.). Monterey, CA: Brooks/Cole.

Bellack, A. S., & Hersen, M. (1988). *Behavioral assessment: A practical handbook* (3rd ed). New York: Pergamon.

Berger, C. R. (1985). Social power and interpersonal communication. In M. L. Knapp & G. R. Miller (Eds.), *Handbook of interpersonal communication* (pp. 439–499). Beverly Hills, CA: Sage.

Bergman, J. S. (1985). *Fishing for barracuda: Pragmatics of brief systemic therapy.* New York, NY: W. W. Norton. Bettelheim, B. (1976). *The uses of enchantment.* New York, NY: Knopf.

Blatner, A. (2000). *Foundations of psychodrama: History, theory and practice* (4th ed.). New York: Springer.

Blocher, D. H. (1987). On the uses and misuses of the term theory. *Journal of Counseling and Development, 66,* 67–68.

Bloom, B. L. (1981). Focused single-session therapy: Initial development and evaluation. In S. H. Budman (Ed.), *Forms of brief therapy* (pp. 66–82). New York, NY: Guilford.

Blum, M. D. (1988). *The silent speech of politicians.* San Diego, CA: Brenner Information Group.

Boscolo, L., Cecchin, G., Hoffman, L., & Penn, P. (1987). *Milan systemic family therapy: Conversations in theory and practice.* New York, NY: Basic Books.

Bricker, D. C., & Young, J. E. (1993). *A client's guide to schema-focused cognitive therapy.* New York, NY: Cogni- tive Therapy of New York.

Brooks-Gunn, J., Burrow, C., & Warren, M. P. (1988). Attitudes toward eating and body weight in different groups of female athletes. *International Journal of Eating Disorders, 7,* 749–757.

Budman, S. H. (1992). Models of brief individual and group psychotherapy. In J. L. Feldman & R. J. Fitzpatrick (Eds.), *Managed mental health care: Administrative and clinical issues* (pp. 231–248). Washington, DC: Ameri- can Psychiatric Press.

Burgoon, J., David, H., Buller, B., & Woodall, W. G. (1989). *Nonverbal communication: The unspoken dialogue.* New York, NY: Harper & Row.

Burlingame, G. M., & Fuhriman, A. (1987). Conceptualizing short-term treatment: A comparative review. *Coun- seling Psychologist, 15*(4), 557–595.

Christiansen, A., Johnson, S. M., Phillips, S., & Glassgow, R. E. (1980). Cost efficiency in family behavior therapy. *Behavior Therapy, 11,* 208–226.

Cook, E. P. (1987). Characteristics of the biopsychosocial crisis of infertility. *Journal of Counseling and Develop- ment, 65,* 465–470.

Daniluk, L. D. (1991, March/April). Strategies for counseling infertile couples. *Journal of Counseling and Devel- opment, 69*(4), 317–320.

Davis, J. M. (1985). Suicidal crises in schools. *School Psychology Review, 14*(3), 313–322.

de Shazer, S. (1988). *Clues: Investigating solutions in brief therapy.* New York, NY: W. W. Norton.

DeVito, J. A., & Hecht, M. L. (1990). *The nonverbal communication reader.* Prospect Heights, IL: Waveland Press.

Dinkmeyer, D. (1988). Marathon family counseling. *Individual Psychology: Journal of Adlerian Theory, Research, and Practice, 44,* 210–215.

Dobyns, S. (1997). *Best words, best order: Essays on poetry.* New York, NY: St. Martins Griffin. Dunlap, K. (1946). The technique of negative practice. *American Journal of Psychology, 55,* 270–273.

Duttweiler, P. C. (1984). The internal control index: A newly developed measure of locus of control. *Educational and Psychological Measurement, 36*(2), 209–226.

Dysinger, B. J. (1993). Conflict resolution for intermediate children. *The School Counselor, 40*(4), 113–118.

Edwards, S. S., & Kleine, P. A. (1986). Multimodal consultation: A model for working with gifted adolescents. *Journal of Counseling and Development, 64*(9), 598–601.

Eibl-Eibesfeldt, I. (1970). *Ethology: The biology of behavior.* San Francisco, CA: Holt, Rinehart, & Winston.

Eisenberg, G. M. (1981). Midtherapy training: Extending the recent system of pretherapy training. *Dissertation Abstracts International, 41,* 2754B.

Ekman, P. (1980). *The face of man: Expressions of universal emotion in a New Guinea village.* Garland STPM Press. Ekman, P. (1992). *Telling lies.* New York, NY: W. W. Norton.

Ekman, P. (1998). Commentaries. In Darwin, C. (1872). *The expression of the emotions in man and animals* (3rd ed.). New York, NY: Oxford University Press.

Erickson, M. (1954). Special techniques on brief hypnotherapy. *Journal of Clinical and Experimental Hypnosis, 2,* 109–129.

Ewer, R. F. (1968). *Ethology of mammals.* New York, NY: Plenum.

Figley, C. R. (1998). Burnout as systemic traumatic stress: a model for helping traumatized family members. In C. R. Figley (Ed.), *Burnout in families: The systemic costs of caring* (pp. 15–28). Boca Raton, FL: CRC

Press.

Fisher, J., & Byrne, D. (1975). Too close for comfort: Sex differences in response to invasions of personal space. *Journal of Personality and Social Psychology, 32,* 15–21.

Fisher, S., & Greenberg, R. (1996). *Freud scientifically appraised.* New York, NY: Wiley. Fluegelman, A. (Ed.). (1976). *The new games book.* Garden City, NY: Doubleday.

Flannery, R. B. (1999). Psychological trauma and posttraumatic stress disorder: A review *International Journal of Emergency Mental Health, 78*(2), 135–140.

Frayn, D. H. (1992). Assessment factors associated with premature psychotherapy termination. *American Journal of Psychotherapy, 46,* 250–261.

Friedlander, M. L., (1981). The effects of delayed role induction on counseling process and outcome. *Dissertation Abstracts International, 43,* 3887–3888B.

Garfield, S. L. (1980). *Psychotherapy: An eclectic approach.* New York, NY: Wiley.

Garner, D. M., & Garfinkle, P. E. (1980). Socio-cultural factors in the development of anorexia nervosa. *Psychologi- cal Medicine, 10,* 647–656.

Gaston, L., Marmar, C. R., & Thompson, L. (1988). Relation of patient pretreatment characteristics to the therapeutic alliance in diverse psychotherapies. *Journal of Consulting and Clinical Psychology, 56,* 483–489.

Gaushell, W. H., & Lawson, D. M. (1989). Using a checksheet with misbehaviors in school: Parent involvement. *The School Counselor, 36*(6), 208–214.

Gentner, D. S. (1991). A brief model for mental health counseling. *Journal of Mental Health Counseling, 13*(1), 58–68.

Gill, S. J., & Barry, R. A. (1982). Group focused counseling: Classifying the essential skills. *The Personnel and Guid- ance Journal, 60*(5), 110–118.

Givens, D. B. (2002). *Dictionary of gestures, signs and body language.* Spokane, WA: Center for Nonverbal Studies Press.

Gonzales, M., Jones, D, Whitely, R. M., & Whitely, J. M. (1988). *The AACD stress management manual.* Alexan- dria, VA: American Counseling Association.

Greenberg, L. S., & Safran, T. D. (1987). *Emotion in psychotherapy.* New York, NY: Guilford Press. Greenberger, D., & Padesky, C. A. (1995). *Mind over matter.* New York, NY: Guilford Press.

Grinspoon, L. (Ed.). (1991, March). Post-traumatic stress: Part II. *Harvard Mental Health Letter, 7*(9), 1–4.

Gruen, D. S. (1993). A group psychotherapy approach to postpartum depression. *International Journal of Group Psychotherapy, 43*(2), 191–203.

Guidano, V. F., & Liotti, G. (1983). *Cognitive processes and emotional disorders.* New York, NY: Guilford. Hamachek, D. E. (1992). *Encounters with the self.* London: Thomas Learning.

Hamilton, J. A., & Harberger, P. (Eds.). (1992). *Postpartum psychiatric illness.* Philadelphia, PA: University of Pennsylvania Press.

Hay, L. L. (1987). *You can heal your life.* Carlsbad, CA: Hay House, Inc. Hayes, S. C., Strosahl, K. D., & Wilson, K, G. (1999). *Acceptance and commitment therapy: An experiential approach to behavior change.* New York, NY: Guilford Press.

Hill, C. E., & O'Grady, K. (1985). List of therapeutic intentions illustrated in a case study with therapists of varying theoretical orientations. *Journal of Counseling Psychology, 32,* 3–22.

Holaday, M., & Smith, A. (1995). Coping skills training: Evaluating a training model. *Journal of Mental Health Counseling, 17*(3), 360–367.

Hsu, L.K.G. (1989). The gender gap in eating disorders: Why are eating disorders more common among women? *Clinical Psychology Review, 9,* 393–407.

Huxley, A. (1946). *Silence, liberty and peace.* London: Fellowship of Reconciliation/Harpers.

Ivey, A. E. (1990). *Developmental strategies for helpers: Individual, family, and network interventions.* Pacific Grove, CA: Brooks/Cole.

Ivey, A. E., & Goncalves, O. F. (1988). Developmental therapy: Integrating developmental processes into clinical practice. *Journal of Counseling and Development, 66,* 406–413.

Ivey, A. E., & Rigazio-DiGilio, S. A. (1991). Toward a developmental practice of mental health counseling: Strate- gies for training, practice, and political unity. *Journal of Mental Health Counseling, 13*(1), 21–36.

Jacobs, E. (1988). *Use of creative techniques and props* in *individual and group counseling.* Breckenridge, CO: American School Counselors Association (ASCA) Elementary/Middle School Guidance Conference.

Jakubowski, R., & Lange, A. J. (1978). *The assertive option: Your rights and responsibilities.* Champaign, IL: Research Press.

Johnson, W. Y., & Wilborn, B. (1991). Group counseling as an intervention in anger expression and depression in older adults. *The Journal of Specialists in Group Work, 16*(3), 133–142.

Kalafat, J. (1990). Adolescent suicide and the implications for school response programs. *The School Counselor, 37*(5), 359–369.

Kaliff, D. (1971). *Sandplay: Mirror of a child's psyche.* San Francisco, CA: Browser.

Kaplan, K. J. (1985). A response to Gilbert's comments. *Transactional Analysis Journal, 15,* 144–145.

Kaplan, K. J. (1987). Jonah and Narcissus. Self-integration versus self-destruction in human development. *Studies in Formative Spirituality, 8,* 33–54.

Kaplan, K. J. (1988). TILT: Teaching individuals to live together. *Transactional Analysis Journal, 18,* 220–230.

Kaplan, K. J. (1990). TILT for couples: Helping couples grow together. *Transactional Analysis Journal, 20,* 229–244.

Kaplan, K. J. (1998). *TILT: Teaching individuals to live together.* Philadelphia: Brunner-Mazel.

Keat, D. B. (1990). Change in child multimodal counseling. *Elementary School Guidance and Counseling, 24*(4), 192–198.

Kettlewell, P. W., Mizes, J. S., & Wasylyshyn, N. A. (1992). A cognitive-behavioral group treatment of bulimia. *Behavior Therapy, 23*(4), 657–670.

Knapp, M. L., & Hall, J. A. (1992). *Nonverbal communication in human interaction* (3rd ed.) New York, NY: Holt, Rinehart & Winston.

Knell, S. (2009). Cognitive behavioral play therapy. In A. Drewes (Ed.), *Blending play therapy with cognitive behav- ior therapy: Evidenced-based and other effective treatment and techniques* (pp. 117–134). New York, NY: Wiley.

Kohut, H. (1984). *How does analysis cure?* Chicago, IL: The University of Chicago Press.

Kolb, D. L., Beutler, L. E., Davis, C. S., Crago, M., & Shanfield, S. (1985). Patient and therapist process variables relating to dropout and change in psychotherapy. *Psychotherapy: Theory, Research, and Practice, 22,* 702–710.

Lazarus, A. A. (1981). *The practice of multimodal therapy.* New York, NY: McGraw-Hill. Lazarus, A. A. (1985). *Casebook of multimodal therapy.* New York, NY: Guilford.

Lazarus, A. A. (1992). The multimodal approach to the treatment of minor depression. *American Journal of Psy- chotherapy, 86*(1), 50–56.

Lazarus, A. A. (1993). *The practice of multimodal therapy.* Baltimore, MD: Johns Hopkins University Press.

Lebar, S. (2002). *The world in your head: A Gestalt view of the mechanism of conscious experience.* Mahwah,

NJ: Lawrence Erlbaum Associates.

Leveton, E. A. (1992). *A clinician's guide to psychodrama.* New York, NY: Springer.

Lewy, A. J., Sack, R. L., & Miller, L. S. (1987). Antidepressant and circadian phaseshifting effects of light. *Science, 235,* 352–354.

Lieberman, M., Yalom, I., & Miles, M. (1973). *Encounter groups: First facts.* New York, NY: Basic Books.

Link, P. W., & Darling, C. A. (1986). Couples undergoing treatment for infertility: Dimensions of life satisfaction. *Journal of Sex and Marital Therapy, 12*(1), 46–59.

Lundholm, J. K., & Littrell, J. M. (1986). Desire for thinness among high school cheer leaders: Relationship to disordered eating and weight control behaviors. *Adolescence, 21,* 573–579.

Madanes, C. (1981). *Strategic family therapy.* San Francisco, CA: Jossey-Bass.

Mahlstedt, P. P. (1985). The psychological component of infertility. *Fertility and Sterility, 43*(3), 335–346.

Mahoney, M. J. (1977). Reflections on the cognitive learning trend in psychotherapy. *American Psychologist, 32,* 5–13.

Malan, D. (1975). Psychodynamic changes in untreated neurotic patients. *British Journal of Psychiatry, 32,* 110–126.

Maltz, M. (1960). *Psychocybernetics.* Englewood Cliffs, NJ: Prentice-Hall.

Manley, L. (1986). Goals of misbehavior inventory. *Elementary School Guidance and Counseling, 21,* 160–162.

Mann, J. (1973). *Time-limited psychotherapy.* Cambridge, MA: Harvard University Press.

Mann, J. (1981). The core of time-limited psychotherapy: Time and the central issue. In S. H. Budman (Ed.), *Forms of brief therapy* (pp. 25–42). New York, NY: Guilford.

Mazza, N. (1981). The use of poetry in treating the troubled adolescent. *Adolescence, 16,* 403–408.

McAdams, C. R. (2002). Trends in the occurrence of reactive and proactive aggression among children and adoles- cents: Implications for preparation and practice in child and youth care. *Child & Youth Care Forum, 31,* 89–109.

McAdams, C. R., & Lambe, G. (2003). The changing face of youth aggression in schools: Its impact and implica-tions for school counselors. *Preventing School Failure, 47,* 122–130.

McEwan, K. L., Costello, C. G., & Taylor, P. J. (1987). Adjustment to infertility. *Journal of Abnormal Psychology, 96*(2), 108–116.

McKay, M., Fanning, P., & Paleg, K. (1994). *Couple skills: Making your relationship work.* Oakland, CA: New Harbinger Publications.

McMahon, R. J., & Forehand, R. (1984). Parent training for the noncompliant child: Treatment, outcome, gen-eralization, and adjunctive therapy procedures. In R. F. Dangel & R. A. Polster (Eds.), *Parent training: Founda- tions of research and practice* (pp. 47–67). New York, NY: Guilford.

Mehrabian, A. (1971). *Silent messages.* Belmont, CA: Wadsworth.

Miller, W. (1994). Family play therapy: History, theory and convergence. In C. Schaefer & L. Carey (Eds.), *Family play therapy* (pp. 3–20). Northvale, NJ: Jason Aronson, Inc.

Milne, D. (1986). *Training behavior therapists: Methods, evaluation and implementation with parents, nurses, and teachers.* Cambridge, MA: Brookline Books.

Mole, J. (2002). *Decoding body language: The four basic modes of body language in business.* Retrieved from http:// www.johnmole.com articles18.htm.

Monroe, C., Borzi, M. G., & Burrell, R. D. (1992). Communication apprehension among high school dropouts. *The School Counselor, 39*(4), 273–280.

Morris, D. (2012). *People watching: The Desmond guide to people watching.* London, England: Vintage Books.

Morse, C., & Dennerstein, L. (1985). Infertile couples entering an in vitro fertilization program: A preliminary survey. *Journal of Psychosomatic Obstetrics and Gynecology, 4,* 207–209.

Morse, L. A. (1987). Working with young procrastinators: Elementary school students who do not complete assignments. *Elementary School Guidance and Counseling, 21*(3), 259–268.

Mosak, H. H. (1971). Lifestyle. In A. G. Kelly (Ed.), *Techniques for behavior change* (pp. 74–84). Springfield, IL: Charles C. Thomas.

Nance, D. W. (1995). *How therapists ACT: Cases combining major approaches to psychotherapy and the adaptive counseling model.* Washington, DC: Accelerated Development.

Nelson, R. C. (1990). *Choice awareness: A systematic eclectic counseling theory.* Minneapolis, MN: Educational Media Corporation.

Nelson, R. L. (1992). Spa in counseling. *Journal of Counseling and Development, 71*(2), 214–220.

Novaco, R. W. (1975). *Anger control: The development and evaluation of an experimental treatment.* Lexington, MA: Lexington Books/DC Heath.

O'Connor, K. (1983). The color-your-life technique. In C. E. Schaefer & K. J. O'Connor (Eds.), *Handbook of play therapy* (pp. 251–258). New York, NY: Wiley.

O'Hanlon, W. & Weiner-Davis, M. (1989). *In search of solutions: A new direction in psychotherapy.* New York, NY: W. W. Norton.

Ohlsen, M. M. (1977). *Group counseling.* New York, NY: Holt, Rinehart, & Winston.

Omizo, M. M., & Omizo, S. A. (1988). The effects of participation in group counseling on self-esteem and locus of control among adolescents from divorced families. *The School Counselor, 36*(1), 54–58.

Palmer, D., & Hampton, P. T. (1987). Reducing broken appointments at intake in a community mental health center. *Community Mental Health Journal, 23,* 76–78.

Pals-Stewart, W., & Lucente, S. (1994). Behavioral group therapy with obsessive-compulsives: An overview. *Inter- national Journal of Group Psychotherapy, 44,* 35–51.

Peiser, I. (1982). Similarity, liking, and missed sessions in relation to psychotherapy outcome. *Dissertation Abstracts International, 42,* 4587B.

Perls, F. (1973). *The Gestalt approach and eyewitness to therapy.* Palo Alto, CA: Science and Behavioral Books.

Progoff, I. (1975). *At a journal workshop: The basic text and guide for using the intensive journal process.* New York, NY: Dialogue House Library.

Rako, S., & Mazer, H. (Eds.). (1983). *Semrad: The heart of a therapist.* Northvale, NJ: Jason Aronson.

Rich, P. (1999). *The healing journey through grief: Your journal for reflection and recovery.* New York, NY: Wiley.

Roback, H. B., Moore, R. F., Bloch, F. S., & Shelton, M (1996). Confidentiality in group psychotherapy: Empirical findings and the law. *International Journal of Group Psychotherapy, 46*(1), 117–135.

Rogers, C. R. (1961). *On becoming a person. A therapist's view of psychotherapy.* Boston, MA: Houghton Mifflin. Rogers, C. R. (1980). *A way of being.* Boston, MA: Houghton Mifflin.

Rosenthal, N. E. (1989). *Light therapy: Treatment of psychiatric disorders, Vol. 3.* Washington, DC: American Psy- chiatric Association, Task Force on Treatment of Psychiatric Disorders.

Rosenthal, N. E., Carpenter, J. P., & James, S. P. (1986). Seasonal affective disorders in children and adolescence. *American Journal of Psychiatry, 143,* 356–358.

Rosenthal, N. E., Sack, D. A., Gillin, J. C., Lewy, A. J., Goodwin, F. K., Davenport, Y., Mueller, P. S., Newsome, D. A., & Wehr, T. A. (1984). Seasonal affective disorder: A description of the syndrome and preliminary findings for light therapy. *Archives General Psychiatry, 41,* 72–80.

Rosenthal, N. E., & Wehr, T. A. (1987). Seasonal affective disorders. *Psychiatric Annals, 17*(10), 664–669.

Sapir, E. (1931). Communication. *Encyclopedia of the Social Sciences, New York, 4*, 78–81.

Schaefer, C. E., & Briesmeister, J. M. (Eds.). (1989). *Handbook of parent training: Parents as co-therapists for chil- dren's behavior problems.* New York, NY: Wiley.

Schaefer, D. (1987). *Choices and consequences: What to do when a teenager uses alcohol and drugs.* Minneapolis, MN: Johnson Institute Books.

Schinfeld, J. S., Elkins, T. E., & Strong, C. M. (1986). Ethical considerations in the management of infertility. *Journal of Reproductive Medicine, 31*(11), 1038–1042.

Schiraldi, G. R. (2000). *The post-traumatic stress disorder sourcebook: A guide to healing, recovery, and growth.* Los Angeles, CA: Lowell House.

Schmich, M. (1997, June 1). Advice, like youth, probably just wasted on the young. *Chicago Tribune.* Retrieved from http:www.chicagotribune.com/news/columnists/chi-970601sunscreen.column.

Selvini-Palazzoli, M., Boscolo, L., Cecchin, G., & Prata, G. (1974). The treatment of children through brief therapy of their parents. *Family Process, 13*, 429–442.

Shneidman, E. (1985). *Definition of suicide.* New York, NY: Wiley.

Sifenos, S. P. (1979). *Short-term dynamic psychotherapy: Evaluation and technique.* New York, NY: Plenum.

Sifenos, S. P. (1981). Short-term anxiety-provoking psychotherapy: Its history, technique, outcome, and instruction. In S. H. Budman (Ed.), *Forms of brief therapy* (pp. 45–80). New York, NY: Guilford.

Sori, C. F. (2006). Family play therapy: An interview with Eliana Gil. In C. F. Sori (Ed.), *Engaging children in family therapy: Creative approaches to integrating theory and research in clinical practice* (pp. 69–90). New York, NY: Routledge.

Sowa, C. J. (1992). Understand clients' perceptions of stress. *Journal of Counseling & Development, 71*(2), 179–183.

Spitzer, R. L., Endicott, J., & Robins, E. (1978). Research diagnostic criteria: Rationale and reliability. *Archives of General Psychiatry, 35,* 773–782.

Squires, R. L., & Kagen, D. M. (1985). Sex-role and eating behaviors among college women. *International Jour- nal of Eating Disorders, 4,* 539–548.

Stanton, M. D. (1981). *Strategic approaches to family therapy.* New York, NY: Brunner/Mazel. Stefanowski-Harding, S. (1990). Suicide and the school counselor. *The School Counselor, 37*(5), 328–336.

Striegel-Moore, R., Silberstein, L. R., & Rodin, J. (1986). Toward and understanding of risk factors for bulimia. *American Psychologist, 41,* 246–263.

Suter, J. R. (1996). *Teaching clinical psychology: Family sociograms.* Retrieved from l.rider.edu/sites/suler/socio- gram.html.

Szmukler, G. I., Eisler, I., Gillies, C., & Hayward, M. E. (1985). The implications of anorexia nervosa in a ballet school. *Journal of Psychiatric Research, 19,* 177–181.

Taibbi, R. (2007). *Doing family therapy: Craft and creativity in clinical practice* (2nd ed.). New York, NY: Guilford.

Taub, D. E., & McLorg, P. A. (1989). Anorexia nervosa and bulimia. In H. Tierney (Ed.), *Women's studies encyclo-pedia: Vol. I. View from the sciences* (pp. 101–121). Westport, CT: Greenwood.

Teusch, R. (1988). Level of ego development and bulimics' conceptualizations of their disorder. *Internal Journal of Eating Disorders, 7,* 607–615.

Thiessen, I. (1983). Using fairy tales during hypnotherapy in bulimerexia and other psychological problems. *Medi- cal Hypnoanalysis, 4,* 139–144.

Towers, D., Wollum, S., Dow, E., Senese, R., Ames, G., Berg, J., & McDonald, T. (1987). *Metaphor as a tool for counselors.* Paper presented at the Annual Convention of the American Association for Counseling and Develop- ment, New Orleans. (ERIC Document Reproduction Service No. ED 285096).

U.S. Department of Health and Human Services. (1999). *Mental health: A report of the surgeon general- executive summary.* Rockville, MD: U.S. Department of Health and Human Services, Substance Abuse and Mental Health Services Administration, Center for Mental Health Services, National Institutes of Health, National Institute of Mental Health.

Valentine, D. P. (1986). Psychological impact of infertility: Identifying issues and needs. *Social Work in Health Care, 11*(4), 61–69.

Vargas, M. F. (1986). *Louder than words: An introduction to nonverbal communication.* Ames, IA: The Iowa State University Press.

Vrugt, A., & Kerkstra, A. (1984). Sex differences in nonverbal communication. *Semiotica, 50,* 1–41.

Waldo, M. (1985). A curative factor framework for conceptualizing group counseling. *Journal of Counseling and Development, 64(1),* 46–52.

Watzlawick, P., Beavin, J. H., & Jackson, D. D. (1967). *Pragmatics of human communication.* New York, NY: W. W. Norton.

Weight, L. M., & Noakes. T. D. (1987). Is running an analog of anorexia? A survey of the incidence of eating dis- orders in female distance runners. *Medicine and Science in Sports and Exercise, 19,* 213–217.

Weinrach, S. G. (1991). Selecting a counseling theory while scratching your head: A rationale-emotive therapist's personal journey. *Journal of Mental Health Counseling, 13*(3), 367–378.

White, P. G. (n.d.). *The legend of the tear jar.* Retrieved from http:www.webhealing.com/articles/tearjarl.htm.

Wickman, S. A., Daniels, M. H., White, L. J., & Fesmire, S. A. (1999). A "primer" in conceptual metaphor for counselors. *Journal of Counseling and Development, 77,* 389–394.

William, T. Grant Commission on Work, Family & Citizenship. (1988). *The forgotten half: Pathways to success for America's youth and young families.* New York, NY: William T. Grant Foundation.

Woodman, M. (1985). *The pregnant virgin: A process of psychological transformations* Toronto, ON: Inner City.

Yalom, I. D., & Leszcz, M. (2005). *The theory and practice of group psychotherapy.* New York, NY: Basic Books.

Yapko, M. (1986). Hypnotic and strategic interventions in the treatment of anorexia nervosa. *American Journal of Clinical Hypnosis, 28,* 224–232.

Young, J. E. (1999). *Cognitive therapy for personality disorders: A schema-focused approach* (3rd ed.) Sarasota, FL: Professional Resource Press.

Zimstrad, S. W. (1989). Brief systemic therapy for families of the close head injured: Therapy with two hands. *Cognitive Rehabilitation, 7*(3), 26–28.

Counseling Techniques: Improving Relationships with Others, Ourselves, Our Families, and Our Environment, 3rd edition / by Rosemary A. Thompson / ISBN: 9780415704939

Copyright © 2016 by Rosemary A. Thompson

Authorized translation from English language edition published by Routledge, an imprint of Taylor & Francis Group LLC.

All Rights Reserved.

本书原版由Taylor & Francis出版集团旗下Routledge出版公司出版，并经其授权翻译出版。版权所有，侵权必究。

China Renmin University Press Co., Ltd. is authorized to publish and distribute exclusively the Chinese (Simplified Characters) language edition. This edition is authorized for sale throughout Mainland of China. No part of the publication may be reproduced or distributed by any means, or stored in a database or retrieval system, without the prior written permission of the publisher.

本书中文简体翻译版授权由中国人民大学出版社独家出版并仅限在中国大陆地区销售。未经出版者书面许可，不得以任何方式复制或发行本书的任何部分。

Copies of this book sold without a Taylor & Francis sticker on the cover are unauthorized and illegal.

本书封底贴有Taylor & Francis公司防伪标签，无标签者不得销售。

版权所有，侵权必究。

北京阅想时代文化发展有限责任公司为中国人民大学出版社有限公司下属的商业新知事业部，致力于经管类优秀出版物（外版书为主）的策划及出版，主要涉及经济管理、金融、投资理财、心理学、成功励志、生活等出版领域，下设"阅想·商业""阅想·财富""阅想·新知""阅想·心理""阅想·生活"以及"阅想·人文"等多条产品线，致力于为国内商业人士提供涵盖先进、前沿的管理理念和思想的专业类图书和趋势类图书，同时也为满足商业人士的内心诉求，打造一系列提倡心理和生活健康的心理学图书和生活管理类图书。

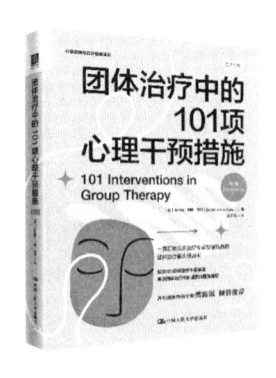

《团体治疗中的 101 项心理干预措施（第 2 版）》

- 一部汇聚众多治疗专家智慧结晶的团体治疗案头经典书！
- 樊富珉、刘翔平、刘华清、张西超、林永和、吴薇莉、史占彪、李明、杨波等心理学家联合推荐！

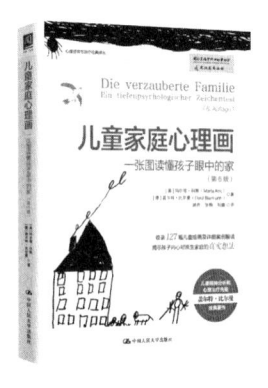

《儿童家庭心理画：一张图读懂孩子眼中的家（第 6 版）》

- 儿童精神分析和心理治疗先驱盖尔特·比尔曼经典著作。
- 收录 127 幅儿童绘画及详细案例解读，揭示孩子内心对原生家庭的真实想法。
- 为父母、心理咨询师读懂孩子眼中的世界提供一个客观的观察视角。

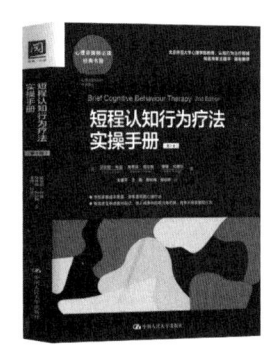

《短程认知行为疗法实操手册（第 2 版）》

- 北师大王建平领衔翻译。
- 系统掌握成本低见效快的短程疗法，理论基础结合丰富技术细节，心理咨询师必读经典。